Transferqualität

TRANSFER WISSENSCHAFTEN

Herausgegeben von Gerd Antos und Sigurd Wichter

Band 4

PETER LANG
Frankfurt am Main · Berlin · Bern · Bruxelles · New York · Oxford · Wien

Gerd Antos/Tilo Weber (Hrsg.)

Transferqualität

Bedingungen und Voraussetzungen für Effektivität, Effizienz, Erfolg des Wissenstransfers

PETER LANG
Europäischer Verlag der Wissenschaften

Bibliografische Information Der Deutschen Bibliothek
Die Deutsche Bibliothek verzeichnet diese Publikation in der Deutschen Nationalbibliografie; detaillierte bibliografische Daten sind im Internet über <http://dnb.ddb.de> abrufbar.

Gedruckt auf alterungsbeständigem,
säurefreiem Papier.

ISSN 1615-0031
ISBN 3-631-51665-7

Printed in Germany 1 2 4 5 6 7

www.peterlang.de

Inhaltsverzeichnis

Dass die Qualität des Wissenstranfers
dabei eine unverzichtbare Größe ist,
ist unbestreitbar (Wichter 2003: 93).

Einführung: Facetten der Transferqualität

Tilo Weber/Gerd Antos (Halle)

Rund 30 Prozent der Befragten wussten mit Begriffen wie „KZ", „Holocaust" oder „Hiroshima" nichts zu verbinden (dpa) (aus einer aktuellen Umfrage des Linzer Imas-Instituts; Erlanger Nachrichten, 28.08.2004, S.7).

Bei der Qualität des Unterrichts in Mathematik und Naturwissenschaften belegt Deutschland nach Berechnungen des World Economic Forums nur Rang 47 (DIE ZEIT, Nr. 3, 8. Januar 2004).

Die beiden Zitate stehen stellvertretend für eine Vielzahl von Meldungen, die uns heute über die Medien tagtäglich erreichen. Zielrichtung solcher Zitate ist das tatsächliche oder vermeintliche Versagen der Schule als der zentralen Institution für Wissenstransfer in einer Gesellschaft. Hier wird die Qualität dieser Institution hinsichtlich einer ihrer wesentlichen Aufgaben in Frage gestellt. Das Versagen besteht demnach darin, dass es der Schule nicht gelingt, ihre Schülerinnen und Schüler nachhaltig mit einem bestimmten gesellschaftlich relevanten Wissen auszustatten. Diese Kritik ist durch die 2001 publizierte PISA-Studie und ihre mediale Aufbereitung zu einem gesellschaftlichen Topos geworden.

Die kritische Auseinandersetzung mit den Bildungseinrichtungen unserer Gesellschaften macht nicht bei den Schulen Halt. Auch die Universitäten hat der Qualitätsdiskurs in Form der teilweise bereits erfüllten, jedoch keineswegs unumstrittenen Forderung nach Evaluation von Forschung, aber vor allem auch der Lehre erreicht. Die eingangs zitierten Meldungen stehen also für ein Unbehagen an dem, was man als die wahrgenommene „Transferqualität" – hier im Bereich der Schulen und Universitäten – bezeichnen könnte. Worin die Qualität eines Wissenstransfers besteht, scheint auf den ersten Blick offensichtlich zu sein, wenn man die Frage z.B. auf die oben angesprochenen Bereiche des gesellschaftskundlichen bzw. mathematisch-naturwissenschaftlichen Unterrichts fokussiert.

Wendet man sich dem Begriff jedoch genauer zu und versucht man zu explizieren, worin die Qualität eines Wissenstransfers konkret besteht, stößt man auf eine Reihe von Fragen: Zunächst einmal ist es offenbar keineswegs selbstverständlich, worin die Qualität von Wissenstransfers besteht und anhand welcher Maßstäbe man sie systematisch bewerten kann. Die Autorinnen und Autoren in diesem Band wählen zu dessen Charakterisierung die Attribute „gut", „erfolgreich", „gelungen", „geglückt", „nachhaltig", „ethisch", „anschließbar", „effektiv" und „effizient". Und sie verwenden diese Adjektive keineswegs als Synonyme.

Wer z.B. das Gelingen eines Wissenstransfers konstatiert, unterstellt, dass er über ein Verfahren verfügt, dieses Gelingen auch festzustellen. Aus transferwissenschaftlicher Sicht stellt sich jedoch das methodologische Problem, Transfererfolg nachzuweisen oder gar zu messen, als eines dar, das noch keineswegs umfassend und in unumstrittener Weise gelöst ist.

Schließlich – und damit kommen wir wieder auf das Thema „Qualität der Schule" zurück – besteht das Ziel von Wissenstransfers nicht immer und nicht ausschließlich darin, einen Rezipienten oder mehrere zu einem bestimmten Faktenwissen zu verhelfen, etwa darüber, was ein KZ, der Holocaust oder Hiroshima sind. Dieses Faktenwissen unterscheidet sich von anderen Formen des Wissens, z.B. von Orientierungs- oder Strukturierungswissen, vom Wissen, wie man Probleme löst oder vom Fahrradfahren-Können. Damit stellt sich die Frage: Sind alle Transfers und Transferversuche unabhängig vom Typ des vermittelten Wissens also mit den gleichen Maßstäben zu bewerten, mit den gleichen Attributen zu charakterisieren?

Transferqualität ist, wie man sieht, ein facettenreichen und methodisch nicht leicht fassbarer Begriff. Gerade in Praxisdomänen wie der (Umwelt-, Finanz- etc.) Beratung, der Schule und den (Informations-)Medien, ist Transferqualität jedoch ein zentraler, ja *der* zentrale Aspekt des Wissenstransfers, der für die Beteiligten von höchster Relevanz ist.

Dieser Band dokumentiert die Beiträge zum 4. Kolloquium *Transferwissenschaft*, das mit dem Rahmenthema *Transferqualität* vom 7. bis zum 9. Oktober 2002 in Halle stattfand. Wissenschaftler und Wissenschaftlerinnen aus unterschiedlichen Disziplinen und Vertreter verschiedener Felder außeruniversitärer Praxis beschäftigen sich darin aus den ihnen je eigenen Perspektiven und vor ihren individuellen Erfahrungshintergründen mit den oben angesprochenen Problemen der Transferqualität.

Eine erste Durchsicht der 16 Beiträge legte eine Unterteilung des Bandes in drei Abteilungen nahe: I. Transferqualität aus theoretischer Perspektive, II. Transferqualität in unterschiedlichen Domänen außeruniversitärer Praxis und III. Transferqualität als Aufgabe im schulischen Unterricht und für die Übersetzung.

Die Reihe theoretischer und methodologischer Auseinandersetzungen mit dem Begriff *Transferqualität* eröffnet Matthias Ballods Beitrag zur *Qualität des Wissenstransfers aus informationsdidaktischer Perspektive*. Ballod konstatiert, dass in der Informationsgesellschaft die Evaluation verschiedenartiger Wissenstransferprozesse klare Bestimmungen der jeweils verfolgten Ziele voraussetzt. Die Begriffe und Methoden hierfür könne eine Didaktik bereitstellen, in deren Mittelpunkt die verständliche Präsentation und Repräsentation von Information (in Abgrenzung zu Wissen) stehen sollte.

Mit ihrer Frage „Richtig und falsch oder Anleitung zum Querdenken?" problematisiert Nina Janich den Anspruch, den die Beteiligten am Wissenstransfer in Bezug auf dessen Qualität stellen können. Der Schwerpunkt ihrer Erörterung liegt dabei auf der Vermittlung von Sprachwissen. So deuteten u.a. die Auskünfte von Sprachberatungsdiensten übereinstimmend darauf hin, dass Menschen, die sprachlichen Rat suchen, klare Regeln und Entscheidungen („richtig und falsch") suchen statt ein Angebot von kontextabhängigen Möglichkeiten („Anleitung zum Querdenken"). Daher sei zu fragen, ob das Ziel von Wissensvermittlung im Hinblick auf Sprache diesem Bedürfnis entsprechen sollte oder ob es nicht gerade diese Erwartungshaltung möglichst früh und deutlich zu durchbrechen gelte, indem stärker ein aufgeklärtes Querdenken bezüglich der Elastizität von Normen einerseits sowie der Notwendigkeit und vor allem Begründetheit gewisser Regeln andererseits vermittelt wird.

Aus einer etwas anderen Perspektive betrachtet auch Torsten Roelcke die Maßstäbe, die bei der Bewertung der Transferqualität anzulegen sind. Anhand eines Modells sprachlicher Ökonomie, das Intension und Extension von Texten sowie Kompetenz und Konzentration von Produzenten bzw. Rezipienten berücksichtigt, wird gezeigt, dass hier zwischen Effektivität und Effizienz von Wissenstransfer zu unterscheiden ist. Transfer*effektivität* bestehe dabei in einem Erfolg von *gelungenem* Wissenstransfer, dessen Verhältnis zum Aufwand neutral, Transfer*effizienz* demgegenüber in einem Erfolg von *gutem* Wissenstransfer, dessen Verhältnis zum Aufwand optimal ist.

Unter dem Titel *Wissen messen* beschäftigt sich Oliver Stenschke mit der *Analyse transferierten Wissens als Basis einer Beurteilung der Transferqualität* und spricht damit ein zentrales methodologisches Problem der Transferwissenschaften an. Sein besonderes Augenmerk auf den Wissenstransfer im Raum der Massenmedien richtend, formuliert er zwei zentrale Fragen:

1. Wie ist der Bezugsrahmen definiert, innerhalb dessen entschieden werden kann, ob die im öffentlichen Diskursraum zur Sprache kommenden Wissensinhalte „repräsentativ" sind?
2. Wie kann man mit welchen sprachwissenschaftlichen Methoden Wissen in Texten messen, d.h. lassen sich öffentliche Diskursausschnitte dahingehend untersuchen?

Als eine Lösungsmöglichkeit werden sprachwissenschaftliche Operationalisierungen der Schematheorie (vgl. Mandl/Spada 1988) diskutiert. Auf der Basis dieses theoretischen Rahmens werden dann auch die Anwendungsoptionen der computergestützten Textanalyse mit Hilfe von Programmen wie winMAX erörtert.

Tilo Weber stellt seine Überlegungen zum Thema *Transferqualität* in den Zusammenhang der Begriffe *Wissenstransfer – Transfererfolg – Erfolgskontrolle*. Mit Blick auf zwei sehr unterschiedliche Interaktionsdomänen, Alltagsgespräche und schulische Prüfungssituationen, untersucht er aus der Perspektive der Interaktionsteilnehmer, unter welchen Bedingungen diesen ein Wissenstransfer als erfolgt, der Versuch eines Wissenstransfers als erfolgreich gilt. Im Zentrum steht dabei das Interesse für die Methoden, die die Beteiligten anwenden, um Wissenstransfer zu kontrollieren und seinen Erfolg sicherzustellen, und die Frage, wie verlässlich diese Überprüfungsmethoden sind und sein müssen.

Die beiden letzten in dieser ersten Abteilung theoretischer und methodologischer Aufsätze, nähern sich den Problemen des Wissenstransfers von Standpunkten aus, die sich von dem bisher eingenommenen sprachwissenschaftlichen deutlich unterscheiden.

Zum Problem der Wissensdynamik stellt der Wolfgang K. Schulz *Überlegungen zu einer kognitionssoziologischen Analyse des Wissenstransfers* an. Dabei umreißt er unter Bezugnahme auf die entsprechenden Ansätze von Max Scheler, Karl Mannheim und Walter L. Bühl die Grundzüge einer soziologischen Analyse von Wissensflüssen. Schulz geht davon aus, dass ein Zusammenhang zwischen Wissensdynamik und Sozialorganisation besteht, der den Verlauf von Wissensflüssen strukturell bestimmt. Seine Analyse führt zur Bestimmung der sozialorganisatorischen Rahmenbedingungen der Wissensentwicklung, die in der Ausprägung geschlossener, lose gekoppelter und offener Wissensgemeinschaften besteht.

Was ist es wert zu Wissen? Diese Frage nach dem Wissenswerten und nach ihrer Berechtigung und Beantwortbarkeit richtet schließlich Mirko Wischke an die Philosophen Friedrich Nietzsche und Jürgen Habermas und an den Soziologen Max Weber. Seinen Ausgangspunkt bildet Nietzsches These, dass die Philosophie das Problem des Wachstums der Wissenschaft zu bedenken habe, die Wischke im Hinblick auf zwei Themen ausdifferenziert: das unstillbare Verlangen der Wissenschaft nach Einsicht und das Verhältnis der Philosophie zur Bildung. Dabei geht es ihm darum, Klarheit über die Motive von Nietzsches provokatorischer Frage nach den Wert der Wissenschaft zu gewinnen. Im Anschluss daran setzt sich Wischke mit Max Webers Neuakzentuierung von Nietzsches These von der Wertblindheit der Wissenschaft und ihrer Konsequenzen für den praktischen Lebensvollzug auseinander. Im Mittelpunkt des dritten Abschnitts steht der Versuch von Jürgen Habermas, einen Mittelweg zu finden zwischen der Tradition der Wissenschaftskritik und der Einsicht, dass die wissenschaftliche Forschung völlig anderen Kriterien unterworfen ist als die des praktischen Lebens. Wischke beendet seinen Beitrag mit einer Reihe von Schlussfolgerungen bezüglich der Wissenschaftskritik Nietzsches und schlägt einen Bogen zur aktuellen wissenschaftskritischen Diskussionen.

Die zweite Abteilung des Sammelbandes bilden Untersuchungen und Erfahrungsberichte, die sich dem Problem der Bestimmung und Sicherung von Transferqualität aus der Perspektive von Teilnehmern an bzw. Beobachtern von unterschiedlichen um Wissenstransferprozesse herum organisierten Praxisdomänen befassen.

So untersucht Albert Busch die *Wissenskommunikation im Gesundheitswesen* und beschäftigt sich dabei insbesondere mit *Transferqualität in der Online-Gesundheitskommunikation*. Busch geht es darum, aus transferwissenschaftlicher Sicht Gütekriterien für diese relativ neue Form der Kommunikation über Gesundheit und Krankheit zu entwickeln. Hierfür untersucht er die kommunikative Spezifik, die Bedarfsstruktur und Fragen der Qualitätssicherung in Angeboten dreier unterschiedlicher Typen:

- Non-Profit-Beratungsangebote (problemorientierte KlientInnenberatung von Verbänden)
- produktförmige Angebote (Betreuungsangebote, z.B. durch Betriebsärzte)
- partizipative Angebote (Selbsthilfeforen, Gesundheits-Chats und Newsgroups).

Ein spezifisches und für europäische Verhältnisse ungewöhnliches Medium des Wissenstransfers nimmt Taeko Takayama-Wichters in den Blick, wenn sie anhand eines japanischen Gesundheits-Handbuchs die *Leistungen des Comic-Elements in der Frage der Transferqualität* analysiert. Sie zeigt zunächst exemplarisch, dass *Comic*-Elementen in der japanischen Gesundheitskommunikation ein Reihe von Wissenstransferfunktionen zukommt und geht anschließend darauf ein, in welchen unterschiedlichen Weisen dies der Fall ist. Takayama-Wichter macht im Rahmen des von ihr entwickelten und so genannten „*Übertext*-Modells" deutlich, dass in funktionaler Hinsicht einerseits die Einbettung des Comic-Elements in den Gesamttext bzw. Übertext und andererseits das Verhältnis zwischen Comic-Zeichnungselement und Comic-Texteinlage ausschlaggebend sind.

Kriterien zur *Analyse von Websites* entwickelt Markus Nickl auf der Basis seiner Erfahrungen als Geschäftsführer eines Unternehmens aus dem Bereich der Technischen Kommunikation, des Wissensmanagement und der linguistische Beratung. Er weist zunächst auf die immer noch zunehmende Bedeutung hin, die die Qualität des eigenen Internetangebots für Unternehmen hat, um dann zu verdeutlichen, wie schwer eine zuverlässige Bewertung als Voraussetzung für die Optimierung dieser Qualität ist. Vor diesem Hintergrund plädiert Nickl für detaillierte und leicht abarbeitbare Checklisten als Instrument, das zwar gegenüber etablierten sozialwissenschaftlichen Methoden zu Vereinfachungen führe, sich in der unternehmerischen Praxis jedoch sowohl als handhabbar als auch verlässlich erwiesen habe.

Dass der Erfolg von Wissenstransfers nicht allein von der Verständlichkeit der dargebotenen Information abhängt, demonstriert Katharina J. Rohlfing in ihrem Beitrag *Zwischen Vielfalt und Vertiefung. Zum Unterhaltungswert von Trainings in der Wirtschaft*. Sie bietet einen Erfahrungsbericht aus der Praxis einer Trainerin, die ihre Aufgabe auch darin sieht, eine Balance zu finden zwischen dem Bedürfnis der Kunden nach inhaltlicher Tiefe und methodischer Angemessenheit und der Notwendigkeit, motivationelle und unterhaltsame Elemente im Trainingsablauf einzubauen, um die Voraussetzung für einen Wissenstransfer zu schaffen und zu erhalten.

Aus einem weiteren angewandten Feld des Wissenstransfers berichten schließlich Carsten Schultze und Erhard Kühnle mit ihren Ausführungen zur *Qualitätssicherung für die Beratungspraxis im naturwissenschaftlich-technischen Arbeitsfeld.* Sie stellen zunächst fest, dass die Qualitätssteuerung von Beratungsdienstleistungen bisher eine Lücke im Qualitätswesen von Einrichtungen des Umweltbereichs darstellt. Die Autoren zeigen dann, dass die Qualifizierung einer Beratungsdienstleistung im Umweltbereich sehr wohl mit Qualitätszielen, Qualitätskriterien und Instrumenten zur Qualitätssicherung ausgestattet werden können und untermauern diese Auffassung mit Hinweisen auf konkrete Erfahrungen aus ihrer eigenen Arbeit. Dabei wird deutlich, dass z.B. gesprächsanalytische Methoden in der Praxis der Qualitätssicherung von großem Nutzen sein können.

Im letzten Abschnitt des Sammelbandes finden sich Beiträge vereint, die Aspekte des Wissenstransfers und der Transferqualität in sprachbezogenen Praxisdomänen thematisieren. Dabei geht es zum einen um die Vermittlung bestimmter sprachlicher Kompetenzen und zum anderen um Probleme der Übersetzung.

Zunächst untersucht Jörg Kilian – *Grammatik im digitalen Dialog* – die Qualität des dialogischen Transfers grammatischen Wissens in interaktiven Lehr-Lern-Programmen für DaF (*Deutsch als Fremdsprache*). In diesem Bereich betrachtet er Lernersoftware, die die Durchführung von Übungen zur Grammatik („Grammatiktrainer") und zum Wortschatz („Vokabeltrainer") sowie zur Textarbeit (Lückentexte zu verschiedenen Wortarten usw.) gestattet. Der Beitrag differenziert und beschreibt die verschiedenen Formen und Sorten des didaktischen Dialogs der Mensch-Maschine-Kommunikation im Bereich des Transfers grammatischen (und anderen Sprach-) Wissens im DaF-Unterricht, und er führt sie, auch in Bezug auf die stillschweigend erfolgende Vermittlung von Gesprächsverhaltensnormen, einer Qualitäts-Kritik im Rahmen der linguistischen Gesprächsforschung zu.

Danuta Olszewska stellt die Ergebnisse ihrer kontrastiven Studie zu *metatextuellen Formulierungsmuster[n] in wissenschaftlichen Texten* vor, wobei sie die kommunikative Handlung der Zielformulierungen und deren Bedeutung für den Wissenstransfer fokussiert. Die Grundlage ihre Analysen bildet ein Korpus deutsch- und polnischsprachiger wissenschaftlicher Texte. Olszewska sieht metasprachliche Formulierungen als Ausdruck eines prozessorientierten Textbegriffs der jeweiligen Autoren und als Mittel, das – angemessen dosiert und in Verbindungen mit anderen – zur Durchsichtigkeit und Klarheit gerade wissenschaftlicher Texte beitragen kann.

Aus übersetzungwissenschaftlicher Perspektive betrachtet Marianne Grove Ditlevsen *Transferqualität als fremdsprachliche Qualität* und stellt aus dieser Perspektive *Vorüberlegungen zu einem differenzierten und dynamischen Instrumentarium zur Bewertung von Sprachqualität im Rahmen des TQM-Konzepts* (Total Quality Management) an. Wie bei Schultze/Kühnle geht es also um Qualitätssicherung, wenn in diesem Fall auch in einer anderen Domäne. „Wie lässt sich Sprachqualität bewerten?“, lautet die zentrale Frage. Die Antwort bezieht sich zunächst auf Kriterien, die innerhalb der Translationswissenschaft zur Bewertung von Übersetzungsqualität spezifiziert werden. Dabei wird Übersetzungsqualität weitgehend mit der Standardisierung von Arbeitsprozessen gleichgesetzt. Im Anschluss wird ein differenziertes und dynamisches Instrumentarium zur Bewertung von Sprachqualität vorgeschlagen, das im Rahmen eines Forschungsprojekts „Fremdsprachliche Qualität als Wettbewerbsparameter“ ausgearbeitet wurde.

Den Band beschließt Bernd Meyers ebenfalls translationswissenschaftlich fundierter Aufsatz zum *Transfer von Nomina und Pronomina in gedolmetschten Aufklärungsgesprächen*. Meyer geht von der Beobachtung aus, dass Verständigungsprobleme zwischen eingewanderten Patienten und Ärzten bzw. Pflegepersonal in deutschen Krankenhäusern vielfach dadurch überwunden werden (müssen), dass die eigenen Kinder oder Pflegekräfte für diese Patienten dolmetschen. Besonders gravierend ist dieses Problem in Aufklärungsgesprächen, in denen Ärzte den Patienten Wissen über eine geplante medizinische Handlung vermitteln müssen. Es wird untersucht, wie dieser Wissenstransfer vom Prozess des Dolmetschens beeinflusst wird. In Bezug auf die besonderen Fälle des Gebrauchs von Nomina und Pronomina in gedolmetschten Handlungsbeschreibungen wird in diesem Beitrag die These belegt, dass durch die Tätigkeit von Laiendolmetschern in Aufklärungsgesprächen *de*partikularisiertes Wissen *re*partikularisiert wird.

Zum Schluss dieser einleitenden Bemerkungen nutzen wir gerne die Gelegenheit, den Teilnehmerinnen und Teilnehmern am 4. Kolloquium *Transferwissenschaft* nicht nur für die je eigenen Vorträge, sondern vor allem auch für ihre Hinweise, Anregungen und konstruktive Kritik zu Vorträgen anderer zu danken. Viele dieser Beiträge haben ihren Niederschlag in den in diesem Band versammelten Aufsätzen gefunden. Schließlich möchten wir allen Autorinnen und Autoren danken, die es uns leicht gemacht haben, dieses Buch fertig zu stellen.

Halle, im Juli 2005 Tilo Weber und Gerd Antos

I. Theorische und methodologische Aspekte der Transferqualität

Die Qualität des Wissenstransfers aus informationsdidaktischer Perspektive

Matthias Ballod (Köln)

1 Wissenstransfer: Technik, Gesellschaft, Individuum

Die Dynamik des sich verändernden Zugangs zu und Umgangs mit Wissen ist ein wesentliches Merkmal der zunehmend globalisierten und ökonomisierten Gesellschaft. Philosophen (Spinner 1994, 1998; Zimmerli 2000), Soziologen (Stehr 1994, 2001; Castells 2001), aber auch Vertreter aus Informatik, Biologie, Psychologie, Medienwissenschaft und anderen Disziplinen diskutieren über die Herausforderungen der „Wissensgesellschaft" (vgl. Antos 2001b). Wissen ist traditionell bildungstheoretisch verankert, jedoch sind verschiedene Formen von Wissen unterscheidbar (Mittelstraß 1998), so dass *Wissensmanagement* auch im ökonomisch geprägten Umfeld zu einem zentralen Schlagwort geworden ist. Die kommunikativen Aspekte des *Wissensaustauschs* geraten erst allmählich in den Blick (Wichter 1994; Antos 2001a; Nickl 2001; Göpferich 2002b).

Die weltweit vernetzten und multimedialen Informations- und Kommunikationstechnologien (IuK-Technologien) werden zu Recht als ein Motor dieser Entwicklung angesehen. Die gesellschaftliche Bedeutung von Informationen und Wissen nimmt, parallel zur Entwicklung der IuK-Technologien, immer mehr zu, so dass sich die Informationswirtschaft als zentraler ökonomischer Sektor etabliert hat. Ob technische Verfahren oder ökonomische Prinzipien Lösungen für Probleme bieten können, die sie selbst evozieren, ist fraglich. Unzweifelhaft werden automatisierte, digitale Hilfsmittel bzw. Verfahren (Filtertechniken, Information-Retrieval, Data-Mining, Übersetzungshilfen, Suchmaschinen etc.) weiter an Gewicht gewinnen, um Relevantes von Nicht-Relevantem zu trennen oder zumindest vorzusortieren. Medien aber können nur bedingt das *wegbaggern* (von Hentig 1993), was sie selbst tagtäglich anhäufen. All diese Methoden werden einem Nutzer nur in dem Maße helfen, in dem dieser selbstständig und kompetent Relevanzkriterien benennen kann.

Die Fragen des individuellen Umgangs mit und Zugangs zu Wissen stellen sich vor dem Hintergrund gegenwärtiger Entwicklungen daher neu.[1] Die Digitalisierung, Kommerzialisierung und Modularisierung führen zu einer verstärkten *Opazität* vorhandenen Wissens (Antos 2001a) und verändern mithin die Bedingungen der (didaktisierten) Wissensvermittlung. Die hierzu erforderlichen Kompetenzen und das notwendige Metawissen für *Individuelles Wissensmanagement* sind bislang jedoch nur unzureichend beschrieben und erforscht (Ballod 2004, i.V.). Nicht zuletzt aus diesem Grund richtet sich die Aufmerksamkeit im Zusammenhang mit der *Qualität* des Wissenstransfers im Folgenden nicht auf die Bewertung technologischer Möglichkeiten, sondern setzt an zugrunde liegenden Prämissen von Information und Kommunikation, zu deren Zweck die IuK-Technologien eingesetzt werden, an. Transfer, als ein intendierter Prozess zur Vermittlung von Wissen, wird dazu aus kommunikativ-didaktischer Perspektive näher beleuchtet.

2 Qualität von Wissensvermittlung

Qualität wird erst dann zu einem wissenschaftlichen Konstrukt, wenn die Randbedingungen des zu charakterisierenden Prozesses (hier: Transfer) und des zugrunde liegenden Gegenstands (hier: Wissen) hinreichend geklärt sind. Ein derart komplexes Unterfangen setzt ein begrifflich kohärentes und theoretisch konsistentes System voraus, das entweder auf Allgemeingültigkeit abzielt oder aber nur einen kleinen Ausschnitt der mannigfaltigen Thematik *Wissenstransfer* abdeckt. Es zeigt sich, dass nicht nur die Termini *Transfer* und *Wissen* in verschiedenen Disziplinen unterschiedlich gefasst sind, sondern auch, dass der interdisziplinäre Diskurs zum Umgang mit individuellem und kollektivem Wissen auf ganz unterschiedlichen Voraussetzungen fußt (z.B. Janich 1998).[2] Entsprechend weitläufig ist nicht nur das Forschungsfeld zum Wissenstransfer, sondern auch die an diesem Prozess beteiligten Akteure, Domänen, Medien und Bedingungen. Geeignete und anerkannte methodische Verfahren zur Erfassung von *Wissenstransfer-Leistungen* sind bis dato ebenfalls nicht verfügbar. Im Rahmen dieses Beitrags kann daher keine systematische oder gar vollständige Bestimmung geleistet werden, sondern nur einige grundlegende kommunikativ-didaktische Vorbedingungen geklärt werden.

Bildungsziele verlieren aufgrund wechselnder Wissenspositionen in hochgradig technisierten, medialisierten und vernetzten Informationsgesellschaften schnell an Bedeutung (s.o.). Die Halbwertzeit wissenschaftlichen oder bildungsrelevanten

---

[1] Als prominente Handlungs- und Problemfelder seien auf gesellschaftlicher Ebene Knowledge Gap, Copyright, Zensur und Datenschutz genannt. In einem weltweiten Dialog von Staaten und NGOs wurden im Dezember 2003 in Genf die notwendigen Maßnahmen auf dem *World Summit on the Information Society* (WSIS) diskutiert (http://www.worldsummit2003.de; 1. Juli 2004).

[2] Vgl. hierzu die Beiträge in Band 1 der Reihe *Transferwissenschaft* (Wichter/Antos 2001).

Wissens scheint sich der Verfallszeit allgemeiner, tagesaktueller Nachrichten anzunähern. Ebenso wie den Bildungsbereich betrifft dieses Phänomen alle anderen Sektoren des öffentlich-gesellschaftlichen Lebens in Wirtschaft, Politik, Medien etc. Eine automatisierte und/oder intellektuelle Auswahl, Filterung und Reduktion von *Transferwertem* ist nicht nur zweckmäßig, sondern auch zu realisieren. Die Bewertung und Vermittlung setzen jedoch fachwissenschaftliche und fachdidaktische Kenntnisse voraus. Bedingt durch die Fragmentierung, Modularisierung und Spezialisierung von Wissensbeständen kann die Rollenzuweisung von *Experte* und *Nicht-Experte* schnell wechseln. Spezifische Kompetenzen zur Wissensvermittlung und zum Wissenserwerb sind daher auf Seiten des Produzenten und des Rezipienten gleichermaßen nötig. Sowohl jemanden informieren als auch sich informieren sind intentionale und mitunter *anstrengende* Prozesse. Zu fragen ist: Was wird transferiert und warum?

Die einfache Ausgangsfrage „Wie kann die Qualität des Transfer-Prozesses bestimmt werden?" entpuppt sich bei näherer Betrachtung als tückisch. Nahe liegend ist es, das Ergebnis in den Blick zu nehmen. Seine Bewertung kann jedoch nur unter Einbezug spezifischer Ausgangs- und begleitender Prozessbedingungen angemessen erfolgen. Die Vermittlung von Wissen, respektive der Wissenstransfer unterliegt dynamischen Teilprozessen, die sich idealiter in folgender Weise konzipieren lassen: Ziele → Planung/Konzeption → Gestaltung → Kontrolle. Tatsächlich jedoch sind Transferprozesse nur bedingt plan- und gestaltbar, denn im Vermittlungsprozess wird das Wissen „auf dem Weg" vom Emittenten über die Medien hin zum Rezipienten mehrfach transformiert. Die Prozesse als auch die Ergebnisse sind zwangsläufig emergent. Deshalb sind sie nur bedingt wissenschaftlich fassbar und ihre Qualität nicht im eigentlichen Sinne messbar. Eigentlich sind nur die Auswirkungen im Verhalten beobachtbar oder aber Selbstbekundungen und klassische Tests, deren Aussage jedoch bekanntermaßen fragwürdig ist. Daher wird im Folgenden das Problem funktional betrachtet.

Transfer, als intendierter Kommunikationsprozess, zielt auf die Vermittlung von Wissen, so dass generell auch die Zweckmäßigkeit des *angestrebten* Transfers zu prüfen wäre. Das wiederum führt zu der Frage, auf welche Zielsetzungen der Erfolg (die gelungene Transfer-Leistung) rekurriert und woran er festzumachen (z.B. Einstellungsänderung, Handlungsmuster) bzw. wie er zu erfassen ist (z.B. Wissenszuwachs, Tests). Neben schwer operationalisierbaren Faktoren (Erfahrung, Kulturabhängigkeit) erweist sich auch die Bewertung eines zielgruppenadäquaten Transfers (Personen, Institutionen, Rollenträger, Handlungsmaximen etc.) als problematisch. Nicht zuletzt ergibt sich die Frage, inwiefern die Qualität des Transfers im Sinne von Effektivität oder Effizienz des Prozesses definiert werden kann oder muss (siehe hierzu den Beitrag von Roelcke in diesem Band).

Fasst man Transfer – wie es das Wort impliziert – als einen Prozess auf, wird zu diesem Zweck von einem Emittenten zu vermittelndes Wissen gestaltet und aufbereitet (Information) und von einem Rezipienten transformiert (reorganisiertes, individuelles Wissen). Der Informationswissenschaftler Kuhlen bezeichnet Information daher auch als *Wissen in Aktion* (Kuhlen 2002).[3] Aus interaktionaler bzw. kommunikativer Perspektive kann die Formel "Who says what in which channel to whom with what effect?" (vgl. Linke et al. 2001) als Bezugspunkt zur Analyse der Bedingungsfaktoren herangezogen werden. Ihre Entsprechung findet die so genannte Lasswell-Formel auch im didaktischen Kontext. Die W-Fragen sind Ausgangspunkt für die allgemeinen, aber grundlegenden *Operationen* zur Modularisierung von Lernprozessen: Wem soll was, wann, mit wem, wo, wie, womit und warum vermittelt werden? Das heißt: Die Vermittlung von Wissen muss zielgruppen-, stoff-, situations-, methoden-, medien- und zweckadäquat gestaltet sein.[4]

Neben den Merkmalen externalisierter Präsentationen sind aus diesem Grund die Aspekte internalisierter Repräsentationen von Wissen relevant. Individuell-psychologische Bedingungen (Vorkenntnisse, Kompetenzen, Einstellungen, Emotionalität) spielen ebenso wie z.B. kulturelle Sozialisations- oder konventionelle Situationsbedingungen eine Rolle. Die funktionale Auswahl geeigneter Formen und Mittel geht einer zielorientierten Wissenskommunikation voraus. Auch eine anschließende Qualitätsbewertung des Transfers hat diese Faktoren zu berücksichtigen. Zu fragen ist: Wer transferiert wem?

3 Verständliche Information

Verständliche Informationen bilden die allgemeine Grundlage für gelingenden Wissenstransfer und individuelle Transformationen (vgl. Reiners 1999; Ballod 2001 b). Informationen hingegen dienen mitnichten immer nur der Wissensvermittlung.[5] *Verständlichkeit* weist gleichfalls unterschiedliche Konnotationen auf: Denkt ein Jurist bei *verständlich* an *normativ gültig*, also *unmissverständlich*, so impliziert die Marketingfrau wahrscheinlich *eingängig*, der Politiker *geläufig*, ein Mathematiker *klar* und die Lehrerin *leicht zu behalten* (Messelken 1996: 195). Neben der terminologischen Unschärfe des Begriffs[6] erweisen sich die verschiedenen Konzepte von *Verständlichkeit* (z.B. Groeben 1982; Christmann/Groeben

---

[3] Die Bedeutungsvielfalt von *Information* ist im alltagssprachlichen und wissenschaftlichen Gebrauch noch facettenreicher und vager als die von *Wissen* (vgl. z.B. Seiffert 1971, Favre-Bulle 2001 oder auch Ballod i.V.).

[4] Eine Qualitätsbewertung muss wiederum alle diese Dimensionen adäquat berücksichtigen.

[5] Der Weltöffentlichkeit wurde anhand der Berichterstattung zum Irak-Krieg wieder einmal vorgeführt, wie wenig objektiv Informationen sind und welch hohen Stellenwert die Kontrolle über Information hat (vgl. z.B. *Fälscher an der Front* in DIE ZEIT; Nr. 15 vom 03.04.2003, S. 35).

[6] Auf die Problematik des Terminus *Verständlichkeit* kann hier ebenfalls nicht eingegangen werden (vgl. aber hierzu z.B. Biere 1991; Ballod 2001b).

1999; Langer et al. 2002) und ihrer Bewertung als nur bedingt kompatibel.[7] Als wesentliches Desiderat ist die stark textbezogene Ausrichtung der Konzeptionen zu *Verständlichkeit* erkannt (Cölfen 2001[8]; Göpferich 2002b). Diese bilden die spezifischen Darstellungsformen und -strukturen und neuen medialen Konstellationen in den heterogenen Informationswelten und Medien-Konglomeraten nur unzureichend ab. Medientheoretische und semiotische Ansätze zur angemessenen Berücksichtigung sind bislang aber erst im Ansatz entwickelt (Nöth/Wenz 1998; Hess-Lüttich 2001; Schmitz 2002).

Von zentraler Bedeutung scheint es mir zu sein, von *verständlichen Botschaften* (Messelken 1996) zu sprechen, denn diese finden in vielfältigen, sich entwickelnden semiotischen Systemen der IuK-Technologien der Informationsgesellschaft neue Ausdrucksformen. Zur Analyse eignen sich die verwendeten Zeichenformen, ihre Systembezüge und ihre intendierten kommunikativen Funktionen (s.u.), da diese wenig medienspezifisch sind. Kommunikationswissenschaftler, Linguisten, Sprachdidaktiker und insbesondere Transferwissenschaftler sind daher gefordert, die Prinzipien medialer Vermittlung aus unterschiedlicher Perspektive in den Blick zu nehmen und die spezifischen Gemeinsamkeiten und Unterschiede einzubeziehen. Im Hinblick auf den Wissenstransfer ergeben sich unmittelbare Bezüge zu unterschiedlichen Anwendungsfeldern und Disziplinen: zur Wissensdidaktik (Schulz 1999), zur Mediendidaktik (Kerres 2001; Issing/Klimsa 2002), dem Didaktischen Design (Ballstaedt 1997; Niegemann 1999), dem Web-Design bzw. Web-Usability (Puscher 2001; Nielsen 2001), der Produktion und Rezeption von Hypertexten (Cölfen et al. 2001; Unz 2000) oder der Software-Ergonomie (Schenkel et al. 2000; Rada 2002). Aus methodischer Perspektive sind auch die neuen Ansätze zum E-Learning bzw. Online-Learning (Lehmann/Bloh 2002; Reinmann-Rothmeier 2002) heranzuziehen. Der klassisch sprachwissenschaftliche Bereich zur (didaktischen) Textproduktion (Göpferich 2002a; Perrin et al. 2002) muss ebenso wie das Schreiben fürs Web (Heijink 2002; Alkan 2002), bei der visuellen Gestaltung von Text-Bild (Ballstaedt 2002) und digitalen Bildschirmoberflächen (Thissen 2001) Berücksichtigung finden.[9]

Zur anwendungsfreundlichen Informationsgestaltung – insbesondere in digitalen Medien – dienen Administrability, Economy, Simplicity, Popularity, Readability und Usability als allgemeine Orientierungspunkte. Dabei sind einige allgemeine

---

7 Einen aktuell-vergleichenden und kritischen Überblick geben Nickl (2001) und Göpferich (2002b).

8 URL: http://www.linse.uni-essen.de/linse/institut/projekte/habilprojekt.html (1. Juli 2004).

9 Die hier skizzierte Darstellung repräsentiert nur einen kleinen, aktuellen Ausschnitt der dynamischen Forschungs- und Publikationslandschaft. Ein umfassenderer und detaillierterer Überblick findet sich in Ballod (i.V.). Im Sinne eines weiten Verständnisses von *Wissenstransfer* spielen auch ästhetische und kulturelle Zeichensysteme (Literatur, Musik, Theater, Bildende Kunst, Architektur) eine wichtige Rolle (Eco 200; Volli 2002).

didaktische, kommunikative und textlinguistische Prinzipien von medienübergreifender Relevanz auch in den *digitalen* Weiten des Netzes: Konsistenz, Kohärenz, Kohäsion (Vogt 2002; Wiegand 2003).[10]

Im Rahmen dieser Teildisziplinen und Anwendungsfelder finden m.E. die funktionalen Grundlagen des Transfers häufig zu wenig Beachtung. Wie oben beschrieben, bildet die mediale Ebene (Womit?) nur einen Bedingungsfaktor. Daher soll im Rahmen dieses Beitrags abschließend kurz auf die allgemeinen grundlegenden Funktionen aller sprachlichen und medialen Botschaften eingegangen werden.

Zu Recht konstatiert Liebert (2002: 79), dass Wissen über verschiedene Textsorten kommuniziert wird und die Aktanten mitunter unterschiedliche kommunikative Ziele verfolgen, und liefert damit eine Bestätigung dafür, die Evaluation der Qualität des Wissenstransfers auf der Grundlage von Zielbestimmungen vorzunehmen.[11] Das Spektrum an möglichen Botschaften ist so vielfältig wie die Intentionen der Menschen, die sich ihrer bedienen. Die pragmatischen Produktionsprozesse beziehen sich im Allgemeinen auf die kommunikative Umwelt des Produzenten und im Speziellen auf die Kommunikationssituation und die beteiligten Kommunikationspartner (Rickheit/Strohner 1993: 139). Die primäre Funktion semiotischer Systeme liegt im kommunikativen Austausch von Zeichen, wobei die Charakteristika dieser Determinanten die beiderseitige Zielorientierung bestimmt. Eine Verständigung kann grundsätzlich nur auf der gemeinsamen Absicht des gegenseitigen Verstehen-Wollens erzielt werden. Dies gilt für die verschiedenen unmittelbaren und medialen Kommunikationsformen in gleicher Weise, wenn auch für die visuellen und nonverbalen Zeichen leicht eingeschränkt. Sie werden zuweilen nicht intentionaler Kommunikation zugeordnet, weil sie z.B. sprachbegleitend die *sprachlich intendierte Kommunikation* konterkarieren können (Nöth 2000: 239). Ungeachtet dieser Einschätzung setzen alle Zeichen interpretierenden Prozesse jedenfalls nicht nur ein individuelles Bewusstsein, sondern auch ein individuelles Bezugs- und Wertesystem voraus. Nur mit Hilfe entsprechender Denk- und Verhaltensmuster können notwendige Schemata aufgebaut und *erlernt* werden, die den Einzelnen in die Lage versetzen, individuelle Verantwortung zu erleben und zu übernehmen.

Sowohl im Bereich linguistischer Textanalyse als auch der Diskursforschung wird auf die Funktionen des sprachlichen Zeichens nach Bühler (1982) [1934] rekurriert, die er im Zusammenhang mit seinem Organon-Modell entwickelt: Ausdruck, Darstellung und Appell. Die funktionale Bestimmung von Text- und Gesprächstypen

---

[10] Vgl. hierzu z.B. auch die allgemeinen Gestaltungsprinzipien für Web-Sites bzw. Interface-Design: http://www.asktog.com/basics/firstPrinciples.html (1. Juli 2004); http://www.cs.utexas.edu/users/almstrum/cs370/elvisino/rules.html (1. Juli 2004).

[11] Zumindest die intendierten Transferprozesse sind auf der Grundlage didaktischer Analysen zu beurteilen.

bildet ein wesentliches Kriterium für text- und gesprächsanalytische Forschungen. Klassifikationstypologien zu Textfunktionen beziehen sich zwar zumeist auf die Sprechakttheorie Searles, dessen fünf Illokutionsklassen (Repräsentative, Direktive, Kommissive, Expressive und Deklarative) sich jedoch aus den drei Bühler'schen Grundfunktionen ableiten lassen (Brinker 1997: 93ff.; Antos 2001b).

Erst die neueren Arbeiten zur Verständlichkeitsforschung orientieren sich an einem funktionalen Textbegriff und beziehen die Situiertheit des Kommunikationsprozesses mit ein (Rickheit/Strohner 1999; Prestin 2002). Das bislang umfassendste Konzept modelliert die Kommunikationsoptimierung auf partnerorientiert-kognitiver Grundlage (Strohner/Brose 2002). Die pragmatische (Situation, Interaktion, Medium) und die sprachbezogene Dimension (insbesondere: Semantik) von Kommunikation werden hierbei explizit einbezogen. Auch die kommunikativen Funktionen sind aus den Kognitionsaspekten *Wissen, Emotion* und *Verhalten* abgeleitete, kognitionswissenschaftlich lange vernachlässigte Größen. Die Optimierung von Kommunikation zielt demnach auf die Merkmale *verständlicher, instruktiver* oder *überzeugender* ab, je nachdem welcher Aspekt dominiert. Sprachtheoretisch wird hier an die Bühler'schen Funktionen des sprachlichen Zeichens angeknüpft.

4 Fazit

Die optimale Gestaltung von Transferprozessen setzt mediale und kommunikative Vermittlungskompetenzen voraus. Die Beurteilung der Qualität ist abhängig von der gewählten Form der Wissenskommunikation, je nachdem ob es sich um eine informelle oder institutionelle, schriftkonstituierte oder mündliche Kommunikation handelt. Unter Einbezug von Intention und Funktion des Transfers können die strukturellen Merkmale der Realisierung analysiert und im Hinblick auf die zieladäquate Vermittlung bewertet werden. Bewertungskriterien lassen sich demnach aus allen Bereichen sprachlich-kommunikativer Forschung, aber auch aus weiteren Disziplinen (Psychologie, Medienwissenschaften, Didaktik etc.) ableiten. Grundlegend sind semiotische Gesichtspunkte und Erkenntnisse der Verständlichkeitsforschung. Zu überprüfen ist: Ist der Transfer im Hinblick auf notwendige Passung zu Zielgruppen, Stoff, Medien, Methoden, Situation und Zielen optimal gestaltet?

Literatur

Alkan, Saim (2002): Texten für das Internet. Bonn.

Antos, Gerd (2001a): Transferwissenschaft. Chancen und Barrieren des Zugangs zu Wissen in Zeiten der Informationsflut und der Wissensexplosion. In: Sigurd Wichter/Gerd Antos (Hg.): Wissenstransfer zwischen Experten und Laien: Umriss einer Transferwissenschaft (Transferwissenschaften 1). Frankfurt a.M., 3-33.

Antos, Gerd (2001b): „Wissen“: Positionen einer Debatte. http://www.gwdg.de/~swichte/GAntos_Wissen.rtf (1. Juli 2004), 1-28.

Ballod, Matthias (2001a): Verständliche Wissenschaft. Tübingen.

Ballod, Matthias (2004): Transfer oder Transformation? „Wissen“ aus informationsdidaktischer Sicht. In: Sigurd Wichter/Oliver Stenschke (Hg.): Theorie, Steuerung und Medien des Wissenstransfers (= Transferwissenschaften 2). Frankfurt a.M., 103-113.

Ballod, Matthias (i.V.): Informationsdidaktik: Ein Forschungskonzept zum Umgang mit Information und zur Vermittlung von Wissen. [Habilitationsschrift, Köln.]

Ballstaedt, Steffen-Peter (1997): Wissensvermittlung. Weinheim.

Ballstaedt, Steffen-Peter (2002): Schreibstrategien zum Medienwechsel. In: Daniel Perrin/Ingrid Böttcher/Otto Kruse/Arne Wrobel (Hg.): Schreiben. Wiesbaden, 139-150.

Biere, Bernd Ulrich (1991): Textverstehen und Textverständlichkeit. Heidelberg.

Brinker, Klaus (1997): Linguistische Textanalyse. Berlin.

Bühl, Achim (1997): Die virtuelle Gesellschaft. Opladen, Wiesbaden.

Bühler, Karl (1982): Sprachtheorie. Stuttgart, New York. [1. Auflage 1934.]

Castells, Manuel (2001): Das Informationszeitalter I: Der Aufstieg der Netzwerkgesellschaft. Opladen.

Christmann, Ursula/Norbert Groeben (1999): Psychologie des Lesens. In: Bodo Franzmann/Klaus Hasemann/Dietrich Löffler/Erich Schön (Hg.): Handbuch Lesen. München, 145-223.

Cölfen, Hermann/Wolf-Andreas Liebert/Angelika Storrer (2001): Hypermedien und Wissenskonstruktion (= Osnabrücker Beiträge zur Sprachtheorie (OBST) 63). Oldenburg.

Eco, Umberto (2000): Zeichen. Frankfurt a.M.

Favre-Bulle, Bernard (2001): Information und Zusammenhang. Berlin, Heidelberg, New York.

Göpferich, Susanne (2002a): Ein kommunikationsorientiertes Modell zur Bewertung von Texten. In: Hans Strohner/Roselore Brose (Hg.): Kommunikationsoptimierung. Tübingen, 45-66.

Göpferich, Susanne (2002b): Textproduktion im Zeitalter der Globalisierung. Tübingen.

Groeben, Norbert (1982): Leserpsychologie I: Textverständnis – Textverständlichkeit. Münster.

Heijnk, Stefan (2002): Texten fürs Web. Heidelberg.

Hentig, Hartmut von (1993): Die Schule neu denken. München, Wien.

Hess-Lüttich, Ernest W.B. (Hg.) (2001): Medien, Texte und Maschinen. Wiesbaden.

Issing, Ludwig J./Paul Klimsa (Hg.) (2002): Information und Lernen mit Multimedia und Internet. Weinheim.

Janich, Peter (1998): Informationsbegriff und methodisch-kulturalistische Philosophie. In: Ethik und Sozialwissenschaften 9(2). 169-268.

Kerres, Michael (2001): Multimediale und telemediale Lernumgebungen. München, Wien.

Kuhlen, Rainer (2002): Über die Möglichkeit eines informationsethischen Diskurses über geistiges Eigentum in der Informationsgesellschaft und die Chancen der Umsetzung seiner Argumente in politisch-rechtliche Kodifizierungen. http://www.inf-wiss.uni-konstanz.de/People/RK/Konferenzen/position-rk-Boell260402.pdf (1. Juli 2004), 1-4.

Lehmann, Burkhard/Egon Bloh (Hg.) (2002): Online-Pädagogik. Baltmannsweiler.

Liebert, Wolf-Andreas (2002): Wissenstransformationen. Berlin, New York.

Linke, Angelika/Markus Nussbaumer/Paul R. Portmann (2001): Studienbuch Linguistik. Tübingen.

Messelken, Hans (1996): Computerunterstützte Analysen textsortenspezifischer Lexik. In: Hartwig Kalverkämper/Klaus-Dieter Baumann (Hg.): Fachliche Textsorten. Tübingen, 193-235.

Mittelstraß, Jürgen (1998): Die Häuser des Wissens. Frankfurt a.M.

Nickl, Markus (2001): Gebrauchsanleitungen. Tübingen.

Niegemann, Helmut (1999): Wissensstrukturierung im Didaktischen Design. In: Wolfgang K. Schulz (Hg.): Aspekte und Probleme der didaktischen Wissenstrukturierung. Frankfurt a.M., 29-47.

Nielsen, Jakob (2001): Designing web usability. München.

Nöth, Winfried (2000): Handbuch der Semiotik. Stuttgart, Weimar.

Nöth, Winfried/Karin Wenz (Hg.) (1998): Medientheorie und die digitalen Medien. Kassel.

Perrin, Daniel/Ingrid Böttcher/Otto Kruse/Arne Wrobel (Hg.): Schreiben. Wiesbaden.

Prestin, Elke (2002): Optimierung schriftlicher Kommunikation. In: Hans Strohner/ Roselore Brose (Hg.): Kommunikationsoptimierung. Tübingen, 67-78.

Puscher, Frank (2001): Das Usability-Prinzip. Heidelberg.

Rada, Holger (2002): Design digitaler Medien. Tübingen.

Reiners, Christiane (1999): Chemiedidaktik – Quo vadis? In: Reader zum GDCh-Jungchemikerforum Regionalgruppe Bielefeld (GDCh-JCF). Frankfurt a.M.

Reinmann-Rothmeier (2002): Mediendidaktik und Wissensmanagement. In: Medienpädagogik, 2/2002. http://www.medienpaed.com/02-2/reinmann1.pdf (1. Juli 2004), 1-14.

Rickheit, Gert/Hans Strohner (1993): Grundlagen der kognitiven Sprachverarbeitung. Tübingen, Basel.

Rickheit, Gert/Hans Strohner (1999): Textverarbeitung: Von der Proposition zur Situation. In: Angela Friderici (Hg.): Sprachrezeption. Göttingen, Bern, Toronto, Seattle, 271-306.

Schenkel, Peter/Sigmar-Olaf Tergan/Alfres Lottmann (Hg.) (2000): Qualitätsbeurteilung multimedialer Lern- und Informationssysteme. Nürnberg.

Schmitz, Ulrich (2002): Zur Sprache im Internet. http://www.linse.uni-essen.de/ linse/publikationen/sprache_internet.html (1. Juli 2004), 1-11.

Schulz, Wolfgang K. (1999): Aspekte und Probleme der didaktischen Wissensstrukturierung. Frankfurt a.M.

Seiffert, Helmut (1971): Information über die Information. München.

Spinner, Helmut F. (1994): Die Wissensordnung. Opladen.

Spinner, Helmut F. (1998): Die Architektur der Informationsgesellschaft. Bodenheim.

Stehr, Nico (1994): Arbeit, Eigentum und Wissen. Frankfurt a.M.

Stehr, Nico (2001): Wissen und Wirtschaften. Frankfurt a.M.

Strohner, Hans/Roselore Brose (2002): Kommunikation und ihre Optimierung. In: dies. (Hg.): Kommunikationsoptimierung. Tübingen, 3-14.

Thissen, Frank (2001): Screen-Design Handbuch. Berlin, Heidelberg, New York u.a.

Unz, Dagmar (2000): Lernen mit Hypertext. New York, München, Berlin.

Vogt, Petra (2002): Dem Surfer auf der Spur. In: c't 14/2002, 180-182.

Volli, Ugo (2002): Semiotik. Tübingen, Basel.

Wichter, Sigurd (1994): Experten- und Laienwortschätze. Tübingen.

Wichter, Sigurd/Gerd Antos (Hg.) (2001): Wissenstransfer zwischen Experten und Laien (= Transferwissenschaften 1). Frankfurt a.M.

Wiegand, Dorothee (2003): Wohlfühlsoftware. In: c't 6/2003, 224-226.

Zimmerli, Walther Ch. (2000): Vom Unterschied, der den Unterschied macht. In: Christoph Hubig (Hg.): Unterwegs zur Wissensgesellschaft. Berlin, 83-97.

Richtig und *falsch* oder „Anleitung zum Querdenken“? Zur Frage des Anspruchs an Wissenstransfer

Nina Janich (Darmstadt)

Angeregt wurde dieser Beitrag durch eine Formulierung im Ausschreibungstext zur Tagung „Transferqualität“ in Halle. Dort fand sich die Frage: „Ist *guter* Wissenstransfer auch gleichzeitig immer *gelungen* und wann kann von dem einen und/oder anderen gesprochen werden?“

Abgesehen von dem vagen und relativischen, d.h. wissenschaftsinadäquaten Ausdruck *gut* könnte doch zumindest der gelungene/misslungene vom erfolgreichen/nicht erfolgreichen Wissenstransfer unterschieden werden. So kann eine Handlung – zum Beispiel das Schließen einer Tür, um Zugluft abzustellen – in ihrer Ausführung zwar *gelungen* sein (die Tür ist geschlossen), mit Blick auf den zu erreichenden Zweck jedoch dennoch nicht *erfolgreich* (es zieht weiterhin, weil noch irgendwo ein Fenster offen ist). Da sich bei den vergangenen Tagungen zum Thema „Wissenstransfer“ immer wieder gezeigt hat, dass das jeweilige Verständnis von „Wissen“ zentral für alle Aussagen über Transfer ist, soll zuerst der Begriff des Wissenstransfers in Relation zur kulturalistischen Bestimmung von Wissen und Erkenntnis verortet werden (1). Danach wird an Beispielen aus Natur- und Sprachwissenschaft diskutiert, was zu einem gelungenen und was zu einem erfolgreichen Wissenstransfer gehört und wie sich die Qualität des Transfers darüber hinaus steigern ließe (2). Abschließend wird die Frage nach dem Verhältnis von Anspruch und Wirklichkeit gestellt (3).[1]

---

[1] Ich möchte an dieser Stelle den Teilnehmerinnen und Teilnehmern der Tagung für ihre kritischen und weiterführenden Diskussionsbeiträge zur Reader- und Vortragsfassung des Beitrags danken, insbesondere Gerd Antos, Albert Busch, Oliver Stenschke, Sigurd Wichter und Ingrid Wiese. Ihre Anregungen sind an verschiedenen Stellen in die Überarbeitung eingeflossen. Für weitere Impulse habe ich den Diskutanten des Linguistischen Kolloquiums der Universität Essen im Dez. 2002 zu danken, denen ich obige Thesen in leicht geänderter Form vorgetragen habe.

1 Wissen – Erkenntnis – Transfer

Der Methodische Kulturalismus, auf den hier zurückgegriffen werden soll (vgl. Peter Janich 2000, 2001) geht von einem handlungsorientierten Wissensbegriff aus, der Wissen als „Verfügen über Mittel für verfolgte Zwecke" bestimmt (s. hierzu auch Nina Janich 2005).

Gestützt auf den Verweis auf alltagssprachliche Verwendungsweisen der Wörter *können, kennen, erkennen* und *wissen* wird Erkenntnis folgendermaßen bestimmt (vgl. Peter Janich 2000: 140-143):

Ausgangspunkt sind Vollzüge poietischer (d.h. herstellender) Handlungen. Wenn eine solche Handlung immer wieder vom Handelnden erfolgreich ausgeführt wird und werden kann (wobei der Handelnde selbst in letzter Beurteilungsinstanz über Erfolg und Misserfolg seines Handelns entscheidet), sprechen wir von einem *Können* oder einer *Fertigkeit*: Ein Handlungsschema wurde erworben, geübt und wird beherrscht, das durch die Handlung hergestellte Artefakt ist reproduzierbar.

Als *Kennen* wird mit Bezug auf das *Können* von Handlungsschemata das (immer noch vorerst sprachfreie, aber auch schon sprachlich beschreibbare) *knowing-how* bestimmt, d.h. das Wissen, *wie* man etwas macht. (Ich kenne eine Stadt bzw. den Stadtplan, wenn ich imstande bin, den Weg zum Bahnhof, zur Post etc. zu finden. Ich kenne ein Backrezept, wenn ich mit seiner Hilfe einen Kuchen backen kann.)

Auch (oft sprachlich vermitteltes, in jedem Fall aber sprachlich vermittelbares) *Wissen* wird jetzt auf Können zurückgeführt: Wissen gilt in der Regel als der (urheberunabhängige) Besitz zutreffender Behauptungen. Als „zutreffend" wird vom Methodischen Kulturalismus jedoch nicht dasjenige begriffen, das „adäquat an das Vorgefundene im Wege der Abbildung" ist, sondern das, was sich in der Praxis bewährt (nämlich wenn wir Behauptungen letztlich auf Aufforderungen zurückführen): Ob beispielsweise die Behauptung zutrifft, dass sich der Bahnhof von der Position des Sprechers aus 100 Meter südlich befinde, erweist sich genau dann, wenn man tatsächlich zum Bahnhof gelangt, wenn man 100 Meter südlich geht. Indem wir Wissen durch das Zurückverfolgen auf erfolgreiche vs. erfolglose Handlungen von Irrtum oder Nicht-Wissen unterscheiden können und damit ein im Handeln theoretisch jederzeit verfügbares Entscheidungskriterium besitzen, können wir auch sprachlich vermitteltes, d.h. nicht selbst erworbenes Wissen im Vertrauen auf seine prinzipielle Überprüfbarkeit als zutreffend und gültig akzeptieren (vgl. Peter Janich 2000: 135f.).

Hier klingt bereits die Unterscheidung verschiedener Formen von Wissen an: Der Methodische Kulturalismus schlägt eine begriffliche Differenzierung vor zwischen der selbst erworbenen *Erkenntnis*, die sich der eigenen Urheberschaft der Person verdankt und die Merkmale Erst- und Einmaligkeit besitzt, und allen anderen Formen von Wissen – dem durch Vorbild oder Belehrung erworbenen Wissen genauso wie dem „Erkannthaben", also der Situationsunabhängigkeit und Verallgemeinerbarkeit von Erkenntnissen. Da Erkenntnisbemühungen jedoch in die Irre gehen und vermeintliche Problemlösungen fraglich werden können, ist auch die Reflexion über vorgängige Erkenntnisresultate konstitutiv für den Erkenntnisbegriff (vgl. Peter Janich 2000: 138).

> In der Erst- und Einmaligkeit des Erkennens tauchen wieder alle Aspekte auf, die im ersten Schritt für den Vollzug einer poietischen Handlung genannt wurden, wie Akteursgebundenheit, authentische Beurteilung des Erfolgs und Zweckgebundenheit im Sinne des vorgegebenen oder gewählten und zu lösenden Problems. Vom Können taucht wieder der Aspekt auf, dass es sich beim Erkennen um die erfolgreichen Fälle handelt, zunächst einmal erfolgreich für den Akteur selber, dann wiederholbar erfolgreich bis zur Situationsunabhängigkeit. Auch der Übergang vom sprachfreien Können zum sprachlich kommunizierbaren Kennen und Wissen trifft auf die Resultate des Erkennens, die Erkenntnisse, zu. Kurz, die Schrittfolge über Handeln, Herstellen, Können, Kennen, Wissen ist im Begriff des Erkennens und seiner Resultate, der Erkenntnisse, wiederzufinden (Peter Janich 2000: 143).

Demnach kann sich „Wissenstransfer" nicht auf den Transfer von Erkenntnis im obigen engen Sinne beziehen (im Begriff des Transfers ist ja bereits ein „von/zu", eine Bilateralität enthalten, die einer eigenen Urheberschaft widerspricht), sondern – aus der Perspektive des Wissen „Aufnehmenden" – nur auf den Transfer von nicht selbst erworbenem Wissen. Die unmittelbare eigene Überprüfung im Handeln fehlt also im Augenblick der Wissensaneignung, könnte theoretisch jedoch nachgeholt werden. Dies ist zwar eine selbstverständlich klingende, jedoch essenzielle Bedingung für die Beurteilung von Transferqualität.

2 Gelungener vs. erfolgreicher vs. reflektierter Transfer

Nach dieser Bestimmung von Wissenstransfer als Transfer von nicht selbst im Handeln angeeignetem, letztendlich aber auf Handlungsmöglichkeiten abzielenden „Verfügen über Mittel für verfolgte Zwecke" lässt sich *gelungener* Transfer aus der Empfängerperspektive als derjenige bestimmen, der mir (z.B. aufgrund von Klarheit im Ausdruck und Einhalten der methodischen Ordnung) Wissen sprachlich vermittelt und den ich akzeptiere *und* im Sinne eines theoretisch bleibenden Nachvollziehenkönnens verstehe. *Erfolgreich* ist ein Transfer erst dann, wenn ich das angeeignete Wissen in eigenen Handlungen anwenden bzw. umsetzen kann (d.h. also als vorgängiges Erkenntnisresultat auf dem Weg zu eigener Erkenntnis nutze). Aus der Senderperspektive wird in instutionalisierten Lehr-Lern-Kontexten leider häufig (z.B. durch Abfragen) nur geprüft, ob der Transfer gelungen ist, seltener, ob er auch erfolgreich war.

Die Frage ist nun, ob dies im Sinne eines Anspruchs an Transferqualität genügt bzw. ob damit nicht erst Grundbedingungen unter der impliziten Voraussetzung eindeutiger und sicherer Transfer- und Lernziele eingefordert werden. Oft ist es jedoch angebracht, auch die Zwecke und Ziele des Transfers selbst zu reflektieren; im Sinne einer über bloße Handlungsfähigkeit hinausgehenden „Lebensqualität" ließe sich Transferqualität demnach noch steigern bzw. erweitern: Eine Art „guter" Transfer könnte dann – auf einer dritten Stufe, aufbauend auf gelungenem und erfolgreichem Transfer – derjenige sein, der auch die sonst vor allem für die Erkenntnis konstitutive *Reflexion* über das vermittelte Wissen und die Geschichte seines Zustandekommens, d.h. über seine Entstehungsbedingungen, schult und anregt. Ihn wollen wir im Folgenden einen *reflektierten Transfer* nennen.

Bevor im Folgenden an Beispielen gezeigt wird, worauf ein reflektierender Transfer unter anderem zu achten hätte (um zu einem reflektierten zu werden), muss vorausgeschickt werden, dass Transferqualität nicht nur abhängig von den Wissensinhalten (dem Fach, dem Wissensbereich) und den entsprechend zur Verfügung stehenden Ressourcen ist, sondern auch in Relation zu den jeweiligen konkreten Transferzielen der Akteure (d.h. der Vermittelnden wie der Adressaten) zu sehen ist. Die Qualitätsanforderungen, die unter 2.2 an die Vermittlung von Sprachwissen erhoben werden, gelten daher unter Umständen nur eingeschränkt, wenn beispielsweise in der Fremdsprachenvermittlung innerhalb eines begrenzten Zeitraums erst einmal eine grundlegende praktische Kommunikationsfähigkeit in Alltagskontexten vermittelt/erworben werden soll: Ein viermonatiger einführender Volkshochschulkurs in Italienisch muss zwangsläufig auf Normenreflexion verzichten, wenn es erst einmal darum geht, die wichtigsten grammatischen Regeln und einen Grundwortschatz zu vermitteln. Auch die Lernenden werden in diesem Fall das Bedürfnis haben, möglichst schnell sprechen zu lernen, um z.B. im Italienurlaub besser zurechtzukommen, und werden sich nicht mit italienischer Sprachgeschichte und Normierungsmechanismen herumschlagen wollen, so positiv sich dies auch auf ihr Sprachbewusstsein auswirken könnte. Allerdings könnte man durchaus an die *Lehrenden* den Anspruch richten, diese Reflexionsfähigkeit selbst erworben zu haben, nicht zuletzt um aus der Normen- und Varietätenvielfalt einer Einzelsprache die zu vermittelnden Normen angemessen auswählen zu können.

2.1 Naturwissenschaftliche Beispiele zur Problematisierung eines erfolgreichen Wissenstransfers

In dem sehr amüsant zu lesenden, aber auf ernsthafter und kenntnisreicher Recherche basierenden Sachbuch der beiden Mediziner Hans-Peter Beck-Bornholdt und Hans-Hermann Dubben geht es um das „Erkennen von Fehlinformation durch Querdenken", so der Untertitel (Beck-Bornholdt/Dubben 1997). An Beispielen aus die Allgemeinheit betreffenden Themenbereichen wie Krankheit (z.B. tropische Krankheiten, Krebs), Seuchengefahr (z.B. BSE/Creutzfeldt-Jakob-Krankheit) und Klimawechsel (z.B. Treibhaus-Effekt, El Niño) zeigen sie, wie die Methoden der Erforschung und vor allem die Form der Ergebnispräsentation Einfluss nimmt auf die Inhalte des Wissenstransfers und ihre Interpretation – und damit auf dessen prinzipielle Qualität.

Zum einen decken sie zum Beispiel Fälle auf, in denen durch Weglassen von unliebsamen Daten oder gar das Hinzudichten fehlender Daten[2] Ergebnisse manipuliert werden:

> Einen Fall aus unserem Fachgebiet [Krebsforschung; Anm. N.J.] haben wir in einem Leserbrief aufgedeckt (Dubben und Beck-Bornholdt 1995). Er bezieht sich auf einen Artikel (Burnet et al. 1994), in dem die Autoren nach einigen Jahren die Stirn besaßen, die aus Opportunismus verschwiegenen Daten einer früheren Untersuchung (Burnet et al. 1992) zu einem späteren Zeitpunkt doch noch zu veröffentlichen. Die ursprüngliche und unvollständige Fassung steht mittlerweile im Lehrbuch [...] (Beck-Bornholdt/Dubben 1997: 236, Fußnote 13).[3]

Außer von der mangelnden Integrität der jeweiligen Forscher werden solche Fälle besonders in den Naturwissenschaften sicherlich auch von den Arbeitsbedingungen (Erfolgsdruck, finanzielle Abhängigkeit von Drittmitteln, unüberschaubare Publikationsflut/Platzmangel) und der damit zusammenhängenden Fachkultur befördert:

> Bei der Lektüre der Literatur unseres Fachgebiets fällt uns immer wieder auf, daß es zahlreiche international bekannte und vielzitierte große Studien gibt, über die lediglich vorläufige Berichte veröffentlicht wurden, sogenannte *preliminary* oder *interim reports*. Zum Teil sind die endgültigen Ergebnisse auch dann nicht erschienen, wenn die Arbeitsgruppe noch viele Jahre weiter auf demselben Gebiet geforscht und publiziert hat. Die Vermutung liegt nahe, daß den Autoren die endgültigen Ergebnisse nicht mehr genehm waren. Die zwangsläufig unvollständigen Ergebnisse eines *preliminary report* finden oft große Verbreitung, ohne daß sie jemals durch spätere *final reports* bestätigt werden. Diese Art der voreiligen Veröffentlichung wirft auch erhebliche statistische Probleme auf, so daß darauf *völlig* verzichtet werden sollte [...] (Beck-Bornholdt/Dubben 1997: 86f.; Hervorhebungen im Original).

Zum anderen gehen die Autoren darauf ein, wie die Formulierung und Präsentation von Ergebnissen die Interpretation steuert bzw. eventuell gar manipuliert. Neben

---

2 Als ein Beispiel für erfundene Daten wird ein Wissenschaftler genannt, der mit der Hinzuerfindung zusätzlicher fiktiver Patientinnen im Rahmen einer Brustkrebs-Studie wahrscheinlich erreichen wollte, dass er in der von Patientenzahlen abhängigen Autorenreihung weiter vorne erscheint (vgl. Beck-Bornholdt/Dubben 1997: 87f.).

3 Im Zitat genannte Literaturverweise: Dubben, H.-H., Beck-Bornholt, H.-P. (1995): Prediction of normal-tissue tolerance from in vitro cellular radiation sensitivity. In: *Radiother. Oncol.* 36, 245. – Burnet, N.G./Nyman, J./Turesson, I./Wurm, R./Yarnold, J.R./Peacock, J.H. (1994): The relationship between cellular radiation sensitivity and tissue response may provide the basis for individualising radiotherapy schedules. In: *Radiother. Oncol.* 33, 228-238. – Burnet, N.G./Nyman, J./Turesson, I./Wurm, R./Yarnold, J.R./Peacock, H. (1992): Prediction of normal tissue tolerance to radiotherapy from in-vitro cellular radiation sensitivity. In: *Lancet* 339, 1570f.

der Problematik der Datenpräsentation, z.B. in Kurvendiagrammen, haben sie sich auch der sprachlichen Form der Ergebnisdarstellung gewidmet. In einem Seminar ließen sie beispielsweise die Studierenden einen Fachtext mehrfach nacheinander zusammenfassen, und zwar in der Weise, dass jeder immer nur auf die vor ihm liegende Stufe der Zusammenfassung, aber nicht mehr auf das Original zurückgreifen konnte. Anhand der sich am Schluss ergebenden Kurzaussagen konnten die Mediziner nachweisen, dass die schrittweise Verkürzung von Inhalten, wie sie durch Abstract, zusammenfassendes Zitat und Zitat des Zitats entsteht, Ergebnisse bis zum Gegenteil verzerren kann, wenn die Originaldaten und -inhalte nicht (mehr) bekannt sind bzw. nicht mehr überprüfend herangezogen werden (von den Autoren bildhaft das „Stille-Post-Prinzip" genannt; Beck-Bornholdt/Dubben 1997: 150-154).

Was die Formulierungsschärfe von ergebnisbewertenden Aussagen betrifft, gelang ihnen ein weiteres frappierendes Experiment (Beck-Bornholdt/Dubben 1997: 142-149): Auf einer internationalen Tagung baten sie 65 Wissenschaftler aus 19 Ländern (darunter 25 englische Muttersprachler), insgesamt 20 verschiedene englische Formulierungen der Aussage „Therapie A ist effektiver als Therapie B" in eine Reihenfolge zu bringen, mit der sie beurteilen sollten, wie sicher sich der Autor jeweils ist, dass die oben genannte These tatsächlich zutrifft:

A It is not inconceivable that therapy A is more effective than therapy B.

B The present results indicate that therapy A is more effective than therapy B.

C The present results prove that therapy A is more effective than therapy B.

D Possibly therapy A is more effective than therapy B.

E It has become popular to assume that therapy A is more effective than therapy B.

F Therapy A could be more effective than therapy B.

G Beyond any doubt therapy A is more effective than therapy B.

H The present results support the hypothesis that therapy A is more effective than therapy B.

I Probably therapy A is more effective than therapy B.

J Others have suggested that therapy A could be more effective than therapy B.

K Evidently therapy A is more effective than therapy B.

L It can be speculated that therapy A is more effective than therapy B.

M Therapy A was more effective than therapy B.

N We have the strong feeling that therapy A is more effective than therapy B.

O Therapy A is more effective than therapy B.

P It has been proven that therapy A is more effective than therapy B.

Q In the present study therapy A was more effective than therapy B.

R The present results show that therapy A is more effective than therapy B.

S The present results show that therapy A is probably more effective than therapy B.

T The present results are not in contradiction to the hypothesis that therapy A is more effective than therapy B (Beck-Bornholdt/Dubben 1997: 143).

Wissenschaftler mit Englisch als Muttersprache stellten im Mittel folgende Reihung auf:

G O P C M R Q B H K S I N D T F J A L E

Wissenschaftler, die eine andere Muttersprache als Englisch haben, stellten im Mittel folgende Reihung auf:

C G O P K R M Q B H S N I F D T A L E J

Die Ergebnisse der Reihungen zeigen, dass trotz gewisser einheitlicher Tendenzen selbst die einhelligsten Einschätzungen von Sätzen (z.B. die Sätze G und J) über sechs bis sieben Ränge zwischen „sicher" und „spekulativ" variierten und dass einige Formulierungen sogar völlig konträr eingeschätzt wurden (Satz K wurde von englischen Muttersprachlern zwischen Rang 2 und 17 eingestuft, Satz N zwischen 3 und 18; den Sätzen M und T wurden von Wissenschaftlern mit Englisch als Fremdsprache sowohl jeweils die Plätze 1 als auch 20 zugewiesen). Die jeweils mögliche Spannbreite der Interpretation solcher Formulierungen (d.h. also: der Gültigkeit der Ergebnisse) spielt jedoch – wie man sich denken kann – eine erhebliche Rolle für nachfolgende Übernahme- und Transferprozesse, zumal sich Formulierungen dieser Art in der Regel in den pointiert zusammenfassenden Abstracts von Beiträgen finden, die häufig stellvertretend für den ganzen, dann möglicherweise sorgfältiger abwägenden Artikel gelesen werden (s.u.).

An diesem (inhaltlich naturwissenschaftlichen) Beispiel wird bereits die wichtige Bedeutung von Sprachwissen und Sprachbewusstsein deutlich, da die Interpretation der Aussagen nicht zuletzt vom Verständnis von und dem Umgang mit Modalwörtern (*evidently, probably, possibly, beyond any doubt*) abhängt.

Kommen zu diesen sprachlichen Problemen der Wissenspräsentation noch Zeitmangel und Nachlässigkeit in der Rezeption hinzu, kann dies zu extremen Verzerrungen und Verkürzungen führen:

> Häufig machen sich Autoren die Aussagen von Publikationen zunutze, ohne die Originalarbeit überhaupt einzusehen. Statt dessen stützen sie sich auf die Zusammenfassung der Arbeit, die sogenannten *abstracts*, oder gar nur auf Zitate anderer Wissenschaftler. Aber ohne die Originaldaten ist eine Einschätzung, wie sicher die Ergebnisse sind, unmöglich (Beck-Bornholdt/Dubben 1997: 146; Hervorhebungen im Original).

Zweck dieses ausführlichen Berichts ist weder eine vordergründige Anklage der Naturwissenschaften aus der Perspektive eines weniger experimentell und statistisch arbeitenden Faches noch ein moralischer Appell an die Wissenschaft allgemein, mehr Sorgfalt walten zu lassen – besonders letzterer findet sich, mitunter erfrischend polemisch, in aller Deutlichkeit in dem zitierten Sachbuch.

Was zu zeigen war, ist, dass unter dem Aspekt „Transferqualität" neben den Inhalten des Wissens auch die Thematisierung der äußeren und inneren Bedingungen der zugrunde liegenden Erkenntnisprozesse sowie der Möglichkeiten der Ergebnisbeeinflussung durch die (sprachliche wie graphische) Form der Präsentation eine Rolle spielen müsste. Wird beispielsweise der wissenschaftsjournalistischen Popularisierung und Wissensvermittlung von Wissenschaftlern häufig vorgeworfen, sie reduziere in unzulässiger Weise die Komplexität der Inhalte, indem sie sich nach Darstellungskriterien wie Allgemeinverständlichkeit, aber auch Plakativität richte, so kann dieser Vorwurf einerseits ergänzt, andererseits aber auch an den wissenschaftsinternen Wissenstransfer selbst zurückgegeben werden: Zu wenig berücksichtigt beim naturwissenschaftlichen Wissenstransfer bleiben in der Regel erkenntnisbegleitende Aspekte wie experimentelle Schwierigkeiten, die verschiedenen Interpretationsmöglichkeiten statistischer Daten, der artifizielle Charakter mancher Versuchsergebnisse oder die Konkurrenz der möglichen und unterschiedlich begründeten Expertenmeinungen zum selben Thema.

Die Schlussfolgerung daraus ist, dass die für Erkenntnis konstitutive Reflexion vorgängiger Erkenntnisresultate auch beim erfolgreichen Transfer von nicht selbst erworbenem Wissen eingefordert werden müsste – zumindest als eine Art Zusatzbedingung.

2.2 Ein sprachwissenschaftliches Beispiel: Sprachnormen als Gegenstand des Wissenstransfers

Was heißt das übertragen auf die Vermittlung von Sprachwissen und Sprachnormen und die Transferqualität aus Sender- und Empfängerperspektive?

Bevor diese Frage diskutiert wird, muss auf die besonderen Bedingungen beim Transfer von Sprachwissen hingewiesen werden. Betrachten wir den natürlichen primären Spracherwerb eines Kindes, so gilt die in Abschnitt 1 dargestellte Abfolge der Lern- und Erkenntnisprozesse: Das heißt, zuerst *können* wir sprechen, weil wir unsere Eltern nachahmen und so lange herumprobieren, bis wir mit unserem Sprachhandeln erfolgreich sind. Durch Erfolg und besonders durch Misserfolg lernen wir (meist implizit, manchmal auch explizit) die sprachlichen Regeln, die wir zu beachten haben, bis wir Sprachhandlungsschemata routiniert aktualisieren können. D.h. wir *kennen* die Regeln (wie Konjugations- und Deklinationsparadigmen, Forderung nach grammatischer Kongruenz zwischen Prädikat und Subjekt,

Wortstellungsregeln im Satz) meist schon lange, bevor wir sie *wissen* (und damit (meta)sprachlich als Regeln formulieren könnten).

Worum es in diesem Beitrag jedoch geht, sind nicht die primären Kommunikationserfahrungen und die dadurch selbst erworbenen Erkenntnisse über Sprache und Sprechen, sondern das *von Dritten vermittelte Sprachwissen* (z.B. im schulischen oder universitären Kontext). Hier dreht sich nun allerdings die Reihenfolge von Können – Kennen – Wissen um: Zuerst *weiß* man, was ein Konjunktiv ist, wie er gebildet wird und wann man theoretisch Konjunktiv I und wann Konjunktiv II zu gebrauchen hat. Kann man ihn dementsprechend im eigenen Sprechen verwenden, dann *kennt* man ihn – und je routinierter man mit ihm umzugehen imstande ist, umso besser *kann* man ihn.

Unter Sprachnormen werden im Folgenden konventionalisierte reziproke Erwartungserwartungen verstanden, d.h. ich erwarte, dass jemand erwartet, dass ich mich an die Normen halte, und handele deswegen entsprechend; diese Haltung erwarte ich normalerweise auch bei anderen. Zu Sprachnormen zählen sowohl grammatisch-semantische Regeln (d.h. konstitutive Regeln, basierend auf Korrektheitsbegriffen) als auch situative Normen (d.h. regulative Regeln z.B. stilistischer, textsortenspezifischer oder kultureller Art, basierend auf Adäquatheitsbegriffen). Unter dem Aspekt ihrer schriftlichen Fixierung (in Kodifikationswerken oder sprachwissenschaftlichen Arbeiten) können Sprachnormen deskriptiv aufgefasst werden. Da sie in der Sprachwirklichkeit jedoch als Erwartungserwartungen funktionieren, wirken sie – selbst bei einem deskriptiven Anspruch der sie Beschreibenden – zumeist präskriptiv, d.h. ihre schriftliche Fixierung wird als Anlass und Rechtfertigung zur Sanktionierung herangezogen.

Die Probleme oder Mängel, wenn man so will, des expliziten (d.h. wohl in der Regel: schulischen) Transfers von sprachlichem Wissen offenbaren sich aus der Senderperspektive, wenn in Sprachberatung und Kommunikationstraining die Fragenden/die zu Schulenden vorwiegend „falsch/richtig"-Zuweisungen erwarten und Begründungen oder Hinweise auf Variationsmöglichkeiten oft gar nicht wünschen.[4] *Gelungen* war der zugrunde liegende Transfer von sprachlichem Wissen zwar dann, wenn sich die Ratsuchenden nicht schlicht wegen der Unkenntnis von Sprachnormen, sondern aufgrund konkurrierender Normvorstellungen und Normenkonflikte an die Sprachberatung wenden.[5] *Erfolgreich* war der Transfer jedoch offensichtlich nicht, weil die Anwendung des gelernten sprachlichen Wissens bei der Umsetzung in konkreten Kommunikationssituationen (d.h. ins Kennen und Können)

---

[4] Zur Sprachberatung vgl. z.B. Hoberg 1995: 3; Püschel 1995: 92f.; in einem anderen Kontext auch Häcki-Buhofer 1984: 61; allgemein zu diesem Problem z.B. Neuland 2000: bes. 38f.

[5] Dass der Anfrage häufig schon eine Diskussion unter Arbeitskollegen oder im Freundes-/Familienkreis vorangegangen ist, lässt sich aus zahlreichen Anfragen ersehen, wie sie beispielsweise im „Sprachdienst" der Gesellschaft für deutsche Sprache e.V. abgedruckt sind.

Probleme bereitet – möglicherweise aufgrund einer Reduktion des Transferwissens auf grammatisch-semantische Regeln ohne ausreichende Berücksichtigung der situativen Normen bzw. eine Reduktion auf Normeninhalte ohne die entsprechende Berücksichtigung und Problematisierung des Umgangs mit Normen.

In jedem Fall fehlte – wenn das offensichtliche Ergebnis des Transfers eine unreflektierte Normfixierung ist – die Zusatzbedingung des oben als *reflektiert* bestimmten Transfers, nämlich die Anregung zur Reflexion der Entstehungsbedingungen und damit Veränderbarkeit und Rechtfertigungspflicht von Normen, zum Beispiel über die Thematisierung der Bedingungen des Transfers von Sprachwissen an und für sich (Püschel 1995: 99f.).

In der Sprachdidaktik werden seit Anfang der 1970er Jahre verschiedene Transfer-Konzepte diskutiert (siehe z.B. den knappen Überblick bei Neuland 1992: 11-13; 1993a: 173f.). Theoretisch hat man sich mit Lehrplanthemen wie „Reflexion über Sprache" längst vom rein systemorientierten Grammatikunterricht verabschiedet. Die Realität scheint jedoch immer noch – nimmt man Spracheinstellungen und die normative Fixierung auf die Standardsprache als Beleg – von einer die Reflexionsfähigkeit und das Sprachselbstbewusstsein schulenden Diskussion von Sprachgebrauchssituationen, Varietätenvielfalt und Sprachnormproblematik weit entfernt zu sein (vgl. z.B. Neuland 2000: bes. 37-39). Wie beispielsweise auch Peter Sieber und Horst Sitta (Sieber/Sitta 1992) fordert Eva Neuland daher einen

> „aufklärenden" Sprachunterricht, der eine *bewußte* sprachliche Handlungsfähigkeit von Schülern und Schülerinnen und damit auch ein Bewußtsein für die je „eigene" Sprache fördern will (Neuland 1993a: 174; Hervorhebungen im Original).

Der von ihr vorgeschlagene Weg „sprachlicher Bildung" (Neuland 1997) führt über das traditionelle „Sprachnormbewusstsein" hinaus zur Förderung eines „Sprachselbst- und Sprachdifferenzbewusstsein", das statt einer sprachkonservativen Verteidigung von und Fixierung auf standardsprachliche Normen zu einer normenkritischen und auch den eigenen (nicht nur den fremden) Sprachgebrauch reflektierenden Haltung befähigt, und zwar auf der Basis der Erkenntnis und Reflexion muttersprachlicher („innerer") Mehrsprachigkeit (vgl. z.B. Neuland 2000: 42f.; ausführlich schon in Neuland 1993b: 736-741). Sprachnormen dürften daher im Transferprozess nicht weiterhin als objektivistische Setzungen in Bezug auf grammatische Korrektheit, als „schlechthin gegeben" gelehrt, sondern müssten als veränderbare, varietätenabhängige reziproke Erwartungshaltungen, die in der Interaktion soziale Gültigkeit erlangen, reflektiert werden (vgl. Neuland 2000: 40-42). Statt „Normen" müssten also „Normierungen" Unterrichtsgegenstand sein:

> Indem Sprachnormierungen unter dem Aspekt ihrer kollektiven, sozialen Konstitution als unauflösbare Teilprozesse des gesellschaftlichen Sprachgebrauchs und alltäglichen Sprachhandelns betrachtet werden, werden sie uns in neuer Weise als Objekt sprachlicher Reflexion zugänglich. Dabei treten die Prozesse der Normierung und die subjektiven bzw. kollektiven Anteile daran in den Vordergrund [...]. Eine

> objektivistische Vorstellung von Normkonstitution und Normanwendung wird der heutigen sprachlichen und gesellschaftlichen Situation angesichts von subkultureller Differenzierung, von Regionalisierungstendenzen und Migrationsproblemen immer weniger gerecht (Neuland 2000: 41f.).

Das heißt für den Wissenstransfer: Gegenstand des Transfers dürfen nicht nur die Norminhalte sein (gelungener Transfer), sondern dazu gehören auch ihr unterschiedlicher Geltungsbereich und ihre Situationsbezogenheit, d.h. die Frage nach dem Umgang mit Normen (erfolgreicher Transfer). Zur besseren Einschätzung der Geltung sind aber auch die Prozesse und Bedingungen von Normentstehung bzw. -setzung und Normfixierung bzw. -vermittlung wichtig (reflektierter Transfer).

Wer also (standardsprachliche) Grammatik[6] in Schule oder Erwachsenenbildung unterrichtet (und dass diese trotz der Appelle zur Berücksichtigung der Varietätenvielfalt weiterhin Unterrichtsgegenstand sein muss, ist wohl heute bis auf wenige Ausnahmen unstrittig, denn Normenreflexion ist nur auf der Basis von Normenkenntnis möglich), der kann sich nicht – wie in der Sprachwissenschaft und auch bei Verfassern von Grammatiken beliebt – auf den Standpunkt zurückziehen, er vermittle Grammatik*beschreibung* und damit allenfalls deskriptive Normen. Faktisch, d.h. im Unterricht und in entsprechenden Prüfungssituationen wie auch im sprachlichen Alltag der meisten Sprachteilnehmer, werden grammatische Strukturbeschreibungen als präskriptiv, als Regeln aufgefasst und wird der Sprachgebrauch an ihnen gemessen und dementsprechend bewertet. Soll Ziel eines Transfers also nicht nur die (wenn auch vielleicht sogar anwendungsorientierte, d.h. um situative Normen erweiterte) Vermittlung von sprachlichem Regelwissen sein, sondern auch die Befähigung zu kompetenter Teilnahme am metasprachlichen und metanormativen Diskurs, dann gehört zu einem reflektierenden Transfer dazu, den *Sinn* und die *Funktionalität* von Normen im Zusammenhang mit ihrer Entstehungsgeschichte und das Spannungsverhältnis zwischen deskriptivem Anspruch und präskriptiver Wirkung im Transferprozess zu diskutieren und zu reflektieren. Lernziel ist dann nicht allein, die Vielfalt von Normen am Beispiel des eigenen Sprachgebrauchs (Stichwort „innere Mehrsprachigkeit") zu erkennen, sondern auch ihre unterschiedliche Funktion und ihre Veränderbarkeit in einer Weise zu reflektieren, die zur Übernahme einer Mitverantwortung an Sprachwandel- und -normierungsprozessen befähigt (und letztendlich verpflichtet!) (vgl. Weisgerber 1998). Mit anderen Worten: Die Vermittlung von Aspekten wie Veränderbarkeit (so besonders Weisgerber 1998) und Normsetzungsautonomie des Individuums (so besonders Püschel 1995: 100f. und 108) muss an Aspekte wie die Funktion von Normen in einer Sprachgemeinschaft und sprachliche Handlungsfähigkeit gebunden bleiben, damit Normen – ohne in sture Normenrigidität zu verfallen – hinsichtlich ihrer Funktionalität sinnvoll be-

---

6 Dies bezieht sich vornehmlich auf den Muttersprachenunterricht – siehe hierzu die Einschränkungen unter 2.

gründet werden können. Als Norminstanz entscheidet das Individuum dann nicht nur aufgrund seines Sprachgefühls und seines Wissens von der Vielfalt der Normen, sondern vor allem auch auf der Basis von Handlungserfolg und -misserfolg. Das Lernziel angesichts unvermeidbarer Normenkonflikte kann daher nicht nur sein, die eigenen Normen argumentativ zu verteidigen und eben zu akzeptieren, dass kontroverse Beurteilungen normal sind und oft nicht in letzter Instanz darüber entschieden werden kann (so Püschel 1995). Auch die Befähigung zur Kooperation und zur in einer kulturellen Gemeinschaft notwendigerweise gemeinschaftlichen Lebensbewältigung spielt im Umgang mit Normen eine Rolle. Das heißt, es geht nicht nur um die Argumentation für oder gegen bestimmte Normen, sondern auch darum, die Konsequenzen eines ungelösten Normenkonflikts für die Kommunikation abschätzen zu können und ggf. zu tragen bereit zu sein.

Um mit einem Beispiel abzuschließen: Dass *brauchen* ein Modalitätsverb ist, das verneint in der Bedeutung ‚müssen' mit Infinitiv und *zu* verwendet wird, ist (immer noch) eine (grammatisch-semantische) Norm der Standardsprache (obwohl Hermann Kolb schon 1964 dafür plädierte, *brauchen* aus Gründen größerer Systemhaftigkeit wie ein Modalverb zu behandeln und auf das historische *zu* zu verzichten):

> brauchen [...] 4. <mit Inf. mit „zu"; verneint od. eingeschränkt> *müssen*: er braucht heute nicht zu arbeiten/(ugs. auch ohne „zu":) braucht heute nicht arbeiten; ... [es folgen weitere Belege mit *zu*, N.J.] (Duden 1989: 281).

Die Duden Grammatik verweist (ebenso wie das Duden Wörterbuch der Zweifelsfälle[7]) darauf, dass *brauchen* ohne *zu* vor allem in der gesprochenen Sprache auftaucht (diese Form der Einschränkung bestätigt, dass die Norm für den schriftlichen Standard noch gilt; vgl. auch Zitat in Fußnote 8), auch wenn dieser Sachverhalt inzwischen weniger wertend formuliert ist als noch in der vierten Auflage von 1984:

> In die Reihe der Modalverben tritt [⁴1984, S. 568: „drängt sich"] in der Gegenwartssprache auch das Verb *brauchen*, das vor allem in mündlicher Rede häufig ohne *zu* verwendet wird (Duden 1998: 626).

Zumindest der universitäre Wissenstransfer hat im Sinne einer differenzierten Unterscheidung zwischen Modal- und Modalitätsverb in erster Linie die Standardnorm zum Gegenstand (vgl. verschiedene linguistische Einführungen (z.B. Lühr [5]1994: 100f.) ebenso wie zum Beispiel die Angabe unter dem Lemma „Modalitätsverb" bei Bußmann 2002: 439: „M. fordern stets einen Infinitiv mit *zu*"). In Bezug auf die Schule wäre zu prüfen, inwiefern die Unterschiede von Modalitäts- und Modalver-

---

[7] „Besonders in der gesprochenen Sprache wird das *zu* vor dem Infinitiv oft weggelassen, d.h., verneintes oder eingeschränktes *brauchen* wird wie verneintes oder eingeschränktes *müssen* verwendet [...]. In der geschriebenen Sprache wird das *zu* vor dem Infinitiv meistens noch gesetzt" (DUDEN 2001: 184).

ben noch unterrichtet und ob Verstöße gegen den Standard (d.h. Gebrauch ohne *zu*) sanktioniert oder überhaupt thematisiert werden (man denke an die Redewendung „Wer *brauchen* ohne *zu* gebraucht, braucht *brauchen* gar nicht zu gebrauchen!").

Mit Blick auf die genannten Lehr- und Nachschlagewerke und nach vereinzelten Gesprächen mit Lehrern ist jedoch zu vermuten, dass weder hier noch dort beim Transfer regelmäßig die Unterschiede zwischen mündlicher und schriftlicher Rede, zwischen standard- und umgangssprachlicher Norm thematisiert werden – und dass erst recht nicht diskutiert wird, ob es denn eine Rolle für die Kommunikation spielt, ob man nun das *zu* verwendet oder nicht (dass z.B. regelgemäße Konstruktionen unter Umständen so komplex werden, dass das *zu* aus Gründen des Wohlklangs und in der Emphase oft weggelassen wird; der Duden Grammatik ist diese Information zumindest eine Fußnote wert[8]) bzw. wieso man überhaupt *brauchen* mit *zu* (aber *müssen* zum Beispiel ohne *zu*) gebraucht (da *brauchen* ursprünglich kein Präteritopräsentium wie die heutigen Modalverben ist, sondern sich erst später semantisch und morphologisch an die Modalverben angenähert hat). Zu einem reflektierten Transfer könnte eine weitere, ganz neue Facette hinzukommen, nämlich dass seit den Entertainern Erkan und Stefan *brauchen* jugendsprachlich auch ohne Verneinung in der Bedeutung von ‚können' verwendet werden kann (natürlich immer ohne *zu*):

> Der krasse Prof vom Max Quandt Institut für Quantenteschnik in Münschen verklärt uns, wie du Laserpointer so auftunen brauchst, dass du ganze Haus wegburnen kannst (www.erkan-stefan.de/nav4.htm; Rubrik „Krass nachgefragt", Nov. 2002).

Auch wenn Erkan und Stefan jugendsprachliche Sprechstile sicherlich übertreiben oder gar persiflieren, so sind sie doch ausgesprochen populär und viele ihrer Sprachgebrauchsweisen bei Jugendlichen in Mode (z.B. *krass* als neuer und vielseitiger Ausdruck der Emphase, *phatt* und *ends* als Steigerungspartikel, *tun* als Hilfsverb). Daher könnte an solchen Beispielen aus der Kommunikationsrealität gezeigt werden, dass es nicht nur zu Normenkonflikten durch unterschiedliche Sprachbewertungen und Spracheinstellungen, sondern u.U. auch zu Verständnisproblemen bei divergierenden Bedeutungskonzepten kommen kann.

Andere Beispiele könnten zeigen, dass es neben historisch verfestigten Sprachgebräuchen, die heutige Kommunikationszwecke nicht mehr unbedingt erfüllen und deren normativer Geltungsanspruch durchaus neu diskutiert werden könnte (Bsp. *brauchen* mit *zu*), auch Normen gibt, die bis heute ihre kommunikative Zweckmäßigkeit bewahrt haben und nicht ohne weiteres durch „bessere" Formen ersetzt werden können – auch wenn sie heutigen Sprechern vielleicht als umständlich,

---

8 „In der Standardsprache wird *brauchen* überwiegend mit *zu* konstruiert. Aus Gründen des Wohlklangs (... *zu tun haben* statt *zu tun zu haben*) und in der Emphase (*Wundern braucht man sich nicht!*) wird *brauchen* auch standardsprachlich ohne *zu* vorgezogen" (Duden 1998: 404).

schwierig oder gar „altertümlich" erscheinen. So ist der Konjunktiv II nicht weniger nützlich und sinnvoll geworden, auch wenn insbesondere seine synthetische Bildung häufig Probleme bereitet: Er gewährleistet Ausdrucksvielfalt in Bezug auf verschiedene Aussagemodalitäten wie Potentialität oder Irrealität; synthetisch gebildet bietet er dabei zusätzlich den Vorteil einer gewissen Ausdrucksökonomie und teilweise auch -ästhetik (durch den Verzicht auf die periphrastische Bildung mit *würde*, die vor allem bei Aussagen, die sich auf Vergangenes beziehen, zu umständlichen Fügungen wie *Er würde gekauft haben/Er würde gekommen sein* führt).

Zusammengefasst: Gegenstand eines reflektierenden Transfers von Sprachwissen müssten standardsprachliche Norminhalte *ebenso* wie varietätenspezifische Normierungen (im Sinne Neulands) sein, die historischen Bedingungen der Normherausbildung bzw. -setzung im Spannungsfeld von deskriptivem und präskriptivem Anspruch *ebenso* wie ihre daraus zu schließende elastische Stabilität im Sprachwandelprozess, das Verhältnis von Normsetzer, Normverteidiger, Normbefolger, Normbenefiziar und Normopfer zueinander *ebenso* wie die Konsequenzen von „ausgehaltenen" Normkonflikten, die Aufklärung über das Recht zur eigenen Entscheidung *ebenso* wie die in einer Kulturgemeinschaft gegebene Verpflichtung zur Kooperation und zur Orientierung an gemeinsamen Normen (zu weiteren Dimensionen von „Norm" siehe auch Gloy 1975: 35).

3 „Anleitung zum Querdenken" als Anspruch an einen reflektierten Transfer

Ist der hier erhobene Anspruch im Grunde noch konstitutiver Teil eines *erfolgreichen* Wissenstransfers oder – wie hier postuliert – eine Art Zusatzbedingung für einen *reflektierten* Transfer? Ist demnach die in ganz verschiedenen Wissensbereichen und Wissenschaften eingeforderte Reflexionsfähigkeit (und -tätigkeit!) auch in Bezug auf gelerntes (d.h. nicht selbst erworbenes) Wissen Voraussetzung für die Umsetzbarkeit des Wissens und damit für eigene Handlungsfähigkeit – oder führt sie im Sinne von gesteigerter Lebensqualität darüber hinaus? Ist sie als Anspruch an Wissenstransfer erfüllbar?

Sicherlich ist hier, wie unter 2 erwähnt, nach Wissensbereichen und Transferprozessen einerseits, nach den konkreten situativen Qualitätsansprüchen der Akteure andererseits zu differenzieren. So scheint eine grundlegende kommunikative Handlungsfähigkeit – nimmt man Spracherwerb und Sprachwissen als Beispiel – schon früh gewährleistet zu sein, auch wenn die Reflexionsfähigkeit noch fehlt (vgl. z.B. die Imperfektibilitätsthese bei Antos 1996: 150-160). Ebenso scheint in den Naturwissenschaften erfolgreiche eigene Forschung durchaus auf zu wenig reflektierten Erkenntnissen von Vorgängern aufbauen zu können, da sonst wohl Probleme der oben beschriebenen Art sehr viel strenger und häufiger öffentlich geahndet würden.

Legt man jedoch auch Wert auf die Qualität der Handlungsfähigkeit und den sich durch die Fähigkeit zum „Querdenken“ eröffnenden erweiterten Handlungsspielraum, kann man auf die Zusatzbedingung „Reflexion von erlerntem Wissen/von Transferwissen“ wohl kaum verzichten. Sie ist dabei keinesfalls misszuverstehen als Anspruch auf Transfer von „vollständigem“ oder „allumfassenden“ Wissen! Sie ermöglicht im Gegenteil Handlungsfähigkeit auch dort, wo Fragen offen bleiben – und sei es in der Form von qualifiziertem Nachfragen.

Die Frage, *wie* ein solcher Transfer umgesetzt werden, wie er didaktisch aussehen könnte, kann an dieser Stelle leider nicht beantwortet werden. Eine mögliche Anregung ergibt sich beispielsweise aus der Diskussion der verschiedenen offenen vs. geschlossenen Formen von Lehrgesprächen (siehe Kilian i.d.B.). Da Vorwissen und Betroffenheit (im Sinne eines „schon Eingestimmtseins“) eine wichtige Rolle bei der Art und Intensität der Rezeption und Aneignung von Informationen spielen – man denke nur an das Leben und die Gesundheit betreffende Beispiele, wie Beck-Bornholdt/Dubben sie bringen – ist im Rahmen didaktischer Konzepte sicherlich das Bemühen wichtig, ein entsprechendes Vorverständnis zu schaffen und Betroffenheit bewusst zu machen. Bei der Vermittlung von theoretischem Wissen sollte daher gezielt die Umsetzbarkeit in praktisches Kennen und Können gefördert werden, zum Beispiel indem propositionales Wissen nicht isoliert, sondern kontextualisiert vermittelt wird und damit möglicherweise leichter in prozedurales Wissen überführt werden kann (vgl. hierzu die Unterscheidung von Wissensformen bei Weber i.d.B.), oder indem nicht das Gelingen des Transfers, sondern der Erfolg der Transformation zum Gegenstand von Prüfungen gemacht wird (siehe 2).

Der hier formulierte Anspruch an die Praxis des Wissenstransfers ist zwar hoch, wenn die Reflexion der Entstehungsbedingungen von Wissen im Rahmen eines verantwortungsvollen Umgangs mit diesem nicht selbst erworbenen und nicht selbst im Handeln überprüften Wissen prinzipieller Teil des Transfers sein soll. Andererseits sollten Schwierigkeiten in der Umsetzung kein Grund dafür sein, sich schon von vornherein mit weniger zufrieden zu geben.

Literatur

Antos, Gerd (1996): Laien-Linguistik. Studien zu Sprach- und Kommunikationsproblemen im Alltag. Am Beispiel von Sprachratgebern und Kommunikationstrainings (= Reihe Germanistische Linguistik 146). Tübingen.

Beck-Bornholdt, Hans-Peter/Hans-Hermann Dubben (1997): Der Hund, der Eier legt. Erkennen von Fehlinformation durch Querdenken (= rororo science). Reinbek bei Hamburg.

Bußmann, Hadumod (2002): Lexikon der Sprachwissenschaft. 3., aktualisierte und erweiterte Aufl. Stuttgart.

Duden (1984): Grammatik der deutschen Gegenwartssprache (= Duden Bd. 10). 4., völlig neu bearbeitete und erweiterte Aufl., hrsg. und bearb. von Günter Drosdowski in Zusammenarbeit mit Gerhard Augst u.a. Mannheim.

Duden (1989): Deutsches Universalwörterbuch. Hrsg. von der Dudenredaktion. 2., völlig neu bearbeitete und stark erweiterte Aufl. Mannheim.

Duden (1998): Grammatik der deutschen Gegenwartssprache (= Duden Bd. 10). 6., neu bearbeitete Aufl., hrsg. von der Dudenredaktion, bearb. von Peter Eisenberg u.a. Mannheim.

Duden (2001): Richtiges und gutes Deutsch. Wörterbuch der sprachlichen Zweifelsfälle (= Duden Bd. 9). Hrsg. von der Dudenredaktion. 5., neu bearbeitete Aufl. Mannheim.

Gloy, Klaus (1975): Sprachnormen I. Linguistische und soziologische Analysen (= problemata 46). Stuttgart/Bad Cannstatt.

Hoberg, Rudolf (1995): Sprachbewertung und Sprachberatung. Einführende Überlegungen zur Diskussion, in: Bernd Ulrich Bickes/Rudolf Hoberg (Hg.): Bewertungskriterien in der Sprachberatung (= Studien zur deutschen Sprache 2). Tübingen, 1-5.

Häcki-Buhofer, Annelies (1984): Alltägliche Verstehens- und Erklärungsstrategien bei Phraseologismen, in: Harald Burger/Robert Zett (Hg.): Aktuelle Probleme der Phraseologie. Bern, 59-77.

Janich, Nina (2005): *Jaguar und Neinguar* – Vermittlung von implizitem und explizitem Wissen über Sprache in Kinder- und Jugendmedien. In: Gerd Antos/ Sigurd Wichter (Hg.): Transferwissenschaft. Wissenstransfer durch Sprache als gesellschaftliches Problem (= Transferwissenschaften 3). Frankfurt a.M., 119-141.

Janich, Peter (2000): Was ist Erkenntnis? Eine philosophische Einführung (= Beck'sche Reihe 1376). München.

Janich, Peter (2001): Logisch-pragmatische Propädeutik. Ein Grundkurs im philosophischen Reflektieren. Weilerswist.

Kilian, Jörg (i.d.B.): Grammatik im digitalen Dialog. Zur Qualität des dialogischen Transfers grammatischen Wissens in interaktiven Lehr-Lern-Programmen für DaF.

Kolb, Herrmann (1964): Über „brauchen“ als Modalverb. In: Zeitschrift für deutsche Sprache 20 (1/2), 64-78.

Lühr, Rosemarie (1994): Neuhochdeutsch. Eine Einführung in die Sprachwissenschaft. 5., unveränderte Aufl. München.

Neuland, Eva (1992): Sprachbewußtsein und Sprachreflexion innerhalb und außerhalb der Schule. In: Der Deutschunterricht 44 (4), 3-14.

Neuland, Eva (1993 a): Sprachbewußtsein und Sprachvariation. Zur Entwicklung und Förderung eines Sprachdifferenzbewußtseins. In: Peter Klotz/Peter Sieber (Hg.): Vielerlei Deutsch. Umgang mit Sprachvarietäten in der Schule. Stuttgart u.a., 173-191.

Neuland, Eva (1993 b): Sprachgefühl, Spracheinstellungen, Sprachbewußtsein. Zur Relevanz „subjektiver Faktoren“ für Sprachvariation und Sprachwandel. In: Klaus J. Mattheier et al. (Hg.): Vielfalt des Deutschen. Festschrift für Werner Besch. Frankfurt a.M., 723-747.

Neuland, Eva (1997): Perspektiven sprachlicher Bildung heute. In: Gerhard Rupp (Hg.): Wozu Kultur? Zur Funktion von Sprache, Literatur und Unterricht. Frankfurt a.M., 243-259.

Neuland, Eva (2000): Vielfältiges Deutsch – Chance zum reflektierten Umgang mit Normierungen. In: Ingrid Kühn/Marianne Lehker (Hg.): Deutsch in Europa. Muttersprache und Fremdsprache (= Wittenberger Beiträge zur deutschen Sprache und Kultur 1). Frankfurt a.M., 37-50.

Püschel, Ulrich (1995): Normen und Normenkonflikte. Am Beispiel eines Schreibseminars in der beruflichen Fort- und Weiterbildung. In: Bernd Ulrich Bickes/ Rudolf Hoberg (Hg.): Bewertungskriterien in der Sprachberatung (= Studien zur deutschen Sprache 2). Tübingen, 91-109.

Sieber, Peter/Horst Sitta (1992): Sprachreflexion in der Öffentlichkeit. Die öffentliche Sprachkritik als Indikator öffentlichen Sprachbewußtseins. In: Der Deutschunterricht 44 (4), 63-83.

Weber, Tilo (i.d.B.): Wissenstransfer – Transfererfolg – Erfolgskontrolle: Einige Beispiele aus der Praxis.

Weisgerber, Bernhard (1998): Sprachnorm und Sprachwandel. Anmerkungen unter vornehmlich sprachdidaktischem Aspekt. In: Der Deutschunterricht 50 (3), 67-70.

Ist ein gelungener Wissenstransfer auch ein guter Wissenstransfer? Effektivität und Effizienz als Maßstab der Transferqualität

Thorsten Roelcke (Freiburg)

1 Vorbemerkung

Wissenstransfer wird in der Regel an seinem Erfolg gemessen: Nur ein gelungener Wissenstransfer ist danach ein guter Wissenstransfer. Doch stellt sich die Frage, ob der Transferaufwand in jedem Fall dem Transfererfolg angemessen ist und somit jeder gelungene Wissenstransfer auch ein guter Wissenstransfer ist. Diese Frage soll im Folgenden anhand eines Modells kommunikativer Effizienz näher beleuchtet und beantwortet werden. Hierbei werden zunächst einige historische Bezüge und konzeptionelle Grundzüge dieses Modells diskutiert und dann im Hinblick auf den Transfer von Wissen exemplifiziert. Im Ergebnis zeigt sich dann, dass ein gelungener Wissenstransfer als effektiv, ein guter Wissenstransfer darüber hinaus als effizient anzusehen ist.

2 Die Ökonomie sprachlicher Kommunikation

Um mit einem einfachen Beispiel kurz deutlich zu machen, worum es im Folgenden geht: Ein Kraftfahrzeugmechanikermeister erläutert seinen beiden Auszubildenden im ersten und im dritten Lehrjahr unter Rückgriff auf die betreffende Terminologie und unter Hinweis auf ein entsprechendes Anschauungsmaterial den Aufbau und die Wartung eines neuartigen Automatikgetriebes. Nach einer Weile gibt der Auszubildende im dritten Lehrjahr dem Meister zu verstehen, dass er die Informationen und die Instruktionen verstanden habe, während der Auszubildende im ersten Lehrjahr dagegen um einige weitere Erläuterungen bittet und erst hiernach sein Verständnis bekundet. Während der jüngere der beiden die gesamte Zeit den Ausführungen seines Meisters aufmerksam folgt, beginnt der ältere der beiden während der zusätzlichen Erläuterungen wegzuhören und ein Lied zu trällern. Unter der (sicher idealisierenden) Voraussetzung, dass beide Auszubildenden über das gleiche Maß an Intelligenz und Interesse verfügen, ist dieser Umstand allein dadurch zu erklären, dass der Kfz-Meister gegenüber dem Azubi im ersten Lehrjahr einen höheren kommunikativen Aufwand zur Vermittlung der entsprechenden Kenntnisse leisten muss als gegenüber dem Azubi im dritten Lehrjahr, da beide über ein unterschiedliches Maß an sprachlichen und an sachlichen Vorkenntnissen verfügen.

Der Transfer von Wissen stellt diesem Beispiel zu Folge eine kommunikative Handlung dar. Diese kommunikative Handlung zeichnet sich durch einen bestimmten Aufwand und ein bestimmtes Ergebnis aus, wobei Aufwand und Ergebnis ihrerseits von den kommunikativen Voraussetzungen des Produzenten und des Rezipienten abhängen. So sind die Erläuterungen des Meisters für den älteren Azubi bereits nach einem vergleichsweise geringen Aufwand erfolgreich, während sie sich gegenüber dem jüngeren Azubi als zu gering und somit nicht als erfolgreich erweisen. Erst ein vergleichsweise hoher Aufwand macht die Erläuterungen des Meisters auch für den jüngeren Azubi erfolgreich, erscheint jedoch für den älteren Azubi bereits als zu hoch und somit als unerheblich. Vor diesem Hintergrund wird deutlich, dass bei der Beurteilung und bei der Bewertung von Wissenstransfer als Kommunikationsleistung sowohl der kommunikative Aufwand und das kommunikative Ergebnis dieses Transfers selbst als auch das kommunikative Vermögen (und die kommunikative Bereitschaft) der daran beteiligten Personen Berücksichtigung zu finden haben. Und genau dies rückt nun die Diskussion von Wissenstransfer in die Nähe linguistischer Konzeptionen sprachlicher Ökonomie, da hier ebenfalls das Verhältnis zwischen dem Aufwand und dem Ergebnis sprachlicher Kommunikation in den Mittelpunkt des Interesses gestellt wird.

Ein kurzer Blick auf die gängigsten Konzeptionen lässt jedoch schnell erkennen, dass innerhalb der modernen Sprachwissenschaft weder über den Aufwand und das Ergebnis sprachlicher Kommunikation selbst noch über deren Verhältnis untereinander Einigkeit besteht (vgl. zur Einführung und Übersicht Roelcke i.E.). Als Aufwand erscheinen hier zum Beispiel der Häufigkeitsrang von Wörtern (Zipf 1935, 1949), die Art und Weise eines Konversationsbeitrags (Grice 1989) oder auch die sprachlichen Elemente sowie deren Interpretations- und Konstruktionsmechanismen selbst (Chomsky 1995); als Ergebnis werden diesen dann etwa die Vorkommenshäufigkeit von Wörtern, die Vermittlung (wahrer und relevanter) Information oder die Erfüllung von Anforderungen der menschlichen Sprachfähigkeit überhaupt gegenübergestellt. Mit die bekannteste Konzeption aus dem Bereich der Fachsprachenlinguistik (bzw. Terminologielehre) selbst stammt hier von Eugen Wüster (1970: 85-115), welcher der Kürze und Verständlichkeit sprachlicher Ausdrücke als sprachlichem Aufwand einerseits deren Unterscheidbarkeit und Exaktheit als sprachliches Ergebnis andererseits gegenüberstellt (vgl. Abbildung 1).

Abb. 1: Übersicht über die Bestimmung von Aufwand und Ergebnis sprachlicher Kommunikation innerhalb von ausgewählten Konzeptionen sprachlicher Ökonomie.

Konzeption	**Aufwand**	**Ergebnis**
Ease-Theory (Jespersen 1922, 1941; Martinet 1963)	Sprachliches System	Kommunikative Leistung
Sprachstatistik (Zipf 1935, 1949)	Häufigkeitsrang von Wörtern	Vorkommenshäufigkeit von Wörtern
Terminologielehre (Wüster 1970)	Kürze und Verständlichkeit sprachlicher Ausdrücke	Unterscheidbarkeit und Exaktheit sprachlicher Ausdrücke
System- und Kulturgeschichte (Moser 1970, 1971)	Sprachliches System und sprachliche Varietäten	Fachliche Informationsvermittlung
Prototypensemantik (Rosch 1977, 1978)	Prototypikalisierung	Kategorisierung
Konversationsmaximen (Grice 1989)	Art und Weise des Konversationsbeitrags	Vermittlung (wahrer und relevanter) Information
Linguistische Synergetik (Köhler 1986, 1999)	Qualität und Quantität sprachlicher Ausdrücke	Lexikalische oder syntaktische Information
Lexikographische Textkondensation (Wolski 1989; Wiegand 1998)	Mikrostruktur von Wörterbuchartikeln	Lexikographische Information
Frequenz (Werner 1989, 1991; Ronneberger-Sibold 1980)	Ikonizität und Frequenz	Kommunikative Leistung
Minimalist Program (Chomsky 1995)	Sprachliche Elemente, Interpretations- und Konstruktionsmechanik.	Erfüllung von Anforderungen der menschlichen Sprachfähigkeit
Optimality Theory (Prince/ Smolensky 1997)	Hierarchische Regeln und deren Verletzung	Erfüllung von kommunikativen Anforderungen

Die sprachwissenschaftlichen Vorstellungen über den Aufwand und das Ergebnis sprachlicher Kommunikation erweisen sich hiernach also als ausgesprochen uneinheitlich. Dies gilt des Weiteren auch für die Einschätzungen des ökonomischen Verhältnisses zwischen Aufwand und Ergebnis untereinander: So bleibt deren Verhältnis innerhalb von einigen Konzeptionen so gut wie unbestimmt (vgl. etwa Martinet 1963: 165f.; Rohr 1999: 1), oder es wird vorwissenschaftlich und unzureichend auf ein Minimum an Aufwand bei einem Maximum an Ergebnis hin festgelegt (so etwa bei Jespersen 1941: 6; Searle 1971: 50; Bußmann 1990: 711). Anderen Konzeptionen nach ist sprachliche Ökonomie mit einem Minimum an Aufwand bei einem bestimmten Ergebnis in Verbindung zu bringen: Dieses „Prinzip des geringsten Kraftaufwands" (Martinet 1963: 164) oder "principle of least effort" (Zipf 1949: 1) bestimmt die ökonomischen Vorstellungen der modernen Sprachwissenschaft und wird dabei sowohl synchronischen als auch diachronischen Überlegungen zu Grunde gelegt (vgl. Abbildung 2 sowie die weiteren Hinweise im Literaturverzeichnis). Der alternative Ansatz, sprachliche Ökonomie als ein Maximum an Ergebnis bei einem bestimmten Aufwand zu betrachten, findet demgegenüber nur vereinzelt Beachtung und stößt bisweilen sogar auf Ablehnung (vgl. etwa Ronneberger-Sibold 1980: 241; Wilder/Gärtner 1996: 2).

Abb. 2: Übersicht über das Verhältnis von Aufwand und Ergebnis sowie synchronische und diachronische Gesichtspunkte innerhalb von ausgewählten Konzeptionen sprachlicher Ökonomie

Konzeption	Verhältnis	Gesichtspunkt
Ease-Theory (Jespersen 1922, 1941; Martinet 1963)	Minimum an Aufwand	Diachrone Entwicklungen
Sprachstatistik (Zipf 1935, 1949)	Minimum an Aufwand	Synchrone Verhältnisse
Terminologielehre (Wüster 1970)	Minimum an Aufwand	Synchrone Verhältnisse
System- und Kulturgeschichte (Moser 1970, 1971)	Minimum an Aufwand oder Maximum an Ergebnis	Diachrone Entwicklungen
Prototypensemantik (Rosch 1977, 1978)	Minimum an Aufwand oder Maximum an Ergebnis	Synchrone Verhältnisse
Konversationsmaximen (Grice 1968)	Minimum an Aufwand oder Maximum an Ergebnis	Synchrone Verhältnisse
Linguistische Synergetik (Köhler 1986, 1999)	Minimum an Aufwand	Synchrone Verhältnisse
Lexikographische Textkondensation (Wolski 1989; Wiegand 1998)	Minimum an Aufwand	Synchrone Verhältnisse
Frequenz (Werner 1989, 1991; Ronneberger-Sibold 1980)	Minimum an Aufwand	Diachrone Entwicklungen
Minimalist Program (Chomsky 1995)	Minimum an Aufwand	Synchrone Verhältnisse
Optimality Theory (Prince/Smolensky 1997)	Minimum an Aufwand	Synchrone Verhältnisse

Diese kurze Durchsicht macht deutlich, dass innerhalb der modernen Sprachwissenschaft kaum von einer allgemein anerkannten Theorie sprachlicher Ökonomie gesprochen werden kann, weichen doch die Vorstellungen über die Bestimmung und das Verhältnis von Aufwand und Ergebnis sprachlicher Kommunikation so stark voneinander ab, dass sie nur schwer in einem gemeinsamen Modell zusammengefasst und auf ein so umfassendes Problem wie den Transfer von Wissen überhaupt angewandt werden können. Hinzu kommt, dass das kommunikative Vermögen oder gar die kommunikative Bereitschaft der beteiligten Personen in keiner dieser Konzeptionen ernsthaft Berücksichtigung finden. Vor diesem Hintergrund erweisen sich also die gängigen sprachökonomischen Konzeptionen als weitgehend ungeeignet, dem Transfer von Wissen als kommunikativem Handeln gerecht zu werden. Dieser Befund macht es somit erforderlich, zunächst ein eigenes Modell kommunikativer Effizienz zu umreißen, um dieses dann auf den sprachlichen Transfer von Wissen anzuwenden.

3 Kommunikative Effektivität und Effizienz

Das eingangs beschriebene Beispiel einer Unterweisung zweier Auszubildenden durch einen Kraftfahrzeugmechanikermeister macht bereits deutlich, dass eine

Modellierung der sprachlichen Ökonomie kommunikativer Handlungen insgesamt vier Faktoren zu berücksichtigen hat (vgl. Roelcke 2002: 63-66): Erstens den kommunikativen Aufwand und zweitens das kommunikative Ergebnis der Handlung selbst sowie drittens das kommunikative Vermögen und viertens die kommunikative Bereitschaft der handelnden Personen überhaupt. Diese Faktoren sind im Weiteren wie folgt näher zu bestimmen: Der kommunikative Aufwand (die textuelle Extension) besteht aus einzelnen Wörtern und deren Kombination zu komplexen sprachlichen Zeichen wie Sätzen und Texten und das kommunikative Ergebnis (die textuelle Intension) aus der sprachlich vermittelten Information und Instruktion, also aus deren Proposition und Illokution. Das kommunikative Vermögen (die textuelle Kompetenz) und die kommunikative Bereitschaft (die textuelle Konzentration) sind mit dem kognitiven und dem physischen Vermögen und der Bereitschaft einzelner Personen zur Produktion und Rezeption entsprechender Texte gleichzusetzen.

In einem weiteren Schritt sind diese vier Faktoren nun in eine wechselseitige Beziehung zu setzen. Dabei bilden der kommunikative Aufwand und das kommunikative Ergebnis eine erste Beziehung, indem im Allgemeinen ein im Vergleich zum Ergebnis hoher Aufwand eine verhältnismäßig geringe textuelle Komplexität und ein im Vergleich zum Aufwand hohes Ergebnis eine vergleichsweise hohe Komplexität des betreffenden Texts mit sich bringen. Angesichts dieses Zusammenhangs werden Aufwand und Ergebnis im Folgenden als textuelles Kommunikat mit einer bestimmten textuellen Komplexität zusammengefasst. Eine zweite Beziehung wird dann durch das kommunikative Vermögen und die kommunikative Bereitschaft gebildet, als ein verhältnismäßig hohes Vermögen oder eine verhältnismäßig hohe Bereitschaft auch eine im Vergleich hohe Kapazität des Produzenten bzw. des Rezipienten des betreffenden Texts bedingen. Im Folgenden werden daher Vermögen und Bereitschaft als textueller Kommunikant mit einer bestimmten textuellen Kapazität zusammengefasst und dem textuellen Kommunikat gegenübergestellt.

Das Kommunikat und dessen Komplexität einerseits sowie der Kommunikant und dessen Kapazität andererseits sind schließlich in einem weiteren Schritt ebenfalls miteinander in Verbindung zu bringen. Dabei ist von einem mehr oder weniger ausgeglichenen Verhältnis zwischen der Komplexität des Kommunikats und der Kapazität des Kommunikanten auszugehen: Der Idealfall sprachlicher Kommunikation ist hiernach dann gegeben, wenn die Komplexität des Textes hinsichtlich seines Aufwands und seines Ergebnisses möglichst genau der Kapazität seines Produzenten oder seines Rezipienten hinsichtlich seines Vermögens und seiner Bereitschaft entspricht (vgl. Abbildung 3). Eine Abweichung von diesem Idealfall hat indessen eine Einschränkung oder sogar einen Verlust des kommunikativen Erfolgs insgesamt zur Folge: Liegt die Komplexität des Textes unter der Kapazität der Personen, so ist zwar von einer erfolgreichen, doch dabei zu aufwändigen Kommunikation auszugehen; und liegt demgegenüber die Komplexität des Textes über der Kapazität der Personen, dann ist nicht einmal mehr von einer erfolgreichen Kommunikation zu sprechen.

Abb. 3: Effizienz (und Effektivität) sprachlicher Kommunikation bei einem ausgewogenem Verhältnis zwischen der Komplexität von Ergebnis und Aufwand einerseits sowie der Kapazität von Vermögen und Bereitschaft andererseits

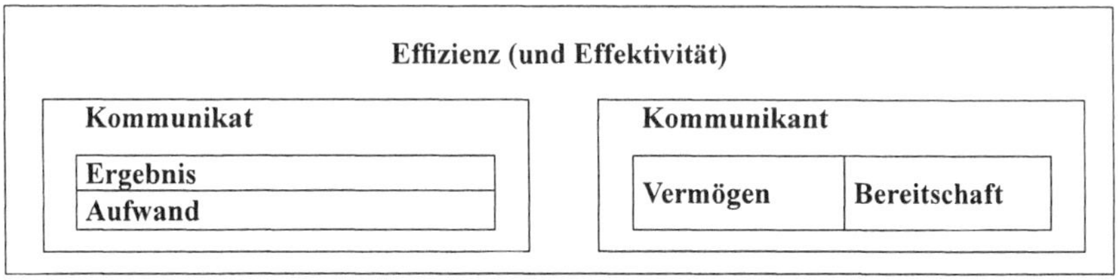

Dieser Zusammenhang zwischen der kommunikativen Komplexität von Aufwand und Ergebnis einerseits und der kommunikativen Kapazität von Vermögen und Bereitschaft andererseits erinnert an die wirtschaftswissenschaftliche Konzeption von Effektivität und Effizienz technischer Vorgänge und menschlicher Handlungen (vgl. Bohr 1981; Scholz 1992; daneben auch Rabe/Dierse 1984). Hiernach liegt Effektivität eines Vorgangs oder einer Handlung dann vor, wenn ein bestimmtes Ergebnis erzielt wird – gleich, welcher Aufwand hierzu benötigt wird. Effizienz besteht demgegenüber dann, wenn ein bestimmtes Ergebnis mit einem Minimum an Aufwand oder aber ein Maximum an Ergebnis mit einem bestimmten Aufwand erzielt wird; im ersten Fall liegt Aufwandeffizienz, im zweiten Ergebniseffizienz vor. Wird hingegen ein bestimmtes Ergebnis erst gar nicht erzielt (wiederum gleich, welcher Aufwand unternommen wird), so erweist sich der Vorgang oder die Handlung als ineffektiv. Und schließlich ist ein solcher Vorgang oder eine solche Handlung als ineffizient anzusehen, wenn ein bestimmtes Ergebnis lediglich mit einem erhöhten Aufwand erzielt wird.

Die wirtschaftswissenschaftliche Konzeption von Effektivität und Effizienz sieht also ebenfalls von der Kapazität der Träger technischer Vorgänge oder menschlicher Handlungen ab (und ist hierin den bekannten Konzeptionen sprachlicher Ökonomie durchaus vergleichbar). Die Berücksichtigung sprachlicher Produzenten und Rezipienten erweist sich im Rahmen eines allgemeinen Modells kommunikativer Effizienz (vgl. Roelcke 2002: 66-69) jedoch von großer Bedeutung, da der Aufwand und der Erfolg sprachlicher Kommunikation nicht ohne Bezug auf die Träger kommunikativer Handlungen beurteilt und bewertet werden können. Bei der Erörterung der Effizienz sprachlichen Wissenstransfers werden daher im Folgenden zunächst Aufwand und Ergebnis sprachlichen Wissenstransfers allein im Hinblick auf die Kapazität eines bestimmten Rezipienten hin betrachtet und dann im Weiteren hinsichtlich der Kapazität verschiedener Rezipienten erörtert; die Rolle des Produzenten bleibt dabei der Vereinfachung halber außer Acht.

4 Die Effizienz sprachlichen Wissenstransfers

Auf der Grundlage eines solchen Modells kommunikativer Effizienz lassen sich der Aufwand und das Ergebnis des sprachlichen Transfers von Wissen folgendermaßen bestimmen: Der Aufwand des sprachlichen Wissenstransfers (die Transferextension) wird durch die von dem Produzenten gegenüber dem Rezipienten gebrauchten Wörter und deren Kombination zu Sätzen und Texten gebildet, während das Ergebnis des sprachlichen Wissenstransfers (die Transferintension) in der von dem Produzenten an den Rezipienten vermittelten Information und Instruktion bzw. Proposition und Illokution selbst besteht. Die kommunikative Komplexität des sprachlichen Wissenstransfers ergibt sich somit aus dem Verhältnis zwischen der Transferextension und der Transferintension, wobei eine im Vergleich hohe Extension eine niedrige und eine im Vergleich hohe Intension eine hohe Transferkomplexität mit sich bringen. Das rezeptive Vermögen und die rezeptive Bereitschaft zu sprachlichem Wissenstransfer (die Transferkompetenz und die Transferkonzentration) bestehen dann in dem kognitiven und dem physischen Vermögen und der Bereitschaft einzelner Personen zur Rezeption (oder zur Produktion) der entsprechenden Texte. Die kommunikative Kapazität des sprachlichen Wissenstransfers hängt somit von dem Verhältnis zwischen der Transferkompetenz und der Transferkonzentration ab, wobei eine vergleichsweise hohe Kompetenz genauso wie eine vergleichsweise hohe Konzentration eine hohe Transferkapazität bedingt.

Die Effizienz und die Effektivität sprachlichen Wissenstransfers hängen nach diesem Modell von dem Verhältnis zwischen dessen kommunikativer Komplexität und dessen kommunikativer Kapazität ab. Dabei ergeben sich im Hinblick auf die Kapazität eines bestimmten Rezipienten zunächst die folgenden Bestimmungen: Der sprachliche Transfer von Wissen ist für einen Rezipienten effektiv, wenn ein bestimmtes Transferergebnis im Sinne einer bestimmten Information und Instruktion bzw. Proposition und Illokution überhaupt erzielt wird – gleich mit welchem Aufwand in Form einer Anzahl von Wörtern und deren Verbindung zu Sätzen und einem entsprechenden Text. Demgegenüber erweist sich der sprachliche Transfer von Wissen für einen Rezipienten als effizient, wenn ein solches bestimmtes Transferergebnis mit einem Minimum an Transferaufwand oder aber ein Maximum an Transferergebnis mit einem bestimmten Transferaufwand erzielt wird; im ersten Fall wäre von Effizienz des Transferaufwands, im zweiten Fall von Effizienz des Transferergebnisses die Rede. Ineffektiv ist der sprachliche Transfer von Wissen für einen Rezipienten dann, wenn ein bestimmtes Transferergebnis erst gar nicht erzielt wird, indem er die entsprechenden Informationen und Instruktionen nicht erhält bzw. versteht. Und ineffizient ist der Transfer schließlich dann, wenn das entsprechende Ergebnis allein unter einem im Vergleich erhöhten Aufwand erreicht wird.

Dies lässt sich anhand des bereits eingangs beschriebenen Beispiels, in dem ein Kraftfahrzeugmechanikermeister seinen Auszubildenden den Aufbau und die Wartung eines neuartigen Automatikgetriebes erläutert, veranschaulichen: Versteht ein Azubi die Informationen und Instruktionen seines Meisters zu dem Getriebe, ist der Transfer erfolgreich und somit in jedem Falle effektiv – ungeachtet, welchen kommunikativen Aufwand in Form von Wörtern und Sätzen der Meister dabei treibt. Versteht der Azubi die Informationen und Instruktionen seines Meisters jedoch nicht, ist der Transfer bei einem kommunikativen Aufwand gleich welchen Ausmaßes in jedem Falle nicht erfolgreich und somit ineffektiv. Versteht der Azubi die Informationen und Instruktionen seines Meisters zu dem Getriebe und benötigt der Meister dabei zudem lediglich einen möglichst geringen Aufwand in Form von Wörtern und Sätzen, so ist der Transfer nicht allein erfolgreich und effektiv, sondern darüber hinaus auch effizient; effizient ist der Transfer im Übrigen auch dann, wenn der Meister im Rahmen eines zeitlich oder wie auch immer beschränkten Aufwands an Wörtern und Sätzen seinem Azubi ein möglichst hohes Maß an Information und Instruktion zu dem betreffenden Getriebe ermöglicht. Demgegenüber ist der Transfer schließlich wiederum ineffizient, wenn er nicht mit einem solchen Minimum an Wörtern und Sätzen oder mit einem solchen Maximum an Information und Instruktion verbunden ist.

Mit dieser Auslegung lässt sich das eingangs gegebene Beispiel indessen nicht vollständig erfassen. Denn der Kraftfahrzeugmechanikermeister erläutert hier den Aufbau und die Wartung des neuen Automatikgetriebes nicht einem einzelnen Auszubildenden, sondern einem im ersten und einem im dritten Lehrjahr. Diese beiden Azubis bringen dabei unterschiedliche sachliche und sprachliche Kenntnisse mit, so dass die Erläuterungen des Meisters für die beiden jeweils von unterschiedlicher Bedeutung sind, wobei der Azubi im dritten Lehrjahr weniger und der Azubi im ersten Lehrjahr dagegen mehr Informationen und Instruktionen benötigt. Dies unterstreicht noch einmal, dass die kommunikative Effektivität und Effizienz sprachlichen Wissenstransfers nicht unabhängig von den Rezipienten beurteilt werden kann, sondern deren spezifische Kapazität im Hinblick auf das kommunikative Vermögen und die kommunikative Bereitschaft der Rezipienten (wie der Produzenten) in jedem Falle zu berücksichtigen ist. Hiernach sind angesichts eines bestimmten kommunikativen Aufwands prinzipiell vier Möglichkeiten des sprachlichen Wissenstransfers denkbar: Erstens ist der Transfer mit einem bestimmten Aufwand in Relation zu einem bestimmten Rezipienten effektiv, wenn gegenüber diesem Rezipienten ein entsprechendes kommunikatives Ergebnis erzielt wird. Zweitens ist dieser Transfer in Relation zu einem anderen Rezipienten ineffektiv, wenn mit dem gleichen oder gar demselben Aufwand gegenüber diesem anderen Rezipienten kein entsprechendes kommunikatives Ergebnis erzielt wird. Drittens ist der Transfer in Relation zu dem ersten Rezipienten effizient, wenn der entsprechende Aufwand gegenüber diesem Rezipienten im Hinblick auf das erfolgreiche kommunikative Ergebnis selbst minimal ausfällt (oder alternativ mit einem maximalen kommunikativen Ergebnis verbunden ist). Ist der sprachliche Wissenstransfer viertens schließlich mit dem betreffenden Aufwand gegenüber einem weiteren

Rezipienten zwar effektiv, nicht aber minimal (oder ist er alternativ nicht mit einem maximalen Ergebnis verbunden), so hat er als ineffizient zu gelten.

Auch dies lässt sich anhand des eingangs beschriebenen Beispiels veranschaulichen: Der Kraftfahrzeugmechanikermeister erläutert also seinen beiden Auszubildenden im ersten und im dritten Lehrjahr den Aufbau und die Wartung eines neuartigen Automatikgetriebes. Wenn nun der Auszubildende im dritten Lehrjahr dem Meister zu verstehen gibt, dass er die Informationen und Instruktionen verstanden habe, signalisiert er, dass der Transfer bei dem kommunikativen Aufwand des Meisters für ihn effektiv und effizient ist. Indem der Auszubildende im ersten Lehrjahr demgegenüber um weitere Informationen und Instruktionen bittet, zeigt er, dass der Transfer bei diesem kommunikativen Aufwand des Meisters für ihn (noch) nicht effektiv und somit auch nicht effizient ist. Während der Meister nun mit seinen Erläuterungen fortfährt und dem jüngeren Azubi durch einen erhöhten kommunikativen Aufwand schließlich ebenfalls einen effektiven und zugleich auch effizienten Transfer von Wissen zukommen lässt, beginnt sich der ältere Azubi bereits zu langweilen, da der Transfer für ihn keine neuen Informationen oder Instruktionen erhält und zunehmend ineffizient wird. – An dieser Stelle wird deutlich, dass neben dem kommunikativen Vermögen auch die kommunikative Bereitschaft die Kapazität des Rezipienten bestimmt: Denn die Unaufmerksamkeit des älteren Azubis kann in dem Beispiel etwa dazu führen, dass dieser in der vermeintlichen Sicherheit, alles begriffen zu haben, die eine oder andere neue Information oder Instruktion seines Meisters im Weiteren überhört, obwohl er diese auf der Grundlage seiner sachlichen und sprachlichen Kompetenz durchaus hätte übernehmen können.

5 Fazit

Um abschließend zum Ausgangspunkt der Diskussion zurückzukommen: Nur ein gelungener oder effektiver Wissenstransfer ist ein guter Wissenstransfer – ein Wissenstransfer, der nicht gelungen bzw. effektiv ist, mag ästhetische, hermeneutische oder andere Qualitäten aufweisen, kann jedoch als solcher auch nicht als gut angesehen werden. Die Frage, ob nun jeder gelungene Wissenstransfer auch ein guter Wissenstransfer ist, ist vor dem Hintergrund eines allgemeinen Modells kommunikativer Effizienz nun folgendermaßen zu beantworten: Ein Wissenstransfer ist dann gut, wenn er einen minimalen Aufwand bei einem bestimmten Ergebnis oder ein maximales Ergebnis bei einem bestimmten Aufwand zeigt und sich somit als effizient erweist. Hiernach ist also jeder gute bzw. effiziente Wissenstransfer auch ein gelungener bzw. effektiver Wissenstransfer, während nicht jeder gelungene bzw. effektive Wissenstransfer auch ein guter bzw. effizienter Wissenstransfer ist (vgl. Abbildung 4). Dabei gilt es im Weiteren zu beachten, dass die Effektivität und die Effizienz sprachlichen Wissenstransfers allein unter Berücksichtigung der Transferkapazität der betreffenden Rezipienten zu beurteilen ist, so dass letztlich ein und derselbe Transferaufwand gegenüber verschiedenen Personen entweder als gut (effektiv und effizient) oder als gelungen (effektiv und ineffizient) oder gar als misslungen (ineffektiv und ineffizient) aufgefasst werden kann.

Abb. 4: Guter, gelungener und misslungener Wissenstransfer im Hinblick auf das Ausmaß des kommunikativen Aufwands gegenüber einem bestimmten kommunikativen Ergebnis (bezogen auf die kommunikative Kapazität eines bestimmten Rezipienten)

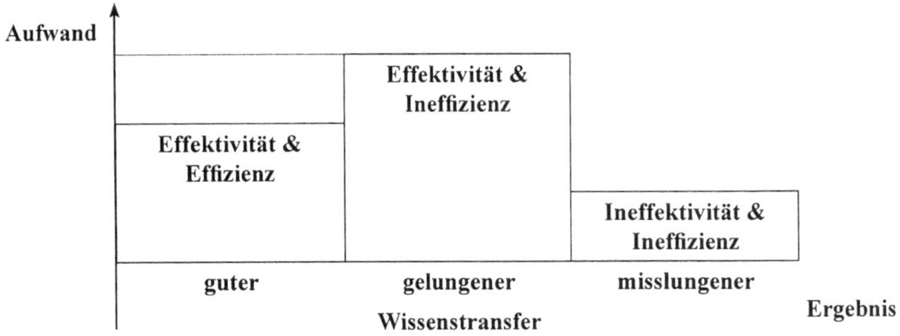

Literatur

Archangeli, Diana/D. Terence Langendoen (eds.) (1996): Optimality theory. An overview. Oxford.

Birkmann, Peter (1998): Verbvalenz und Sprachökonomie. Die deutschen Verben und ihre Ausstattung in Verwendung und System. Frankfurt a.M.

Bohr, Kurt (1981): Wirtschaftlichkeit. In: Handwörterbuch des Rechnungswesens. 2., völlig neu gestaltete Aufl. Hrsg. von Erich Kosiol/Klaus Chmielewicz/ Marcell Schweitzer. Stuttgart, 1795-1805.

Bußmann, Hadumod (1990): Lexikon der Sprachwissenschaft. 2., völlig neu bearbeitete Auflage. Unter Mithilfe und mit Beiträgen von Fachkolleginnen und -kollegen. Stuttgart.

Chomsky, Noam (1995): The minimalist program. Cambridge, MA.

Elst, Gaston van der (1984): Zur Entwicklung des deutschen Kasussystems. Ein Beispiel für Sprachökonomie. In: Zeitschrift für germanistische Linguistik 12, 313-331.

Grice, H. Paul (1989): Studies in the way of words. Cambridge, MA.

Guiter, Henri/Michail Victoroviéc Arapov (eds.) (1982): Studies on Zipf's Law. Bochum.

Jespersen, Otto (1922): Language. Its nature, development, and origin. London.

Jespersen, Otto (1924): The philosophy of grammar. London.

Jespersen, Otto (1941): Efficiency in linguistic change. In: Historisk-Filologiske Meddelelser, udgivet af det Kgl. Danske Videnskabernes Selskab 27 (4), 1-90.

Kager, René (1999): Optimality theory. Cambridge.

Koenraads, Willy Henri August (1953): Studien über sprachökonomische Entwicklungen im Deutschen. Amsterdam.

Köhler, Reinhard (1986): Zur linguistischen Synergetik. Struktur und Dynamik der Lexik. Bochum.

Köhler, Reinhard (1999): Syntactic structures: properties and interrelations. In: Journal of quantitative linguistics 6, 46-57.

Köhler, Reinhard/Gabriel Altmann (2000): Probability distributions of syntactic units and properties. In: Journal of quantitative linguistics 7, 189-200.

Martinet, André (1963): Grundzüge der Allgemeinen Sprachwissenschaft. Autorisierte, vom Verfasser durchgesehene Übersetzung aus dem Französischen von Anna Fuchs, unter Mitarbeit von Hans-Heinrich Lieb. Stuttgart. [Originalausgabe: Eléments de linguistique générale. Paris 1960]

Meineke, Eckhard (1989): „Natürlichkeit" und „Ökonomie". Neuere Auffassungen des Sprachwandels. In: Sprachwissenschaft 14, 318-356.

Moser, Hugo (1970): Sprachliche Ökonomie im heutigen deutschen Satz. In: Studien zur Syntax des heutigen Deutsch. Paul Grebe zum 60. Geburtstag. Düsseldorf, 9-25.

Moser, Hugo (1971): Typen sprachlicher Ökonomie im heutigen Deutsch. In: Sprache und Gesellschaft. Beiträge zur soziolinguistischen Beschreibung der deutschen Gegenwartssprache. Düsseldorf, 89-117.

Prince, Alan/Paul Smolensky (1993): Optimality theory: Constraint interaction in generative grammar. Ms. Rutgers University, New Brunswick, and University of Colorado, Boulder.

Prince, Alan/Paul Smolensky (1997): Optimality: from neutral networks to universal grammar. In: Science 275, 1604-1610.

Rabe, H./U. Dierse (1984): Ökonomie. In: Historisches Wörterbuch der Philosophie. Bd. 6: Mo-O. Hrsg. von Joachim Ritter und Karlfried Gründer. Basel, Stuttgart, 1149-1162.

Radford, Andrew (1997): Syntax. A minimalist introduction. Cambridge.

Roelcke, Thorsten (2002): Kommunikative Effizienz. Eine Modellskizze. Heidelberg.

Roelcke, Thorsten (2002): Efficiency of communication: a new concept of language economy. In: Glottometrics 4 in honor of George Kingsley Zipf, Band 2, 27-38.

Roelcke, Thorsten (2005): Fachsprachen. 2. durchgesehende Auflage. Berlin.

Roelcke, Thorsten (i.E.): Sprachliche Ökonomie/Kommunikative Effizienz. In: Gabriel Altmann/Reinhard Köhler/Rajmund Piotroski (Hg.): Quantitative Linguistik. Ein Internationales Handbuch. Berlin, New York.

Rohr, W. Günther (1999): Einführung in die historische Grammatik des Deutschen. Hamburg.

Ronneberger-Sibold, Elke (1980): Sprachverwendung – Sprachsystem. Ökonomie und Wandel. Tübingen.

Ronneberger-Sibold, Elke (1997): Sprachökonomie und Wortschöpfung. In: Vergleichende germanische Philologie und Skandinavistik. Festschrift für Otmar Werner. Hrsg. von Thomas Birkmann, Heinz Klingenberg, Damaris Nübling und Elke Ronneberger-Sibold. Tübingen, 249-261.

Rosch, Eleanor (1977): Human categorization. In: Neil Warren (ed.): Studies in cross-cultural psychology I. London, 1-49.

Rosch, Eleanor (1978): Principles of categorization. In: Eleanor Rosch/Barbara B. Lloyd (Hg.): Cognition and categorization. Hillsdale, NJ, 27-48.

Sandig, Barbara (1971): Syntaktische Typologie der Schlagzeile. Möglichkeiten und Grenzen der Sprachökonomie im Zeitungsdeutsch. München.

Scholz, Christian (1992): Effektivität und Effizienz, organisatorische. In: Handwörterbuch der Organisation. 3., völlig neu gestaltete Auflage. Hrsg. von Erich Frese. Stuttgart, 533-552.

Searle, John R. (1971): What is a speech act? In: John R. Searle (ed.): The philosophy of language. Oxford, 38-52.

Sperber, Dan/Deidre Wilson (1986): Relevance. Communication and Cognition. Oxford.

Ungerer, Friedrich/Hans-Jörg Schmid (1996): An introduction to cognitive linguistics. London/New York: Longman.

Werner, Otmar (1989): Sprachökonomie und Natürlichkeit im Bereich der Morphologie. In: Zeitschrift für Phonetik, Sprachwissenschaft und Kommunikationsforschung 42, 34-47.

Werner, Otmar (1991): Sprachliches Weltbild und/oder Sprachökonomie. In: Begegnung mit dem ‚Fremden'. Grenzen – Traditionen – Vergleiche. Akten des VIII. Internationalen Germanisten-Kongresses, Tokyo 1990. Band 4. München, 305-315.

Wiegand, Herbert Ernst (1996): Textual condensation in printed dictionaries. A theoretical draft. In: Lexikos 6, 133-158.

Wiegand, Herbert Ernst (1998): Lexikographische Textverdichtung. Entwurf zu einer vollständigen Konzeption. In: Arne Zettersten/Viggo Hjørnager Pedersen/ Jens Eric Mogensen (eds.): Symposium on lexicography VIII. Proceedings of the eighth international symposium on lexicography, May 2-6 1996, at the University of Copenhagen. Tübingen, 1-35.

Wilder, Chris/Hans-Martin Gärtner (1996): Introduction. In: Chris Wilder/Hans-Martin Gärtner (eds.): The role of economy principles in linguistic theory. Berlin, 1-35.

Wolski, Werner (1989): Formen der Textverdichtung im allgemeinen einsprachigen Wörterbuch. In: Franz Josef Hausmann/Oskar Reichmann/Herbert Ernst Wiegand/Ladislav Zgusta (Hg.): Wörterbücher/Dictionaries/Dictionnaires. Ein internationales Handbuch zur Lexikographie. 3 Teilbände. Berlin/New York, 956-967.

Wurzel, Wolfgang Ullrich (1994): Grammatisch initiierter Wandel. Bochum.

Wurzel, Wolfgang Ullrich (1997): Natürlicher Grammatischer Wandel, „unsichtbare Hand" und Sprachökonomie – Wollen wir wirklich so Grundverschiedenes? In: Vergleichende germanische Philologie und Skandinavistik. Festschrift für Otmar Werner. Hrsg. von Thomas Birkmann, Heinz Klingenberg, Damaris Nübling und Elke Ronneberger-Sibold. Tübingen, 295-308.

Wurzel, Wolfgang Ullrich (2001): Ökonomie. In: Martin Haspelmath/Ekkehard König/Wulf Oesterreicher/Wolfgang Raible (Hg.): Language typology and language universals. An international handbook (= Handbücher zur Sprach- und Kommunikationswissenschaft 20,1). Berlin, New York, 384-400.

Wüster, Eugen (1970): Internationale Sprachnormung in der Technik, besonders in der Elektrotechnik. (Die nationale Sprachnormung und ihre Verallgemeinerung). Dritte, abermals ergänzte Auflage. Bonn. [1. Aufl. 1931].

Zipf, George Kingsley (1935): The psycho-biology of language. An introduction to dynamic philology. Boston.

Zipf, George Kingsley (1949): Human behavior and the principle of least effort. An introduction to human ecology. New York.

Die Analyse der Wissenstransferqualität: „Wissen messen“ in Pressetexten

Oliver Stenschke (Göttingen)

1 Wissenstransfer im öffentlichen Diskurs

Öffentliche Diskurse sind ein, wenn nicht *das* zentrale Instrument der demokratischen Meinungsbildung. Indem verschiedene Diskursakteure in der Öffentlichkeit ein bestimmtes Thema verhandeln, liefern sie den Diskursbeobachtern eine Grundlage, auf der diese sich eine Meinung dazu bilden. Entscheidenden Einfluss auf das Bild von einem Sachverhalt, das sich dem Betrachter auf diese Weise bietet, üben die Medien aus; sie stellen nicht nur die Bühne zur Verfügung, sondern wählen auch die Akteure aus bzw. teilen ihnen Sprechzeit zu und kommentieren gegebenenfalls das Gesagte.[1]

Dieses Szenario impliziert die Annahme, dass der Betrachter eines solchermaßen in den Medien inszenierten Diskurses bezüglich des darin behandelten Themas grundsätzlich über ein niedrigeres Wissensniveau verfügt als die verschiedenen Diskursakteure, die zu Wort kommen. Die Funktion des Diskurses besteht demnach unter anderem darin, den Betrachter mit Informationen zu einem bestimmten Thema zu versorgen. Wer sich mit Diskurstheorie beschäftigt, stößt früher oder später darauf, dass Wissen einen zentralen Aspekt des Diskurses darstellt. Das ist schon anhand des Titels eines der methodologischen Hauptwerke Foucaults – der *Archäologie des Wissens* von 1969 – zu sehen; dort „geht es um Methoden der

---

[1] Zu den Rollen der verschiedenen Akteure im öffentlichen Diskurs vgl. Stenschke 2004.

Analyse historischer Wissensformationen (wie der Medizin oder der Biologie) […]" (Kammler 1997: 32). Als konstituierendes Element, als grundlegende Einheit des Diskurses fungiert die Aussage: Diskurs ist „eine Menge von Aussagen, die einem gleichen Formationssystem zugehören" (Foucault 1981: 156). Dabei ist nach Busse wichtig,

> dass Aussagen nicht mit Äußerungen gleichgesetzt werden […]; so sollte man statt von „Aussage" lieber von „Wissenssegmenten" sprechen, die in verschiedener sprachlicher Gestalt artikuliert werden können (Busse 2000: 40).

An dieser Stelle näher auf den Foucault'schen Diskursbegriff einzugehen, würde bedeuten, den Rahmen dieses Beitrages zu sprengen.[2] Das Ziel der bisherigen Ausführungen liegt lediglich darin, die besondere Bedeutung des Wissensaspektes für den Diskurs herauszustellen. Diese schlägt sich auch in der Formulierung Jägers nieder, wonach der Diskurs, „ganz allgemein formuliert, ja nichts anderes als der *‚Fluß von ‚Wissen' durch die Zeit'*" (Jäger 1999: 129; Hervorhebung im Original) ist.

Die Ausgangslage des *diskursiven Wissenstransfers* in der Öffentlichkeit gestaltet sich also wie folgt: Auf der einen Seite stehen die Diskursakteure, die in der Regel über ein relativ umfassendes Wissen zu dem thematisierten Sachverhalt verfügen, ohne dass man ihnen in jedem Fall einen Expertenstatus zuerkennen kann. Auf der anderen Seite verfolgen die zunächst nicht aktiv am Diskurs beteiligten Betrachter das Geschehen. Ihr Wissensniveau schwankt und hängt in hohem Masse vom Thema ab. Beispielsweise sind im Diskurs über die Gentechnik die Unterschiede zwischen dem (interessierten) Diskurspublikum und den Diskursakteuren größer als im Diskurs über den internationalen Stellenwert der deutschen Fußballnationalmannschaft. Deswegen ist es schwierig, das Publikum pauschal als Laien zu bezeichnen; im Verhältnis zu den Diskursakteuren besteht jedoch in der Regel ein Wissensdefizit. Zwischen den beiden beschriebenen Gruppen stehen die Medien, in denen und durch welche die Wissensbestände transferiert werden.

2 Sprachliche Arbeitsteilung im Diskurs

Den Ausgangspunkt für eine nähere Betrachtung des Zusammenhangs von Diskurs und Wissen bildet die Definition des Diskurses als Ensemble sprachlicher Handlungen, die eine bestimmte Funktion erfüllen. Dabei ist die Bedeutung des Wissensaspektes im Rahmen der Diskurstheorie herauszustellen, indem ein unmittelbarer Zusammenhang zwischen sprachlichem Handeln und Wissenstransfer konstruiert wird. Mit anderen Worten: Jede sprachliche Handlung hat etwas mit dem Transfer von Wissen zu tun, und zwar dergestalt, dass das Wissen zugleich Grundlage und Ergebnis sprachlichen Handelns darstellt.

---

[2] Vgl. hierzu unter anderem Dreyfus/Rabinow 1994.

Nach Putnam gilt auf die Sprache bzw. den alltäglichen Sprachgebrauch bezogen, dass nicht alle Mitglieder einer Gesellschaft über ein komplettes Wissen bezüglich der Beschaffenheit eines typischen Bezugsobjektes zu einem Wort verfügen. Es reicht vielmehr aus, wenn der Sprecher mit dem Wort unter normalen Bedingungen korrekt auf ein typisches Bezugsobjekt verweisen kann. Dieses Wissen über die Bedeutung von Wörtern nimmt den Status einer Alltagstheorie ein, die Putnam als *Stereotyp* bezeichnet und folgendermaßen definiert:

> Die zentralen Eigenschaften des Stereotyps sind im allgemeinen Kriterien – Eigenschaften, an denen sich in normalen Situationen erkennen läßt, ob ein Ding von dieser Art ist [...] (Putnam 1979: 41).

Im Anschluss an diesen intensionalen Bedeutungsbegriff stellt sich die Frage, wodurch die Extension eines Wortes bestimmt wird. Hier bringt Putnam das Konzept der sprachlichen Arbeitsteilung wie folgt auf den Punkt:

> Die einzelnen Sprecher brauchen nicht zu wissen, wie man zuverlässig die *robin* [engl.: Rotkehlchen; O.S.] genannte Spezies von anderen unterscheidet, oder wie es gelingt, Ulmen und Buchen auseinanderzuhalten, oder woran man den Unterschied zwischen Aluminium und Molybdän erkennt usw. Sie können sich stets darauf verlassen, daß es Experten gibt, die an ihrer Stelle dazu imstande wären (Putnam 1999: 58).

Das Stereotypenkonzept Putnams bildet eine wichtige Grundlage für diskursanalytische Studien, wobei das Szenario der sprachlichen Arbeitsteilung von der Ebene der Wortsemantik auf die diskurssemantische Ebene angehoben werden muss. Die konkrete Fragestellung lautet: Welche Bedeutung – sowohl im wörtlichen als auch im übertragenen Sinne – hat ein Thema mitsamt den damit verbundenen Begriffen für das Diskurspublikum vor bzw. nach der Diskurs-Berichterstattung in den Medien? Wichter spricht in diesem Zusammenhang vom *neutralen Stereotyp*; dabei handelt es sich um „die kooperative oder wenigstens die nichtaggressive Form der Unwissenheit" (Wichter 1999: 278) im optimistischen Sinne der sprachlichen bzw. diskursiven Arbeitsteilung nach Putnam. Sie bildet in der Regel den Ausgangszustand eines Diskurses. Ihr gegenüberzustellen ist das *Parteilichkeitstereotyp* als Ergebnis der Diskurskontrolle oder Diskurssteuerung (vgl. Wichter 1999: 278) im Sinne Foucaults:

> Parteilichkeitsstereotype sind solche Näherungsbesetzungen, deren Bedeutungen aus einer positiven oder negativen Parteinahme resultieren (Wichter 1999: 279).

3 Die Bedingungen öffentlichen Wissenstransfers am Beispiel des Diskurses über die Rechtschreibreform

Für den Diskurs über die Rechtschreibreform gilt, dass zu Beginn des Diskurses die Wissensbestände zwischen Experten und Laien[3] extrem ungleich verteilt waren.

[3] Zur Dichotomie „Experten – Laien" und ihren Abstufungen vgl. Wichter 1994: 54f.

Zwar würden sich wohl die meisten Menschen in Rechtschreibfragen allgemein zumindest für gut informierte Laien, wenn nicht sogar Experten halten; bezogen auf die mit der Reform konkret einhergehenden Änderungen herrschte jedoch bis 1994 verbreitete Unwissenheit. Erst in dem Augenblick, als die tatsächliche Verwirklichung der Reform in greifbare Nähe gerückt war, trat die von Möhn beschriebene Transfersituation der „vorhandenen Wissensdifferenz" ein, „an deren Minderung/Aufhebung die jeweiligen Emittenten und die sich beteiligenden Rezipienten interessiert sind" (Möhn 2000: 564). Zwar ließe sich einwenden, dass dieses Interesse möglicherweise nicht bei allen beteiligten Gruppen gleichermaßen vorhanden ist; so wird man bei einzelnen Diskursakteuren nie ganz das Gefühl los, dass ihnen eher an Desinformation als einer Minderung des Wissensdefizits gelegen ist. In jedem Fall bleibt aber festzuhalten, dass für die Vermittlung von Wissen über die Rechtschreibreform für den Zeitraum von November 1994 bis Dezember 1999 zunächst die allgemeinen Merkmale des Wissenstransfers gelten:

> Wissenstransfer umfaßt zahllose personell, thematisch, medial differenzierte Einzelhandlungen und findet dauernd statt (Möhn 2000: 561).

Die Ungleichverteilung von Wissen ist damit nicht nur Voraussetzung, sondern auch Ergebnis von Wissenstransfer. Möhn betont in diesem Zusammenhang die „Dichotomie von gesellschaftlicher Ganzheit und sozialer Binnendifferenzierung" und unterscheidet – ganz im Sinne der oben beschriebenen sprachlichen Arbeitsteilung –

> zwischen einem Allgemeinwissen (= als notwendig erachtetes Grundwissen, vorhanden bei allen Mitgliedern einer Gesellschaft) und einem Spezialwissen (= zusätzliches Wissen von Individuen und einzelnen Gruppen, aufgrund einer individuellen oder gruppenzentrierten Sozialisation erworben) [...] (Möhn 2000: 561f.).

Der Transfer von Spezialwissen gliedert sich in drei Teilbereiche: erstens „die fachintern organisierte Ausbildung von Fachanfängern", zweitens den „interfachliche[n] Wissensaustausch zwischen den einzelnen Expertengruppen" und drittens den „Transfer von professionellem Wissen zu einer interessierten, betroffenen Öffentlichkeit" (Möhn 2000: 563). Letzterer spielt im Rahmen des Rechtschreibdiskurses im Besonderen wie im öffentlichen Diskurs ganz allgemein die Hauptrolle; sein charakteristisches Merkmal ist die Dominanz

> einer Kommunikationsform [...], die nicht primär einem kleinen Rezipientenausschnitt verpflichtet ist, vielmehr sich an ein breites (disperses) Publikum richtet: die sogenannte Massenkommunikation (Möhn 2000: 564).

Diese ist neben der allgemeinen Zugänglichkeit und der großen Zahl der Rezipienten durch „vorherrschende Einwegkommunikation" (Möhn 2000: 564) gekennzeichnet.

Öffentlicher bzw. massenmedialer Wissenstransfer lässt sich allerdings kaum auf die klassische Ausgangsposition beschränken, dass als fachliche Autorität anerkannte Experten einem interessierten Laienpublikum die wesentlichen Inhalte eines Sachverhalts vermitteln, die von den Laien dann kritiklos zur Kenntnis genommen werden. Wie Antos unter Bezugnahme auf Ulrich Becks Buch über die „Risikogesellschaft" beschreibt, gliedert sich Wissenstransfer in zwei Phasen: Während in der ersten Phase der „*Monopolanspruch auf Rationalität gegenüber der außerfachlichen Öffentlichkeit*" (Antos 1996: 205; Hervorhebung im Original) für die Experten reserviert bleibt, zeichnet sich die zweite Phase durch eine „*Entmonopolisierung der Erkenntnis*" (Antos 1996: 206; Hervorhebung im Original) aus. Dabei komme es zu einer paradoxen Situation:„Je kritischer Wissenschaft intern ist, um so tendenziell erfolgreicher ist sie auch" (ebd.). Dieser Erfolg kollidiere mit der Tatsache, „daß Laien im Hinblick auf wissenschaftliche Dienstleistungen nicht für Irrtümer, falsifizierte Hypothesen oder Selbstzweifel bezahlen wollen, sondern für ‚Erkenntnisse'" (ebd.). Andererseits greife die „in den Wissenschaften erfolgreiche ‚Entgrenzung des Skeptizismus' auf Laien über" (ebd.):

> Die methodisch betriebene Selbstverunsicherung der Wissenschaft im Innen- und Außenverständnis bewirkt einen Verfall der Macht. Die Folge sind konfliktvolle Egalisierungstendenzen im Rationalitätsgefälle zwischen Experten und Laien (Beck 1986: 268; zitiert nach Antos 1996: 206).

Als Beispiel für diesen Machtverlust zieht Antos passenderweise den Diskurs über die Rechtschreibreform heran, wobei er sich auf die Auseinandersetzung bezieht, die den jüngsten Reformvorschlägen vorausging:

> Reaktionen auf die Reformvorschläge der Rechtschreibkommission von 1989 stehen für die beginnende Emanzipation der Laien von den Experten (Antos 1996: 207).

Die zitierten Reformvorschläge führten, wie Antos weiter ausführt, zu einer regelrechten „Linguisten-Beschimpfung" und zur „Laien-Experten-Eskalation", deren Heftigkeit auf Seiten der Experten eine gewisse Ratlosigkeit hervorruft.[4]

Die konkrete Situation des Wissenstransfers im Rechtschreibdiskurs ist angesichts der bisherigen Ausführungen also unter einem Aspekt besonders interessant – nämlich unter der Fragestellung, wie viel bzw. welches Expertenwissen im Laufe des Diskurses Eingang in das Allgemeinwissen gefunden hat und wie das Allgemeinwissen, das der interessierten Öffentlichkeit über die Medien vermittelt wurde, zu bewerten ist. Mit anderen Worten: Welches *Stereotyp der Rechtschreibreform* kommt in den Medien zur Sprache, wie verhält sich dieses zum Wissen der Experten und wie beeinflusst es das Stereotyp der Laien?

Damit bin ich an einem kritischen Punkt angelangt, denn es stellen sich nunmehr zwei Fragen, die sich nicht ganz leicht beantworten lassen. Erstens: Wie lässt sich das Stereotyp der Medien zu einem bestimmten Sachverhalt „messen"? Zweitens:

---

[4] Vgl. hierzu ausführlich Antos 1996: 238-249.

Anhand welches Ausgangspunktes und welcher Vergleichskriterien lässt sich das gemessene Ergebnis bewerten?

Bei der ersten Frage muss noch einmal differenziert werden. Zum einen geht es hier um die Instrumente oder Methoden, mit denen man das Stereotyp zu messen versucht, zum anderen ist zu klären, in welchem Rahmen die Messungen erfolgen. Hinsichtlich des letzteren Aspekts ist festzuhalten, dass öffentlicher Wissenstransfer, wenn er an eine breitere Öffentlichkeit adressiert ist, in aller Regel in den so genannten Massenmedien stattfindet. Als Untersuchungsobjekte kommen also in erster Linie Zeitungen und Zeitschriften, Rundfunk- und Fernsehsendungen sowie zunehmend Websites im Internet in Frage. Bei der Analyse des Rechtschreibdiskurses erwies es sich als sinnvoll, diese auf der Basis eines umfangreichen Zeitungskorpus durchzuführen, da elektronische Medien hier – zumindest was die Vermittlung von Wissensinhalten über die Reform selbst betrifft – keine allzu große Rolle spielen.[5] Beim ersten Aspekt hingegen – den Instrumenten und Methoden zur Messung von Stereotypen – steht man vor dem sehr viel schwierigeren Problem der Wissensdiagnostik.

> Die Wissensdiagnostik verfügt derzeit über kein ausreichendes Inventar an Methoden, das der kognitiven Theorieentwicklung gerecht wird und das zur empirischen Erfassung von Wissensstrukturen herangezogen werden könnte (Tergan 1986: 4).

Dieses Zitat ist trotz seines Alters noch immer aktuell. Einen Versuch, dieses Defizit auf der Ebene des Textwissens zu beheben, möchte ich im Folgenden darstellen.

4 „Wissen messen": das Schemakonzept

Einen sprachwissenschaftlichen Ansatz zur Abbildung von Wissensbeständen stellt die Operationalisierung des *Schema*-Konzepts dar. Hinter dem Begriff des Schemas steht allerdings keineswegs eine einheitliche Vorstellung. Schon nach kursorischer Lektüre verschiedener Publikationen zu diesem Thema wird das deutlich. So scheinen sich die Begriffe *Rezept* und *Skript* auf komplexe Handlungsmuster zu beziehen, während das *Szenario* eher für das Wissen über bestimmte Situationen steht. Unter dem Begriff des Schemas fällt also eine Vielfalt von möglichen Aspekten zusammen:

> These knowledge structures can be thought of as generic concepts representing objects, persons, situations, events, sequences of events, actions, and sequences of actions (Bellezza/Bower 1982; zitiert nach Schwarz 1996: 92).

Im Folgenden sind die wichtigsten Merkmale des Schemakonzepts anhand von Zitaten zusammenfassend dargestellt. Dabei muss berücksichtigt werden,

---

[5] Das gilt zumindest für den von mir im Rahmen meiner Dissertation (vgl. Stenschke 2005a) analysierten Diskurszeitraum von 1994 bis 1999. Mittlerweile hat sich allerdings das Internet zu einem bedeutenden Forum für dieses Thema entwickelt.

daß unter Kognitionswissenschaftlern die psychische Realität von Schemata umstritten ist. Sie kann letztlich nicht als bewiesen angesehen werden, auch wenn zahlreiche Experimente dafür sprechen, daß Menschen über Wissensrepräsentationen verfügen, die dem Schemakonstrukt zumindest sehr ähnlich sein müssen (Schimpf 1997: 36).

1. „Schemata sind Wissensstrukturen, in denen aufgrund von Erfahrungen typische Zusammenhänge eines Realitätsbereichs repräsentiert sind" (Mandl/Spada 1988: 124).

2. „Im Zusammenhang mit Wissenserwerb kann man Schemata unter zweifachem Aspekt sehen: als *Ergebnis* und als *Voraussetzung* des Wissenserwerbs" (Mandl/Spada 1988: 124; Hervorhebungen im Original).

3. „Schemata weisen Leerstellen auf [...] (slots), die unterschiedliche Werte annehmen können. Sofern keine spezifische Information aus der Umwelt vorliegt, können diese Leerstellen auch mit Standardwerten (*default values*) belegt werden" (Mandl/Spada 1988: 125; Hervorhebungen im Original).

4. „Grundlegend für das Schemakonstrukt ist, daß Schemata nicht als statische Einheiten verstanden werden dürfen, sondern daß sie variabel sind" (Schimpf 1997: 36).

5. „Schemata können ineinander eingebettet sein" (Mandl/Spada 1988: 125). „Das bedeutet, daß jedes Schema in der Regel in hierarchiehöhere Schemata eingebettet ist (zunehmender Allgemeinheitsgrad) bzw. es daneben eine Reihe von Subschemata beinhaltet (zunehmender Spezifizierungsgrad)" (Schimpf 1997: 36).

6. „Schemata haben nicht nur eine Struktur-, sondern auch eine ausgeprägte Prozeßkomponente: Schemata entfalten eine ganze Reihe von exekutiven Kontrollprozessen: Sie bewerten ihre Passung bzw. Kongruenz mit einlaufender Information, sie rufen ggfs. andere Schemata auf usw. Dies schlägt sich im Zusammenspiel zwischen *datengeleiteten (bottom up)* und *schemageleiteten (top down)* Verarbeitungsprozessen nieder: Einlaufende Information aktiviert bestimmte Schemata *(bottom up)*. Die aktivierten Schemata führen ihrerseits zu bestimmten Hypothesen bezüglich der zu erwartenden Information *(top down)*" (Mandl/Spada 1988: 125f.; Hervorhebungen im Original). Das führt unter Umständen dazu, „daß Schemata den Erwerb neuen Wissen beeinträchtigen können. Zum Beispiel dann, wenn die Schemata, über die eine Person verfügt, unangemessen oder stark verfestigt sind" (Mandl/Spada 1988: 135).

7. „Schemata repräsentieren Wissen unterschiedlichster Inhaltsbereiche: Alle Bereiche menschlichen Denkens und menschlicher Erfahrung [...] können in Schemata organisiert sein" (Mandl/Spada 1988: 126). Um nun die oben beschriebenen Konzepte des Schemas und des Stereotyps für die

Diskursanalyse zu operationalisieren, ist es erforderlich, eine Methode zu entwickeln, die das Vergleichen von in verschiedenen Texten repräsentierten Wissensstrukturen ermöglicht. Dabei wird insbesondere auf den Vorschlag von Wichter Bezug genommen, der in seiner *Lexikologie der Vertikalität* eine Anwendungsmöglichkeit der Schematheorie aufgezeigt hat (vgl. Wichter 1994).

5 Textschemata

Eine Anwendungsoption des Schemakonzepts für die Linguistik bietet sich in der Erstellung von so genannten Textschemata:

> Analog zu den im Gedächtnis gespeicherten kognitiven Schemata können solche erstellt werden, die textuelle Wissensstrukturen abbilden. Sie werden [...] als Textschemata bezeichnet (Schimpf 1997: 39).

Ein Beispiel für diese Art der Abbildung von Wissensstrukturen stellt die Notation in Form einer Liste dar.

> Die Kategorien (slots, Variablen, Dimensionen, Aspekte) stehen dabei als Liste untereinander, und die Ausprägungen (Werte) der Kategorien werden jeweils rechts neben die Kategorie geschrieben (Wichter 1994: 124).

Der beschriebene Gegenstand bildet als Überschrift den *Kopf* des Schemas.

Domänenrealistische, einen Sachverhalt aus einer fachlichen Perspektive abbildende Schemata enthalten in der Regel eine differenziertere, mehrstufige Kategorialstruktur, das heißt einer *Kategorie* werden verschiedene nachrangige *Subkategorien* zugeordnet. In diesem Fall besteht das Schema aus einem in der Überschrift notierten *Kopf*, einer ersten Spalte mit einer Liste diverser *(Super-)Kategorien*, mindestens einer weiteren Spalte mit verschiedenen, den Superkategorien hierarchisch nachgeordneten *Subkategorien*, und schließlich einer Spalte am rechten Rand, in der die *Ausprägungen* aufgeführt werden. Eine so differenzierte Listennotation kann auch als *Baumstruktur* bezeichnet werden (vgl. Wichter 1994: 124f.).

Im Rahmen des Diskurses über die Rechtschreibreform lässt sich der Begriff des Schemas unter anderem auf Wissensstrukturen beziehen, die den Sachverhalt *Rechtschreibreform* an sich repräsentieren. Dieser bildet dann in der schematheoretischen Terminologie den *Kopf* des Schemas. Auf der Ebene der Superkategorien stehen entsprechend die verschiedenen Bereiche der Orthographie, die von der Reform betroffen sind: von der Laut-Buchstaben-Zuordnung über die Getrennt- und Zusammenschreibung bis hin zur Zeichensetzung. Als mögliche Subkategorien – beispielsweise zur Laut-Buchstaben-Zuordnung – wären dementsprechend unter anderem die „Schreibung von *ß* bzw. *Doppel-s*“ oder das „Zusammentreffen dreier gleicher Konsonanten“ zu nennen. Zu den Ausprägungen dieser Subkategorien gehören schließlich die neuen Schreibweisen wie zum Beispiel *dass, Hass, Schifffahrt* usw.

Wenn man anhand eines umfangreicheren Textkorpus auf der Basis von Zeitungsartikeln das Wissen über die Rechtschreibreform, dass durch die Zeitungen transferiert wird, genauer analysiert, erhält man ein sehr komplexes und mithin unübersichtliches Schema, wie sich anhand des in Abbildung 1 gezeigten Auszuges demonstrieren lässt.

Abb. 1: Auszug aus dem Schema zur Rechtschreibreform

Laut-Buchstaben-Zuordnung	**Laut-Buchstaben-Zuordnung**
Einzelfälle mit Umlautschreibung:	*Einzelfälle mit Umlautschreibung:*
behände	behände
belämmert	belämmert
Bändel	Bändel
Gämse	Gämse
Quäntchen	Quäntchen
schnäuzen	schnäuzen
Stängel	Stängel
überschwänglich	überschwänglich
verbläuen	verbläuen
aufwändig	aufwändig
Schänke	Schänke
Wechte	Wechte
einbläuen	
Gräuel, gräulich	
Schlägel	
Ständelwurz	
Einzelfälle mit Verdopplung des Konsonantenbuchstabens nach kurzem Vokal:	*Einzelfälle mit Verdopplung des Konsonantenbuchstabens nach kurzem Vokal:*
Karamell	Karamell
nummerieren	nummerieren
!*Packet!	!*Packet!
platzieren	platzieren
Stuckateur	Stuckateur
Tollpatsch	Tollpatsch
!*Zigarrette, Zigarrillo!	!*Zigarrette, Zigarrillo!
Messner	
Mopp	
Tipp	
„ss" für „ß" nach kurzem Vokal:	*„ss" für „ß" nach kurzem Vokal:*
Hass	Hass
Kuss, sie küssten sich	Kuss, sie küssten sich
er lässt	er lässt
muss[te],müsste	muss[te],müsste
	wässrig
dass	dass
Ass	
aufgepasst	
Bass	
Biss, ich biss	
Boss	
er,sie,es isst	
er,sie,es wusste	
Essecke	
Fass	

fasste, gefasst
Fitness
Fluss
Genuss
Geschoss
gewiss
kess
Kindesmissbrauch
Messergebnis
missachten
misslingen
Mückenschiss
nass
Schloss
Schluss
Schuss
Stress, gestresst
Stuss
Tross
Walross

Zur Erläuterung: In der linken Spalte ist ein Auszug aus dem Presseschema zur Rechtschreibreform zu erkennen; er umfasst drei Subkategorien der Superkategorie „Laut-Buchstaben-Zuordnung“. Auf die rechte Spalte komme ich noch zu sprechen. Was man an diesem Auszug bereits sehen kann, ist, welche Beispiele im Zusammenhang mit der Rechtschreibreform überhaupt zitiert werden. Es geht jedoch nicht daraus hervor, welche Beispiele wie oft zur Sprache kommen. Auch eine ganze Reihe anderer relevanter Aspekte lassen sich an dieser Tabelle noch nicht ablesen.

6 Kriterien für die Bewertung gemessenen Wissens

6.1 Frequenz

Ergänzt man das im obigen Auszug angedeutete komplexe Schema um die Anzahl der Ausprägungen, erhält man Aufschluss darüber, welches Wissen mit welcher Frequenz transferiert wird. Aufgrund der Komplexität des analysierten Textkorpus[6] bedarf es dazu elektronischer Hilfe. Sehr nützlich dafür ist das ursprünglich für sozialwissenschaftliche Kontexte entwickelte Programm *winMAX*. Es bietet die Möglichkeit, in umfangreichen Korpora einzelne Textpassagen zu markieren und mit einem Codewort zu versehen.[7] Insofern lässt sich das Programm gerade im Rechtschreibdiskurs sehr gut einsetzen, indem man das Schema der Rechtschreibreform in eine Codewortliste überträgt und mit Hilfe der elektronischen

---

[6] Das von mir im Rahmen meiner Dissertation untersuchte Korpus enthielt 733 Zeitungsartikel aus den Pressetiteln *Süddeutsche Zeitung*, *Spiegel* und *Focus* mit insgesamt rund 300 000 Wörtern.

[7] Zu den Anwendungsmöglichkeiten von *winMAX* vgl. Kuckartz 1999.

Retrieval-Funktionen die Frequenz der verschiedenen Ausprägungen bestimmt. Auf diese Weise gewinnt man einen Überblick darüber, welches Wissen zu einem Sachverhalt besonders oft zur Sprache kommt. Im Rahmen des Pressediskurses über die Rechtschreibreform zeigt sich unter anderem, dass das Beispiel *dass* mit Abstand am häufigsten (63 Mal) zitiert wird, gefolgt von *Stängel* (31), *Schifffahrt* und *behände* (je 26).[8]

6.2 Korrektheit

Ein weiteres Kriterium, hinsichtlich dessen sich das gemessene Wissen näher untersuchen lässt, ist seine Korrektheit. Prinzipiell ist nicht auszuschließen, dass über die Medien auch (teilweise) falsches Wissen transferiert wird, sei es bewusst oder unbewusst. Das hat natürlich unmittelbare Relevanz für die Transferqualität. Im Rechtschreibdiskurs zeigt die Analyse der Beispiele, dass diese in der Regel korrekt ausgesucht sind. Von insgesamt 1761 zitierten Beispielen sind nur 62 nicht korrekt. Allerdings finden sich im Pressekorpus auch die Beispiele *auf Grund, Difterie, Masse, bischen* und *Doktor fil.* An ihnen lassen sich exemplarisch verschiedene Gründe nachvollziehen, die dazu führen können, dass ein falsches Beispiel genannt wird. Bei *auf Grund* ist offensichtlich unbekannt, dass man es auch schon vor der Rechtschreibreform auseinander schreiben konnte. Bei *Difterie* findet eine Überanalogisierung statt; das *ph* in Fremdwörtern kann nur bei den „Wortstämmen *phon, phot* und *graph*" (Sprachreport 1996a: 5) und bei *Delphin* „eingedeutscht" werden. Bei *Masse* (gemeint ist hier: *Maße*) wird die Veränderung „*Doppel-s* für *ß*" auf ein falsches Beispiel angewendet; *ß* wird nur nach kurzen Vokalen zu *ss*. Beim Beispiel *bischen* kommen sowohl ein schlichter Irrtum als auch ein Druckfehler in Frage. Beispiele wie *Doktor fil.* entpuppen sich anhand des Kontextes meistens als Scherze.

6.3 Repräsentativität

Des Weiteren ist von Interesse, ob das im Rahmen eines über die Medien ausgetragenen Diskurses transferierte Wissen einen Sachverhalt angemessen abbildet. Die Repräsentativität des Wissensausschnitts steht hier der Selektivität gegenüber. Dabei ergibt sich die Schwierigkeit, auf welcher Basis man beurteilen kann, ob ein Sachverhalt, der in den Medien notwendigerweise immer verkürzt dargestellt werden muss, dennoch in adäquater Weise das Wissen repräsentiert, über das ein Experte verfügt; es muss also eine Vergleichsgrundlage erstellt werden, ein so genanntes Bezugsschema, auf dessen Basis sich die Repräsentativität des transferierten Wissens hinsichtlich des Expertenwissens bestimmen lässt.

---

[8] Zu den detaillierten Ergebnissen der Analyse des im Rechtschreibdiskurs transferierten Wissens und seiner Bewertung hinsichtlich der verschiedenen Kriterien vgl. Stenschke 2005a.

Im Diskurs über die Rechtschreibreform lässt sich als Bezugsschema die Sprachreport-Extraausgabe wählen, die laut Selbstauskunft des Verfassers das Ziel verfolgt, „einen Überblick“ (Sprachreport 1994: 1) bzw. „die wichtigsten Informationen über die bevorstehenden Änderungen“ (Sprachreport 1996a: 1) zu liefern. Die dort verwendeten Beispiele können, wie in Abbildung 1 in der rechten Spalte zu sehen, analog zum Presseschema in schematischer Notation aufgelistet werden. Der Vergleich beider Schemata ergibt unter anderem, dass „Einzelfälle mit Umlautschreibung“ wie *Stängel* sowohl im Presseschema als auch im Bezugsschema auftauchen, während Verbindungen zweier Adjektive bzw. Partizipien *(nahe stehend)* nur im Presseschema eine Rolle spielen. Insgesamt ergibt die Analyse der im Pressekorpus vorkommenden Beispiele, dass deren Selektivität – jedenfalls in Bezug auf den Sprachreport – weitaus geringer ausfällt als anzunehmen.

6.4 Relevanz

Ein viertes Kriterium zur Interpretation des gemessenen Wissens ist dessen Relevanz. Auch hier steht man wieder vor Frage, wer in der Lage ist, die Relevanz von transferierten Wissensinhalten für die Allgemeinheit oder bestimmte gesellschaftliche Gruppen zu beurteilen. Denkbar sind hier verschiedene Herangehensweisen. So besteht beispielsweise die Möglichkeit, Mitglieder dieser Gruppen zu interviewen. In einigen Fällen genügt möglicherweise auch die Kompetenz des Analysierenden, um – mit aller Vorsicht – bestimmte Aussagen zu treffen. So meine ich feststellen zu können, dass die alltagsschriftliche Relevanz des am häufigsten genannten Beispiels im Rechtschreibdiskurs *dass* sehr viel höher ist als die der auf den nächsten Plätzen folgenden Beispiele *Stängel*, *Schifffahrt* und *behände*. Damit deutet sich bereits ein für den Rechtschreib-Diskurs charakteristisches Phänomen an: Es wird sehr viel mit Beispielen argumentiert, die im Schreiballtag des Laien keine oder kaum eine Rolle spielen.

6.5 Emotionalität

Ein bisher oft vernachlässigter Aspekt bei der Analyse von Wissensinhalten ist dessen Emotionalität. Das hängt sicher damit zusammen, dass sich das transferierte Wissen bezüglich dieses Aspektes noch sehr viel schwieriger bewerten lässt als hinsichtlich aller bisher genannten Kriterien. Darüber hinaus beschränken sich die meisten Ansätze bis dato auf die Perspektive, inwiefern mit Hilfe von Sprache Emotionen benannt bzw. ausgedrückt werden. Für die Analyse der Transferqualität scheint mir jedoch die umgekehrte Sichtweise weitaus bedeutender: Inwiefern erzeugt die Vermittlung bestimmter Wissensinhalte beim Rezipienten Emotionen? Ich bezeichne diese Qualität sprachlicher Ausdrücke als *Emotionalisierungspotenzial*.

Damit verbunden ist die These, dass ein sprachlicher Ausdruck, mittels dessen Emotionen erzeugt werden können, keineswegs zwangsläufig Emotionen ausdrücken oder gar benennen muss. Allerdings lässt sich die emotionsauslösende Wirkung eines einzelnen sprachlichen Ausdrucks mit sprachwissenschaftlichen Methoden allein nicht nachweisen. Die Häufung bestimmter sprachlicher Phänomene erlaubt jedoch Rückschlüsse auf die Existenz einer solchen Wirkung. So werden im Rechtschreibdiskurs immer wieder Beispiele für neue Schreibweisen in Überschriften zitiert. In Schlagzeilen wie *Stängel statt Stengel, Spaghetti oder Spagetti, Zu-cker für Theo, Packet, Rytmus, Tron?, Kuss und Känguru, Belämmerter Tollpatsch, Gräulich belämmert* erscheint der Bezug zum folgenden Text oft sehr bemüht. Die Funktion dieser Beispielzitate besteht ganz offensichtlich darin, mit Hilfe der neuen, ungewohnten und dabei für eine breite Mehrheit der Leser zunächst einmal ärgerlichen Schreibweisen Aufmerksamkeit zu erregen. Dass diesen Beispielen eine Art orthographisches Emotionalisierungspotenzial innewohnt, wird auch belegt durch Zitate wie das des prominenten Reformgegners Friedrich Denk, die neuen Schreibweisen sähen aus „wie Pickel im Gesicht" – eine Formulierung, die ihrerseits gleich zweimal in Schlagzeilen des Pressekorpus wieder auftaucht.

6.6 Das Stereotyp der Rechtschreibreform in den Printmedien

Schon anhand der relativ kurzen Ausführungen dürfte deutlich geworden sein, dass der mit dem Diskurs über die Rechtschreibreform einhergehende Wissenstransfer ein Bild zeichnet, das die Inhalte der Reform zumindest verzerrt darstellt. Vor diesem Hintergrund könnte man von einer nicht allzu hohen Transferqualität in diesem Diskurs sprechen. Dabei kommt es natürlich sehr auf die Perspektive an. Gegner der Reform werden sagen, dass es sehr zu begrüßen ist, wenn die Berichterstattung dazu beigetragen hat, eine breite Ablehnung in der Bevölkerung hervorzurufen oder zu fördern. Befürworter der Reform werden sich über die ihrer Meinung nach zu einseitig negative Berichterstattung beklagen. Fast allen Beteiligten gemein ist aber wohl mittlerweile die generelle Abneigung, über dieses Thema weitere Worte zu verlieren. Auch das zeugt meines Erachtens nicht gerade von einer hohen Transferqualität.

7 Fazit

Ich habe in diesem Beitrag versucht, einen Überblick über verschiedene Kriterien zu geben, mittels deren sich die Qualität des beim Wissenstransfer vermittelten und auf der Basis von Textkorpora mit Hilfe verschiedener Methoden gemessenen Wissens näher bestimmen lässt. Die obige Auflistung enthält sicherlich nicht alle Kriterien, die denkbar wären. Sie bietet aber vielleicht einen instruktiven Ansatz, der bereits an einem konkreten Diskurs empirisch getestet wurde. Gleichzeitig zeigt sie die Grenzen des Instrumentariums sprachwissenschaftlicher Methoden auf.

Die Analyse der Transferqualität stellt aus meiner Sicht einen sehr wichtigen Aspekt für die linguistische Diskursanalyse dar. Wenn der Diskurs, wie eingangs geschildert, *das* Instrument der demokratischen Meinungsbildung ist, lässt sich die Bedeutung der dort vorherrschenden Wissenstransferqualität gar nicht oft genug betonen. Es ist daher meiner Meinung nach Aufgabe der Sprachwissenschaft, der Analyse von Diskursen und dem darin vollzogenen Wissenstransfer in Zukunft erhöhte Aufmerksamkeit zu widmen. Dass es dabei der Kooperation mit anderen Disziplinen wie der Kommunikationswissenschaft, Politikwissenschaft oder Psychologie bedarf, muss an dieser Stelle wohl kaum noch erwähnt werden. Der Beitrag der Linguistik zu der Frage, wie sich im Laufe des Diskurses aus dem neutralen ein Parteilichkeitsstereotyp entwickelt, ist jedoch, wie die vorgestellten Methoden gezeigt haben dürften, alles andere als nebensächlich. Das gilt nicht nur für den Diskurs über die Rechtschreibreform.

Literatur

Antos, Gerd (1996): Laien-Linguistik. Studien zu Sprach- und Kommunikationsproblemen im Alltag. Am Beispiel von Sprachratgebern und Kommunikationstrainings. Tübingen.

Beck, Ulrich (1986): Risikogesellschaft. Auf dem Weg in eine andere Moderne. Frankfurt a.M.

Bellezza, F. S./G. H. Bower (1982): Remembering script-based text. In: Poetics 1982 (11), 1-23.

Busse, Dietrich (2000): Historische Diskurssemantik. Ein linguistischer Beitrag zur Analayse gesellschaftlichen Wissens. In: Sprache und Literatur in Wissenschaft und Unterricht, 86. Jg, 39-53.

Busse, Dietrich/Wolfgang Teubert (1994): Ist Diskurs ein sprachwissenschaftliches Objekt? Zur Methodenfrage der historischen Semantik. In: Dietrich Busse/Fritz Hermanns/Wolfgang Teubert (Hg.): Begriffsgeschichte und Diskursgeschichte. Methodenfragen und Forschungsergebnisse der historischen Semantik. Opladen, 10-28.

Dreyfus, Hubert L./Paul Rabinow (1994): Michel Foucault. Jenseits von Strukturalismus und Hermeneutik. 2. Aufl. Weinheim.

Foucault, Michel (1981): Archäologie des Wissens. Frankfurt a.M.

Internationaler Arbeitskreis für Orthographie (Hg.) (1995): Deutsche Rechtschreibung. Regeln und Wörterverzeichnis. Vorlage für die amtliche Regelung. Tübingen.

Jäger, Siegfried (2001): Diskurs als ‚Fluß von Wissen durch die Zeit'. Ein transdisziplinäres Konzept. In: Sigurd Wichter/Gerd Antos (Hg.): Wissenstransfer zwischen Experten und Laien. Umriss einer Transferwissenschaft. Frankfurt a.M., 35-50.

Jäger, Siegfried (1999): Kritische Diskursanalyse. Eine Einführung. 2. überarb. und erw. Auflage. Duisburg.

Kammler, Clemens (1997): Historische Diskursanalyse (Michel Foucault) In: Klaus-Michael Bogdal (Hg.): Neue Literaturtheorien. Eine Einführung. 3. Auflage. Opladen, 32-56.

Konerding, Klaus-Peter (1993): Frames und lexikalisches Bedeutungswissen. Untersuchungen zur linguistischen Grundlegung einer Frametheorie und zu ihrer Anwendung in der Lexikographie. Tübingen.

Kuckartz, Udo (1999): Computergestützte Analyse qualitativer Daten. Eine Einführung in Methoden und Arbeitstechniken. Opladen.

Mandl, Heinz/Hans Spada (Hg.) (1988): Wissenspsychologie. München, Weinheim.

Möhn, Dieter (2000): Textsorten und Wissenstransfer. In: Klaus Brinker/Gerd Antos/Wolfgang Heinemann/Sven Frederik Sager (Hg.): Text- und Gesprächslinguistik. Ein internationales Handbuch zeitgenössischer Forschung (= Handbücher zur Sprach- und Kommunikationswissenschaft 16, 1). Berlin, New York, 561-574.

Putnam, Hilary (1979): Die Bedeutung von „Bedeutung". Frankfurt a.M.

Putnam, Hilary (1999): Repräsentation und Realität. Frankfurt a.M.

Schimpf, Silke (1997): Wissens- und Wortschatzvariationen im Bereich der Sexualität. Untersuchungen anhand ausgewählter Zeitschriftentexte. Frankfurt a.M.

Schwarz, Monika (1996): Einführung in die kognitive Linguistik. 2., überarb. und aktualisierte Aufl. Tübingen, Basel.

Sprachreport (1994): Rechtschreibreform. In: Sprachreport. Informationen und Meinungen zur deutschen Sprache. Extra-Ausgabe Dezember 1994.

Sprachreport (1996a): Rechtschreibreform. Eine Zusammenfassung von Dr. Klaus Heller. 1. Neuaufl. In: Sprachreport. Informationen und Meinungen zur deutschen Sprache. Extra-Ausgabe Januar 1996.

Sprachreport (1996b): Rechtschreibreform. Eine Zusammenfassung von Dr. Klaus Heller. 2. Neuaufl. In: Sprachreport. Informationen und Meinungen zur deutschen Sprache. Extra-Ausgabe Juli 1996.

Stenschke, Oliver (2001): Wissenstransfer und Emotion im Diskurs über die Rechtschreibreform. In: Sigurd Wichter/Gerd Antos (Hg.): Wissenstransfer zwischen Experten und Laien. Umriss einer Transferwissenschaft (= Transferwissenschaften 1). Frankfurt a.M., 145-157.

Stenschke, Oliver (2004): Die Akteure des diskursiven Wissenstransfers. In: Sigurd Wichter/Oliver Stenschke (Hg.): Theorie, Steuerung und Medien des Wissenstransfers (= Transferwissenschaften 2). Frankfurt a.M.

Stenschke, Oliver (2005): Rechtschreiben, Recht sprechen, recht haben – der Diskurs über die Rechtschreibreform. Eine linguistische Analyse des Streits in der Presse (= Reihe Germanistische Linguistik 258). Tübingen

Tergan, Sigmar-Olaf (1986): Modelle der Wissensrepräsentation als Grundlage qualitativer Wissensdiagnostik. Opladen.

Wichter, Sigurd (1994): Experten- und Laienwortschätze. Umriß einer Lexikologie der Vertikalität. Tübingen.

Wichter, Sigurd (1999): Gespräch, Diskurs und Stereotypie. In: Zeitschrift für Germanistische Linguistik 27, 261-284.

Wissenstransfer – Transferqualität – Transferqualitätskontrolle

Tilo Weber (Halle)

1 Einleitung

Ein Überblick über Konferenzen, Veröffentlichungen und Projekte der letzten Jahre – man denke an die jährlichen Arbeitstagungen zur *Transferwissenschaft* seit 1999, die Jahrestagung 2003 der Gesellschaft für Angewandte Linguistik (GAL) zum Thema *Sprache[n] in der Wissensgesellschaft* und die Forschungsstelle *Transferwissenschaft* der Universität Koblenz[1] – zeigt, dass Wissenstransfer längst nicht mehr nur als praktische Aufgabe der Umsetzung von Forschungsergebnissen in vermarktbare Produkte wahrgenommen wird, sondern selbst zum Gegenstand theoretischer Reflexion gerade auch aus linguistischer Perspektive geworden ist. Wenn die zu lösenden Probleme sich aber nicht von einem angefertigten Produkt her und die Produktqualität sich nicht am einfachen Kriterium des Markterfolgs messen lassen, dann muss eine sich auch als theoretische Disziplin verstehende Wissenstransferwissenschaft im Vorfeld aller Einzeluntersuchungen über eine Reihe von Fragen verständigen: Was meinen wir damit, wenn wir sagen, dass ein bestimmtes Wissen Gegenstand eines Transfervorgangs wird? Welche Typen von Wissen gibt es? Wie unterscheiden sich diese Wissenstypen? Welche dieser Typen können und wollen wir untersuchen?

---

[1] Zur Reihe Transferwissenschaft vgl. http://www.transferwissenschaften.de (15. Mai 2005); zur GAL-Jahrestagung 2003 vgl. http://www.uni-tuebingen.de/GAL2003/ (15. Mai 2005); zur Forschungsstelle Transferwissenschaft der Universität Koblenz-Landau vgl. http://lenz.uni-koblenz.de/impressum.html (15. Mai 2005).

Ich werde in diesem Beitrag über Wissenstransfer-Erfolgskontrolle sprechen, also über Möglichkeiten von Teilnehmern an Wissenstransfer- und das heißt immer auch Wissenstransformationsprozessen, den Erfolg ihrer Transferversuche zu überprüfen. Wenn es in diesem Zusammenhang auch zu weit führen würde, die oben gestellten Grundfragen umfassend erörtern zu wollen, so muss zunächst doch zumindest für die hier verfolgten Ziele versucht werden, möglichst genau einzugrenzen, von welcher Art von Wissen die Rede ist. Eine solche Vorverständigung mag mühsam erscheinen, doch werden die Termini *Wissen* und *Wissenstransfer* in unterschiedlichen Diskursen in so unterschiedlichen Weisen verwendet,[2] dass es kaum möglich erscheint, über dieses Thema etwas Bestimmtes in hinreichender Deutlichkeit zu sagen, ohne eben eine solche Klarstellungen geleistet und damit den Raum für Missverständnisse eingeengt zu haben.

Damit zeichnet sich auch bereits ab, welche Fragen hier noch offen bleiben werden. Die folgenden Erörterungen befassen sich mit propositionalem Wissen-*dass*; Wissen anderer Arten wird dabei nur in abgrenzender Hinsicht thematisiert, insbesondere das Problem, ob und, wenn, wie solches Wissen transferiert werden und Gegenstand der Transferwissenschaften kann.

Wer von „gelungenem" (Ballod i.d.B.; Janich i.d.B.), „erfolgreichem" (Janich i.d.B.), „effektivem" oder „effizientem" (Roelcke i.d.B.) Wissenstransfer bzw. von mehr oder weniger „hoher" (Stenschke i.d.B.) Transferqualität spricht,[3] vollzieht einerseits eine ganz alltägliche Bewertungshandlung, die fast immer dann relevant wird, wenn wir in privaten oder beruflichen Kontexten an Wissenstransferprozessen teilnehmen. Wer solche Urteile auch mit wissenschaftlichem Anspruch fällt, unterstellt jedoch andererseits, dass man die Güte, das Gelingen ... kurz: die Qualität von Wissenstransfers unabhängig vom subjektiven Standpunkt des jeweiligen Beobachters und von den Teilnehmerperspektiven einschätzen, beurteilen oder gar messen kann und dass es für diese Bewertungsprozeduren anerkannte oder zumindest anerkennenswerte Maßstäbe gibt. Und tatsächlich scheint die Annahme plausibel, dass die Kontrolle der Transferqualität für einen Informationsanbieter, z.B. einen Lehrer, in vielen Fällen eine notwendige Voraussetzung für den Erfolg selbst darstellt. Aus empirischer Sicht bedeutet dies, dass sich die Beschreibung und Analyse einzelner Wissenstransfer-Prozesse auch Erkenntnisse über die von den Teilnehmern praktizierten Verfahren der Transfer-Qualitätskontrolle gewinnen lassen.

2 Dies wird bereits in den Beiträgen zu diesem Sammelband deutlich; vgl. etwa die impliziten und expliziten Auffassungen zu Wissen in den Aufsätzen von Schulz, Janich und Roelcke (alle in diesem Band).

3 Damit sind nur einige der Attribute aufgezählt, die den Substantiven *Wissenstransfer* und *Transferqualität* in Beiträgen zu diesem Sammelband zugeschrieben werden.

An diese Überlegung anknüpfend, richte ich den Blick auf zwei unterschiedliche Domänen, in denen Wissenstransfer-Prozesse und deren qualitative Einschätzung eine wichtige Rolle spielen: Leistungsüberprüfungen im schulischen Kontext und einige Verfahren der Verständnissicherung in Alltagsgesprächen. In Bezug auf diese Bereiche stelle ich folgende Fragen:

- Wenden diejenigen, die über ein bestimmtes Wissen verfügen und Informationsangebote machen, in der Praxis sozialer Interaktion Verfahren an, um die Qualität von Wissenstransfers zu kontrollieren, zu beurteilen etc.?
- Wie bewerten sie die Ergebnisse dieser Kontrolle?
- Wie gehen sie damit um, wenn sich das erste Ergebnis ihrer Kontrolle als falsch bzw. unzuverlässig herausstellt?

Wie oben bereits begründet, setzt die Beantwortung von Fragen wie die geraden gestellten eine Reihe von Vorüberlegungen voraus, die die Schlüsselbegriffe *Wissen, Information* und *Wissenstransfer* betreffen. Deshalb folgen diesen einleitenden Bemerkungen (1) eine Eingrenzung des zu untersuchenden Themas, insbesondere denjenigen Typ von Wissen betreffend, auf den sich am Ende dieses Abschnitts eine Reihe von Thesen beziehen (2). Im Anschluss daran werden die prinzipiellen Grenzen der Eignung praktischer Verfahren erörtert, Transferqualität verlässlich zu bestimmen oder gar zu messen, ohne dass dies allerdings als Beleg dafür gewertet würde, dass die Anwendung solcher Verfahren in allen Fällen sinnlos ist (3). Nach diesen theoretischen Darlegungen richtet der folgende Abschnitt den Blick auf das Beispiel zweier in vielerlei Hinsicht unterschiedlicher Praxisdomänen des Wissenstransfers: das Alltagsgespräch und der Schulunterricht (4). In beiden Domänen spielt die Kontrolle des Erfolgs von Wissenstransfer-Versuchen eine Rolle und in beiden Domänen ist die Zuverlässigkeit der Kontrollverfahren – allerdings mit sehr unterschiedlichen Konsequenzen – begrenzt. Zusammenfassende Bemerkungen zum Ertrag der dargebotenen Überlegungen und zu weiterführenden Fragen beschließen den Beitrag (5).

2 Vorüberlegungen zum Begriff *Wissen*

Zu den hier nötigen Vorüberlegungen gehört u.a. die Erörterung der Frage, von welcher Art Wissen die Rede ist, wenn *Wissens*transfers und *Wissens*transfer-Qualitäten untersucht werden. Dass dies angesichts des Fehlens eines entsprechenden Konsenses nicht nur innerhalb der Transferwissenschaften unerlässlich ist, drückt sich z.B. darin aus, das die Grenze zwischen dem, was mit dem Terminus *Wissenstransfer* im engeren Sinne bezeichnet wird und Kommunikation im Allgemeinen meist äußerst unscharf und fließend ist.

Propositionales vs. prozedurales Wissen; Transferqualitätskontrolle aus der Teilnehmerperspektive

Ein (Versuch eines) Wissenstransfer(s) wird hier aufgefasst als die kommunikative Handlung eines Individuums, das über ein propositionales Wissen verfügt, dass *p*, und das einen Rezipienten durch seine Handlung in den Stand versetzen möchte, über das Wissen, dass *p*, zu verfügen. Die Frage nach der Qualität dieses Transferprozesses wird dabei primär aus der Perspektive dessen betrachtet, der den Transferversuch unternimmt, der das Informationsangebot mittels einer Äußerung macht. Diese Bestimmung ist wichtig, weil die Teilnehmer an Transferprozessen über z.T. andere Möglichkeiten der Transferqualitätskontrolle verfügen als externe Beobachter. Die hier vorgelegten Überlegungen nehmen nur einen Teilaspekt der Transferqualität in den Blick. Es geht nur um solche Aktivitäten, die ein Informationsanbieter unternimmt, um zu überprüfen, ob sein Versuch, einem Adressaten die Information, dass *p*, zu vermitteln und dadurch das Wissen, dass *p*, zu bilden, geglückt ist.

Zu wissen, dass George W. Bush im Jahre 2003 der Präsident der Vereinigten Staaten ist, unterscheidet sich grundlegend von dem Wissen, wie man herausfinden kann, wer gegenwärtig der Präsident der Vereinigten Staaten ist. Dies betrifft u.a. die unterschiedlichen Arten und Weisen, in denen die beiden Typen von Wissen kommunikativ vermittelt werden können.

Wissen als mentale Strukturen/Zustände eines Individuums vs. Wissen einer Domäne/einer Gruppe/einer Gemeinschaft

Wenn in der öffentlichen Diskussion von der „Wissensgesellschaft“ und wenn von der Macht gesprochen wird, die Wissen bedeute, aber auch wenn sich Kognitionswissenschaftler und Didaktiker mit Wissen befassen, dann wird sehr bald deutlich, dass der Terminus *Wissen* in voneinander sehr stark unterschiedenen Weisen verwendet wird. Einer der wichtigen dabei zu beobachtenden Gegensätze besteht darin, dass Wissen einmal primär als das *individuelle* Wissen Einzelner und einmal als das Wissen (in) einer Domäne, einer Gesellschaft, also als so genanntes *kollektives* Wissen aufgefasst wird. Man darf unterstellen, dass beide Verwendungsweisen im Kontext der jeweiligen Fragestellung ihre Berechtigung haben. Aus übergeordneter Perspektive stellt sich dennoch die Frage nach dem Verhältnis zwischen privatem/individuellem und öffentlichem/kollektivem Wissen. Um dieses Verhältnis kann es hier aber nicht gehen; vielmehr liegt der Fokus der Untersuchung auf individuellem Wissen, d.h. auf (unterstellten) mentalen Zuständen einzelner Interaktionsteilnehmer.

Wissen vs. Information

Wissen wird hier also (wie bereits in Weber 2004) als ein mentaler Zustand Einzelner betrachtet. Ein Transfer im Sinne der Durchleitungsmetapher, der zufolge ein bestimmtes Wissens wie der Inhalt eines Pakets von einem Sender zu einem Empfänger transportiert würde,[4] wobei das Transportierte seiner Substanz und seiner Struktur nach intakt bleibt, ist nicht möglich.[5] Wissenstransfer wird vielmehr als ein Prozess gedacht, in dessen Verlauf eine wahrnehmbare Äußerung produziert wird, deren Produzent die Annahme unterstellt werden muss, dass die Äußerung ihrer Form nach konventionell mit dem Inhalt verbunden ist, den er seinem Rezipienten zur Kenntnis bringen will. Diesen Inhalt bzw. seinen propositionalen Gehalt, der der Äußerung von den Beteiligten oder einem externen Beobachter als Bestandteil zugeschrieben wird, nenne ich *Information*. Zusammenfassend lässt sich feststellen: Wissen ist privat, Information ist – zumindest wird das von den Beteiligten unterstellt – öffentlich.

Isoliertes vs. kontextualisiertes propositionales Wissen

Jeder kann sich leicht das Wissen anlesen, dass die Energie eines Gegenstandes identisch ist mit dessen Masse multipliziert mit dem Quadrat seiner Geschwindigkeit ($e = mc^2$). Doch unterscheidet sich das Wissen des physikalischen Laien bezüglich dieses Sachverhalts von dem des Physikers dadurch, dass es isoliert ist, dass der Laie nicht in der Lage ist, Schlussfolgerungen daraus abzuleiten oder Relationen zu anderen Sachverhalten herzustellen. Fragt man nach der Qualität des Transfers propositionalen Wissens, schließt sich die Frage an, ob damit lediglich auf isoliertes Wissen abgezielt wird, oder ob hier auch die Fähigkeit des Rezipienten bewertet wird, das transferierte Wissen in einen weiteren Wissenskontext einzuordnen. Aus dem oben Gesagten ergibt sich, dass die hier gebotenen Überlegungen sich zunächst einmal auf den einfachen Spezialfall des isolierten Wissenstransfers beziehen.

Transfer propositionalen Wissens vs. Erreichen von Handlungszielen

Meist ist Wissenstransfer kein reiner Selbstzweck. Insofern weiter führende Ziele verfolgt werden, ist der Sprecher/Schreiber/Zeichenproduzent kein reiner Informationsanbieter, der seine Adressaten zu einem bestimmten Wissen-*dass* verhelfen

---

4 In seinem klassisch gewordenen Beitrag zeigt Reddy (1979) für das Englische, in welche Aporien diese alltagssprachlich auch im Deutschen so tief verwurzelte Konzeptualisierung von Kommunikation führt.

5 Das hat natürlich Konsequenzen für den Gebrauch des Terminus *Wissenstransfer*. Dieser besitzt seine Berechtigung vor allem aus der – in diesem Beitrag eingenommenen – Perspektive des Informationsanbieters, der im unreflektierten Normalfall eines Transferversuchs mit seinen kommunikativen Handlungen das Ziel verfolgt, einem bestimmten Adressaten (oder mehreren) ein bestimmtes Wissen in einer ganz bestimmten Form zu vermitteln. Mit anderen Worten: Unsere alltäglichen Wissenstransferbemühungen bleiben von den theoretisch fundierten Argumenten meist völlig unberührt, auch wenn diese die Unmöglichkeit eines Transfers im Sinne einer materiellen Übertragung von Wissen von einem Geist/Körper zum anderen unzweifelhaft belegen.

möchte, sondern er beabsichtigt auch, dadurch bestimmte Handlungen auszulösen.[6] Wer – unter den passenden Umständen – ausruft „Es brennt!“, wird sich nicht damit zufrieden geben, dass sein Adressat nun weiß, dass es brennt. Er hofft auch, er wünscht, dass sich der Adressat auf seine Äußerung hin in Sicherheit bringt, das Feuer löscht oder irgendetwas anderes tut.

Um den Begriff *Wissenstransfer* nicht völlig in einem breit angelegten Kommunikationsbegriff aufgehen zu lassen, entscheide ich mich hier dafür, die Transferqualität in Bezug auf den propositionalen Gehalt einer Äußerung und damit unabhängig von der Frage zu diskutieren, ob es einem Informationsanbieter gelungen ist, durch seine Transferhandlung eine bestimmte Anschlusshandlung seitens des Rezipienten auszulösen.

Um noch deutlicher zu machen, dass der zu behandelte Gegenstand einen spezifischen Teilaspekt des Wissenstransfers und des zu transferierenden Wissens abdeckt, ist schließlich ein Hinweis auf eine Unterscheidung aus der pädagogischen Lernzielforschung hilfreich. Hier werden im kognitiven Bereich Hierarchiestufen des Lernens bzw. von Lernzielen definiert, die Wengert (1996) wie folgt zusammenfasst:

> Wissen, Verständnis, Anwendung, Analyse, Synthese, Evaluation (ebd.: 247).

Ich untersuche Wissenstransfer allein auf der ersten Stufe des Wissens. (Das lässt natürlich die Frage unberührt, ob eine Wissenschaft vom Wissenstransfer sich insgesamt damit begnügen möchte.)

3 Wissenstransfer als riskantes Unternehmen. Prinzipielle Unzuverlässigkeit und praktische Verfahren der Transferqualitätskontrolle

In der Einleitung zu dem von ihm herausgegebenen Sammelband *Pretending to Communicate* schreibt Herman Parret (1993: vii): “Communication is always a risky task” und er meint damit, dass jeder Versuch zu kommunizieren, die Möglichkeit des Scheiterns prinzipiell mit einschließt.

Demnach unterliegen auch Versuche, Wissen zu transferieren, prinzipiell der Gefahr zu misslingen. Und was die Sachlage noch verschärft: Wenn es stimmt, dass jeder Kommunikationsversuch vom Scheitern bedroht ist, dann gilt das natürlich auch für Versuche, den Erfolg von Wissenstransferversuchen zu überprüfen.

In dem Beitrag *Gemeinsames Wissen. Unter welchen Bedingungen wir sagen, dass Wissenstransfer gelungen ist* (Weber i.D.) habe ich argumentiert, dass es prinzipiell weder einem Informationsanbieter nach einem externen Beobachter möglich ist, den Erfolg eines Wissenstransferversuchs mit absoluter Verlässlichkeit sicherzu-

---

6 Vgl. hierzu sowohl Roelcke (i.d.B.) als auch Janich (i.d.B.).

stellen. Welches Wissen bei einem Rezipienten „angekommen“ bzw. entstanden ist, lässt sich aufgrund des mentalen Charakters von Wissen nicht nachweisen. Was sich beobachten lässt, ist das Verhalten der Rezipienten im Anschluss an die Äußerung eines Zeichenproduzenten, die als Wissenstransferversuch interpretiert werden kann. Auf der Grundlage einer Beobachtung dieses Verhaltens wiederum lassen sich mehr oder weniger plausible, aber eben nicht sichere Schlüsse auf das Wissen ziehen, das er aufgrund seines Verstehens der Äußerung erworben hat.

Der Charakter von Wissen macht also die absolute Bestimmung, die sichere Feststellung oder gar Messung eines Transfererfolgs unmöglich, wenn damit – wie hier – bestimmte mentale Veränderungen seitens des Adressaten gemeint sind. Mit anderen Worten: Eine Methode, um sicheres Wissen über Wissen, Annahmen und andere mentale Zustände anderer zu erlangen, ist weder für diejenigen denkbar, die einen Transferversuch unternehmen und ein mehr oder weniger großes Interesse an seinem Gelingen haben, noch für die Beobachter dieses Vorgangs.

Die prinzipielle Unmöglichkeit von Wissen über Wissen anderer führt aber in der kommunikativen Praxis keineswegs dazu, dass Versuche, die Qualität eines erfolgten Wissenstransfers zu überprüfen, unterbleiben. Im Gegenteil können Bemühungen eines Informationsanbieters, den Erfolg seines Wissenstransferversuchs sicherzustellen, sinnvoll sein,

- wenn er – wenn auch notwendigerweise fälschlich – annimmt, dies sei verlässlich möglich
- wenn er annimmt, dass es für seine aktuellen praktischen Zwecke ausreicht, den Transfererfolg mit hinreichend großer, wenn auch nicht absoluter Sicherheit festzustellen.[7]

So lassen sich dann auch in ganz unterschiedlichen Feldern kommunikativer Praxis Handlungen beobachten, die als Versuche interpretiert werden können, die Qualität einer Transferhandlung zu überprüfen. Bei der Analyse dieser Handlungen ist es wichtig, zwei Aspekte zu trennen: Die Absichten, die Handelnde verfolgen und häufig auch zu realisieren glauben, sind oft durchaus von Effekten verschieden, die durch einen Transferversuch tatsächlich erzielt werden.

---

[7] Dies hat die Transferqualitätskontrolle mit Verstehen im Allgemeinen gemeinsam. Es lässt sich argumentieren, dass „richtiges“, „vollständiges“ etc. Verstehen in sozialer Interaktion unmöglich ist. Und gleichzeitig lässt sich – wie das Grice (1989 [1967])) und seine Nachfolger getan haben – zeigen, dass soziale Interaktion unmöglich ist, wenn die daran Beteiligten nicht selbstverständlich davon ausgehen, dass sie einander verstehen.

Dass Transferversuche meist nicht als Ganze vollständig scheitern oder gelingen, sondern ihr Erfolg zum einen auf unterschiedlichen Handlungsebenen bewertet werden kann und solche Bewertungen meist Zuschreibungen relativ großen Erfolgs oder Misserfolgs darstellen, machen die Beiträge von Janich, Roelcke und Ballod (alle i.d.B.) deutlich.

4 Einige Bemerkungen zur Transfererfolgskontrolle in zwei Domänen kommunikativer Praxis

Diesen letzten Punkt möchte ich mit Blick auf zwei Domänen kommunikativer Praxis, *Alltagsgespräche* und *schulischer Unterricht*, mehr andeuten und thesenhaft umreißen als ausführen. Um eines gleich am Anfang klarzustellen: In beiden Bereichen geht es den Interaktionsteilnehmern natürlich nicht allein um Wissenstransfers im oben sehr stark eingegrenzten Sinne der Vermittlung von propositionalem Wissen. Andererseits ist propositionaler Wissenstransfer eine von mehreren Funktionen, denen Kommunikation im Alltag und im Unterricht in unterschiedlicher Weise dienen kann.

Die genannten Domänen haben ferner gemeinsam, dass sich hier Informationsanbieter beobachten lassen, die mittels unterschiedlicher Verfahren rückblickend zu kontrollieren suchen, ob der von ihnen beabsichtigte Wissenstransfer tatsächlich erfolgt ist. Dabei handelt es sich um bestimmte Formen der Verständnissicherung in Alltagsgesprächen einerseits und um verschiedene Typen schulischer Leistungsüberprüfung andererseits.

Die beiden Domänen sind selbstverständlich nur zwei von vielen, die untersuchenswert wären und untersucht worden sind.[8] Schule und Alltagsgespräche habe ich ausgewählt, weil sie in Bezug auf Wissenstransferkontrolle in einigen Hinsichten die extremen Enden von Kontinua darstellen, die im Folgenden skizziert werden.

Unterstellung des Transfererfolgs als Grundannahme:

Alltagsgespräche zeichnen sich dadurch aus, dass auch aufwändige das Verständnis sichernde Maßnahmen Missverständnisse nicht völlig ausschließen können. Das zeigt sich beispielsweise daran, dass Missverständnisse in Gesprächen immer wieder thematisiert werden (vgl. Weber 1998). Was die Eignung von Prüfungen zur Sicherstellung des Erfolgs von Wissenstransfers im Allgemeinen und von propositionalen Wissenstransfers im Besonderen angeht, finden sich Zweifel hieran nicht nur ausführlich in der Fachliteratur zum Ausdruck gebracht. Wer mit Lehrern spricht, erfährt ohne weiteres, dass diese dem Instrument Prüfung im Hinblick auf Validität und Reliabilität äußerst skeptisch gegenüber stehen. Stichworte sind hier Einfluss der Prüfungssituation, der Aufgabenstellung etc.

Transfererfolgskontrollen im Alltag und in der Schule unterscheiden sich jedoch in einer wichtigen Hinsicht: Während Sprecher im Alltagsgespräch unter normalen Umständen davon ausgehen (müssen[9]), dass der Transfer gelungen ist und sie ein

---

[8] Zu nennen ist z.B. die Arzt-Patienten-Kommunikation (vgl. Meyer i.d.B.).

[9] Täten sie dies nämlich nicht, dann müssten sie so viel Zeit und kommunikative Aufmerksamkeit in die Verständnissicherung investieren, dass das eigentliche Gesprächsziel darüber aus den Augen geriete. Und natürlich wären all diese Absicherungsversuche aussichtslos,

Gescheitert-Sein nur dann annehmen, wenn sie dafür Indizien erkennen können, ist in schulischen Prüfungen das Gegenteil der Fall. Hier muss der Schüler erst einmal nachweisen dass er über das Wissen verfügt, das der Lehrer zunächst vermittelt zu haben glaubt (oder hofft) und nun zu kontrollieren sucht, indem er den Schüler zur Beschäftigung mit einer bestimmten Aufgabe veranlasst. Bearbeitet der Schüler die Aufgabe nicht oder nicht in der vom Lehrer erwarteten Weise, schließt Letzterer auf ein Nicht-Wissen.

Revidierbarkeit der Erfolgskontrollergebnisse:

Im Alltagsgespräch sind Konsequenzen, die aus einer falschen Beurteilung von Erfolg oder Misserfolg eines Transferversuchs gezogen wurden, im Gesprächsverlauf revidierbar. So können etwa weitere das Verständnis sichernde Maßnahmen „nachgereicht" werden. Es scheint geradezu ein Grundzug solcher Gespräche zu sein, dass sie die Klärung von Miss- und Unverständnissen jederzeit erlauben. Schulische Leistungsüberprüfungen weisen eine solche Revidierbarkeit in sehr viel eingeschränkterem Maße auf. Eine Note stellt ein positives Faktum dar, das rückwirkend kaum aufgehoben oder revidiert werden kann.

5 Schlussbemerkung

Die Kontrolle des Erfolgs von Versuchen, Wissen zu transferieren, und damit das Bestimmen der Transferqualität, ist immer zu einem gewissen Grad unzuverlässig. Sich darauf absolut zu verlassen ist daher mehr oder weniger riskant. Ich habe am Beispiel zweier Typen sozialer Interaktion, dem Alltagsgespräch und der schulischen Prüfung, Konsequenzen mehr angedeutet als aufgezeigt, die mit diesem Risiko einhergehen. Dass Notengebung zur Bewertung eines Lernerfolgs als ein problematisches Unterfangen zu betrachten ist, ist nicht zuletzt darauf zurückzuführen, dass Prüfungsaufgaben vor allem dann nur indirekte Hinweise auf einen Wissenstransfererfolg zu Tage fördern können, wenn es sich um einfaches Abfragen von Wissen durch geschlossene Fragen handelt. Im Gegensatz zum unsicheren Status der Feststellung und Benotung insbesondere von fehlendem oder mangelhaftem Wissen steht die faktische Natur von Noten, die kaum revidier- oder aufhebbar sind. Alltagsgespräche verhalten sich in dieser Beziehung ganz anders. Anders als Prüfer in der Prüfungskommunikation unterstellen Teilnehmer an Alltagsgesprächen einander zunächst einmal angemessenes Verstehen. Transferversuche gelten als geglückt, wenn es keine manifesten Hinweise auf das Gegenteil gibt. Sollten solche aber auftreten, verfügen die Teilnehmer über Verfahren der Verständnissicherung und Reparatur, die den Transfererfolg für die Teilnehmer und für deren

stellten sie doch nur selbst wieder Gesprächsbeiträge dar, die – aus der Perspektive eines Skeptikers – erneut ihr Verständnis sichernder Maßnahmen bedürften usw.

in der jeweiligen Interaktionssituation verfolgten praktischen Zwecke hinreichend sicherstellen kann.

Diese knappen Überlegungen zur Transferqualitätskontrolle in zwei Praxisdomänen legen es nahe, ja fordern es geradezu, anhand von empirischen Untersuchungen von Prüfungs- und Alltagskommunikationen zu untersuchen, welche Verfahren die jeweiligen Teilnehmer einsetzen, um den Erfolg von Wissenstransfers zu überprüfen. Diese Aufgabe lassen die obigen Ausführungen (noch) unbearbeitet.

Neben den Überlegungen zur Transferqualität in Prüfungs- und Alltagsinteraktionen habe ich in diesem Beitrag grundlegende begriffliche Differenzierungen im Hinblick auf den Untersuchungsgegenstand vorgenommen. Im Zentrum standen dabei die folgenden Gegensatzpaare:

- propositionales vs. (hier undifferenziert gebliebenes) nicht-propositionales Wissen
- individuelles vs. kollektives Wissen
- isoliertes vs. kontextualisiertes Wissen
- Wissen vs. Information
- der Transfer propositionalen Wissens vs. das Erreichen von Handlungszielen

So lange in den Transfer- und Kognitionswissenschaften und in verwandten Disziplinen die Gegenstandsbereiche, auf die mit den Termini *Wissen, Wissenstransfer und Transferqualität* referiert werden kann, noch ganz unübersichtlich, heterogen und miteinander teilweise unvereinbar sind, so lange kommt man auch in Einzeluntersuchungen nicht darum herum, den jeweils gemachten Sprachgebrauch im Hinblick auf die genannten Aspekte zu explizieren. Die Ausführungen zum Wissensbegriff bilden also ein wichtiges Element im Rahmen dieses Aufsatzes, zielen gleichzeitig jedoch auch auf eine darüber hinaus reichende, noch nicht erzielte aber notwendige Verständigung im Rahmen der sich mit *Wissen* befassenden Disziplinen.

Literatur

Ballod, Matthias (2004): Transfer oder Transformation? „Wissen" aus informationsdidaktischer Sicht. In: Sigurd Wichter/Oliver Stenschke (Hg.): Theorie, Steuerung und Medien des Wissenstransfers (= Transferwissenschaften 2). Frankfurt a.M., 103-113.

Ballod, Matthias (i.d.B.): Die Qualität des Wissenstransfers aus informationsdidaktischer Perspektive. In: Gerd Antos/Tilo Weber (Hg.): Transferqualität (= Transferwissenschaften 4). Frankfurt a.M.

Gülich, Elisabeth/Kotschi, Thomas (1987): Reformulierungshandlungen als Mittel der Textkonstitution. In: Wolfgang Motsch (Hg.): Satz, Text, sprachliche Handlung. Berlin.

Janich, Nina (i.d.B.): Richtig und falsch oder „Anleitung zum Querdenken“? Zur Frage des Anspruchs an Wissenstransfer. In: Gerd Antos/Tilo Weber (Hg.): Transferqualität (= Transferwissenschaften 4). Frankfurt a.M.

Meyer, Bernd (i.d.B.): Der Transfer von Nomina und Pronomina in gedolmetschten Aufklärungsgesprächen. In: Gerd Antos/Tilo Weber (Hg.): Transferqualität (Transferwissenschaften 4). Frankfurt a.M.

Parret, Herman (1993): Introduction. In: Herman Parret (ed.): Pretending to communicate. Berlin, New York, vii-xv.

Reddy, Michael (1979): The conduit metaphor. A case of frame conflict in our language about language. In: Andrew Ortony (ed.). Metaphor and thought. Cambridge. 284-324.

Roelcke, Thorsten (i.d.B.): Ist ein gelungener Wissenstransfer auch ein guter Wissenstransfer? Effektivität und Effizienz als Maßstab der Transferqualität. In: Gerd Antos/Tilo Weber (Hg.): Transferqualität (= Transferwissenschaften 4). Frankfurt a.M.

Schulz, Wolfgang (i.d.B.): Zum Problem der Wissensdynamik. Überlegungen zu einer kognitionssoziologischen Analyse des Wissenstransfers. In: Gerd Antos/Tilo Weber (Hg.): Transferqualität (Transferwissenschaften 4). Frankfurt a.M.

Stenschke, Oliver (i.d.B.): Die Analyse der Wissenstransferqualität: „Wissen messen“ in Pressetexten. In: Gerd Antos/Tilo Weber (Hg.): Transferqualität. Frankfurt a.M.

Weber, Tilo (1998): Shared background and repair in German conversation. Boulder, CO. [Ph.D. thesis]

Weber, Tilo (2004): Gemeinsames Wissen. Unter welchen Bedingungen wir sagen, dass Wissenstransfer gelungen ist. In: Sigurd Wichter/Oliver Stenschke (Hg): Theorie, Steuerung und Medien des Wissenstransfers (= Transferwissenschaften 2). Frankfurt a.M., 17-32.

Wengert, Hans Gert (2000): Leistungsbeurteilung in der Schule. In: Gislinde Bovet/Volker Huwendiek/Ulrich Abele (Hg.): Pädagogik und Psychologie für den Lehrberuf. 3., erweiterte und bearbeitete Auflage. Berlin, 240-263.

Zum Problem der Wissensdynamik. Überlegungen zu einer kognitionssoziologischen Analyse des Wissenstransfers

Wolfgang K. Schulz (Konstanz)

Das Problem der Wissensdynamik ist in der wissenssoziologischen Theoriebildung weitgehend unterbestimmt geblieben. Erst jetzt zeichnen sich unter Bezugnahme auf Resultate der Kognitionswissenschaften Ansätze zu einer Analyse der strukturellen Bedingungen der Wissensentwicklung ab. Im Folgenden soll ein solcher Ansatz vorgestellt werden. Dabei wird zunächst unter Bezugnahme auf die Ansätze von Max Scheler, Karl Mannheim und Walter L. Bühl eine theoretische Verortung dieser Problemstellung vorgenommen. Die sich daraus ergebenden Folgerungen für die Analyse der Strukturbedingungen der Wissensdynamik werden unter Bezugnahme auf Resultate der Kognitionswissenschaften anschließend umrissen.

1.

Scheler versucht das Problem der Wissensdynamik damit zu erfassen, dass er zwischen ideell bestimmtem und realgesellschaftlichem Handeln unterscheidet und in dem Zusammenwirken von Ideal- und Realfaktoren die Grundlage der Entstehung und Entwicklung der elementaren Wissensarten des Heils-, Bildungs- und Arbeitswissens und den sie konstituierenden Kulturgebieten sieht (Scheler 1980). Die Dynamik des Wissens erscheint damit stets von den realen Lebensbedingungen und -verhältnissen bestimmt. Zwar kann das Wissen auf den Entwicklungsprozess sozialer Kontexte regulierend einwirken, indem es hemmend oder freisetzend auf gesellschaftliche Entwicklungen reagiert. Aber diese Steuerungsleistung wird von Scheler nur auf die Entwicklung neuer soziokultureller Zusammenhänge bezogen, nicht jedoch auf die Strukturbildung des Wissens selbst.

Diese Eingrenzung trifft auch für den wissenssoziologischen Ansatz von Mannheim (1982) zu. Er geht insofern über Scheler hinaus, als er darauf abzielt, Strukturprinzipien der Wissensentwicklung zu ermitteln. Diese sieht er durch spezifische Konkurrenzformen bestimmt, die er auf die Prozesse der spontanen Konsensbildung, der Monopolisierung, der Atomisierung und der Konzentration atomisierter Standpunkte und Perspektiven zu zentralen Wissensrichtungen zurückführt. Aber dadurch, dass er es bei dem Aufweis der sozialen Bedingtheit elementarer Denkstile und Wissensrichtungen in der Geistesgeschichte belässt, gerät die interne Struktur der Wissensdynamik aus dem Blickfeld der Analyse. Zwar wehrt er explizit die These ab, „daß Geist, Denken nichts anderes sei als Ausdruck, Reflex sozialer Leistungen“ und „daß es nur kalkulierbare Bedingtheiten und es keine im Geist verankerte Möglichkeit zur Freiheit gäbe“ (Mannheim 1982: 369). Jedoch zieht er aus dieser Eingrenzung seiner Theorie der Seinsverbundenheit des Wissens keine Konsequenzen für die Analyse der Strukturbedingungen der Wissensdynamik.

Dieses Problem, das auch in den nachfolgenden strukturfunktionalistischen und phänomenologischen wissenssoziologischen Ansätzen nicht reflektiert worden ist, wird erst durch eine kognitionswissenschaftliche Orientierung wissenssoziologischer Analyse erfassbar. Einen solchen Ansatz hat Walter L. Bühl vorgelegt (Bühl 1984). Er geht von dem Prinzip „der semantischen Autonomie" aus, das besagt, dass bei der Analyse von Wissensprodukten ein „Rückbezug auf einen historisch identisch bleibenden Strukturkern" vorgenommen werden muss, um „das Wissen als eigenständige Größe" analysieren (ebd.: 9) und die „Objektivität und Kulturspezifität verschiedener Wissensarten oder Wissenszusammenhänge" bestimmen zu können (ebd.: 11). Wissensprodukte werden von ihm daher nicht durch „eine direkte Zurechnung von Wissensprodukt und sozialem Standort" erfasst, wie Mannheim es vornimmt, sondern einer vielschichtigen Analyse unterzogen, die an der semantischen Struktur des Wissensgebildes ansetzt, die sozialen Strukturbedingungen der Produktion, Vermittlung und Verwertung von Wissensleistungen ermittelt und diese in ihren kulturspezifischen Kontexten eingliedert. Eine solche Sichtweise sieht er durch Scheler zwar insofern vorbereitet, als dieser „die Multifunktionalität jedes Wissensproduktes oder Wissensvorganges" betont, indem er die elementaren Wissensarten des sinnstiftenden Heils- oder Erlösungswissens, des individuellen und gesellschaftlich wirkenden Bildungswissens und des wissenschaftlichen Herrschafts- oder Leistungswissens als unreduzierbare „Komponenten eines jeden Wissens" bestimmt (ebd.: 15). Aber Bühl bewertet Schelers Ansatz als unzureichend, da dieser bedingt durch seine wesensphänomenologische Ausrichtung keine Analyse der Strukturunterschiede im Aufbau und in der Dynamik dieser Wissensarten" vornehme (ebd.: 12). Auf eine solche Analyse zielt der wissenssoziologische Ansatz Bühls ab. Bühl stützt sich einerseits auf die von Michel Foucault entwickelten Überlegungen über die „eingeschränkte Steuerbarkeit" der „Architektonik und Entwicklungsdynamik der Tiefenstruktur" des Wissens (ebd.: 17) und andererseits auf die von Peirce vorgelegte Analyse der gemeinschaftsbildenden Funktion von Wissensstrukturen, die er als Plausibilisierung seiner Annahme über die in den Wissensebenen strukturell angelegte, unterschiedlich verlaufende Wissensdynamik ansieht (ebd.: 18f.). Diese theoretischen Grundannahmen werden in einer umfassenden Analyse des Zusammenhangs von Verhaltenssteuerung und Informationsverarbeitung unter Einschluss der evolutionären und kommunikativen Grundlagen der Wissensbildung fundiert, um zu einer Bestimmung der Strukturbedingungen der Wissensdynamik zu gelangen.

2.

Im Zentrum des wissenssoziologischen Ansatzes von Bühl steht ein Verständnis von Wissen, das auf der in langfristigen Lernprozessen erworbenen Kompetenz zur Informationsverarbeitung gründet (ebd.: 62ff.). Diese Leistung hat eine mehrschichtige Struktur. Sie basiert auf einer Zerlegung der Objektwahrnehmung in typologisch bestimmte Teilbereiche, führt zu einer Zuordnung dieser Wahrnehmungselemente zu verschiedenen Erfahrungsperspektiven und integriert diese in den Kontext des bereits vorhandenen Objektwissens. Auch die Formen der Informationsverarbeitung sind mehrschichtig angelegt (vgl. Hoops 1999: 50ff.). Sie können auf die konkrete Bewältigung von Umwelterfahrungen bezogen sein und im Vollzug der Selektion von Handlungsfunktionen spezifische Referenzbereiche des praktischen Wissens ausbilden. Sie können aber auch auf die Organisation sozialen Handelns ausgerichtet sein und sich im Prozess sozialer Normierung zu Referenzbereichen des normativen Wissens entwickeln. Schließlich können sie sich auf die Formulierung analytischer Begriffe und Kategorien beziehen, welche die Basis der Referenzbereiche des theoretischen Wissens darstellen.

In diesen Referenzbereichen sind die von Bühl nicht näher analysierten Voraussetzungen der Ausbildung inhaltlich bestimmter Wissensdomänen zu sehen. Wissensdomänen werden intern bestimmt durch die Ausbildung elementarer Wissensarten. Zu ihnen gehören das praktische Wissen, das auf den Bereich von Handlungsroutinen bezogen ist, das normative Wissen, das die Regelstruktur sozialen Handeln erfasst, und das theoretische Wissen, das die kategorialen Grundlagen rationaler Zusammenhänge begrifflich bestimmt. In den dabei zugrunde liegenden Abgrenzungen der verschiedenen Kompetenzbereiche sind die Umweltbezüge der Wissensdomänen fundiert. Einen manifesten Bestand erhalten diese Domänen allerdings nur dann, wenn sie nicht voneinander losgelöst fungieren, sondern miteinander vernetzt sind.

Der auf dieser Vernetzungsstruktur basierende Verlauf von Wissensflüssen vollzieht sich als Zentralisierung und Peripherisierung von Wissensteilen in einer Domäne und wird durch die Entwicklung alternativer Deutungs- und Handlungsmodelle bestimmt. Die dabei zum Tragen kommende Konkurrenz alternativer Deutungsmuster kann sich auf den Geltungsanspruch vorherrschender Realitäts- und Problemdefinitionen, aber auch eingeführter Erklärungsmodelle und Handlungskonzepte oder auf den Anspruch besserer Lösungskonzepte und methodischer Strategien beziehen. Bei der durch solche konkurrenten Auseinandersetzungen bewirkten Verdrängung einzelner Leitfunktionen aus dem zentralen Wissensbereich spielt das Verhältnis des Wissens zur Domänenumwelt eine entscheidende Rolle. Je größer die Abhängigkeit des Wissenskorpus von konzeptionellen oder methodischen Vorgaben der Domänenumwelt ist, desto stärker wird der Angleichungsdruck und desto eher werden solche Wissensteile aus anderen Domänen übernommen und zentralisiert, die im Einklang mit domänenübergreifenden Wisseneinheiten stehen. Dabei führt die Dominanz von Deutungs- und Erklärungsmustern zur Erweiterung oder Verdrängung überkommener Leitkonzepte, während neue Problemdefinitionen und Technologien die Verdrängung etablierter methodischer Strategien und Lösungstechniken aus dem zentralen Wissenskorpus der Domäne bewirken. Ein weiterer Faktor der

Penetration und Implementation domänenübergreifender Wissensfunktionen ist in dem Strukturierungsgrad der Domäne zu sehen. Je unspezifischer das Verhältnis von Zielen, inhaltlichen Schwerpunkten und methodischen Vorgehensweisen in einer Domäne bestimmt ist, desto mehr ist eine Angleichung an die Domänenumwelt erforderlich. Dies trifft vor allem auf solches Wissen zu, das sich überwiegend programmatisch definiert und bei der Ausbildung seiner Strukturen auf konzep tionelle, methodische oder technische Vorgaben der Domänenumwelt angewiesen ist. Aber auch die Strukturierung der inhaltlichen Ziele und der Problemlösungstechnologien einer Domäne ist für den Vollzug von Wissensflüssen entscheidend. Je mehrdeutiger inhaltliche Ziele und je unspezifischer Problemlösungstechniken für die Lösung konkreter Handlungsaufgaben definiert sind, desto größer ist die Erfordernis, die bestehenden Zieldefinitionen und Technologien durch Ansätze anderer Domänen zu ergänzen oder einzelne Wissensteile durch Konzeptionen und Handlungsmodelle der Domänenumwelt zu ersetzen.

Domänenübergreifende Wissensflüsse können eine lineare, modulare oder holistische Struktur besitzen, je nachdem, ob es darum geht, eine neue Wissenseinheit zu implementieren, einzelne Wissensteile durch neue Wissenselemente auszutauschen oder komplexe Wissenseinheiten auszuwechseln. Innerhalb einer Domäne können sich lineare Wissensflüsse auf die Zuordnung unter- oder nebengeordneter Wissensteile, aber auch auf die Zuordnung des Wissenskorpus zu übergeordneten Wissensfunktionen beziehen, um Definitionsprobleme diffuser Sachverhalte angemessener zu lösen oder den bestehenden Interpretationskontext zu erweitern. Modulare Wissensflüsse entstehen dann, wenn ein Austausch einzelner Elemente der Realitätsdeutungen, Problemdefinitionen, Lösungsstrategien oder Techniken erfolgt, um den Kompetenzgrad des Wissens zu erhöhen. Demgegenüber zielen holistische Wissensflüsse auf den Austausch komplexer Wissenseinheiten, etwa der leitenden Konzeptionen, Strategien oder Technologien einer Domäne, um eine Effektivierung des Domänenwissens zu erreichen. Allerdings ist nicht alles Wissen solchen Penetrationsprozessen ausgesetzt. Wissenskerne, die das Wissenskorpus der Domäne strukturell bestimmen, haben stets einen invarianten Charakter und sind nur dann von Penetrationsprozessen betroffen, wenn das Zusammenhangswissen vollständig durch domänenfremdes Wissen ersetzt wird. Der Vollzug dieser Wissensflüsse wird durch spezifische Steuerungsprozeduren gewährleistet. Bei linearen Wissensflüssen sind Adaptionsprozesse erforderlich, welche die Integration zentraler Wissensfunktionen in das Wissenskorpus durch die Verknüpfung einzelner Wissensteile ermöglichen und eine Passung der Wissensränder vornehmen, um Verlaufsstörungen des Wissensflusses zu vermeiden. Diese Steuerungsleistung wird ebenfalls bei modularen Wissensflüssen eingesetzt. Während aber bei linearen Wissensflüssen die Variation einzelner Wissensteile zugunsten eines interdependenten Funktionsablaufs auf ein Mindestmaß reduziert wird, werden bei modularen Wissensflüssen die substituierten Wissensteile als geschlossene Einheiten mit vorhandenen Wissensteilen aus der Domäne verknüpft, so dass nur dann eine

Adaption erforderlich ist, wenn der Funktionsablauf des Zusammenhangwissens eine Implementation einzelner Wissensteile der Domänenumwelt erfordert. Diese Integrationsleistung ist nur insofern möglich, als im Wissenskorpus der Domäne ausreichend Leerstellen vorhanden sind, die durch Neubesetzungen einzelner Wissensteile ausgefüllt werden können. Die interne Steuerung modularer Wissensflüsse ist daher nicht nur auf die Adaption neuer Wissensteile bezogen, sondern auch auf die Flexibilisierung der Wissenseinheit. Diese Leistung wird auch bei holistischen Wissensflüssen realisiert, wobei sich dies vorrangig auf das Gesamtkorpus der Wissensdomäne erstreckt, da hierbei nicht einzelne Wissensteile, sondern komplexe Wissenseinheiten ersetzt werden. Die Flexibilisierung des Zusammenhangwissens erstreckt sich allerdings nicht nur auf die Implementation domänenübergreifender Wissensteile, sondern ist auch dann erforderlich, wenn der Wissensbedarf einer Domäne weder durch Eigenleistungen noch durch die Domänenumwelt ausreichend gedeckt werden kann und die Integration domänenübergreifender Wissensteile an die Reorganisation vorhandener Ressourcen gekoppelt werden muss. Eine weitere Steuerungsaufgabe ergibt sich, wenn ein Überangebot an Wissensteilen besteht, das abgewehrt werden muss, um den störungsfreien Funktionsablauf der Domäne zu sichern.

Aber nicht nur funktionale Bedingungszusammenhänge sind für die Dynamik von Wissensflüssen entscheidend, sondern auch strukturelle Verlaufsfaktoren (vgl. Hasselhorn/Mähler 2000). Wissensflüsse verlaufen horizontal, wenn es um die Übertragung von Wissensteilen auf analog strukturierte Bereiche einer Domäne geht. Eine vertikale Verlaufsrichtung nehmen sie ein, wenn der Übertrag einzelner Wissensteile auf eine höher gelagerte Wissensebene bezogen ist. Wissensflüsse können aber auch auf die Anwendung einzelner Wissensfunktionen auf neue Problemstellungen bezogen sein. Dabei ist zwischen Wissensteilen, die für verschiedene Transferleistungen innerhalb einer Domäne relevant sind, und Wissenselementen, die auf konkrete Problemstellungen einer anderen Domäne bezogen werden, zu unterscheiden. Voraussetzung dieser Transferprozesse ist der Einsatz metakognitiver Strategien der domäneninternen und -externen Wissensanwendung, zu denen vor allem die zielbezogene Prozeduralisierung domänenspezifischen Wissens gehört. Deutlich wird dies bei der Ausbildung kommunikativer Kompetenz. Im Gegensatz zur Erstsprache, die durch anhaltende Übung automatisiert wird und allenfalls situationsgebundene Prozeduralisierungen zur Stützung des Aneignungsprozesses erforderlich macht, sind Transferprozesse beim Fremdsprachenerwerb stets an den gelungenen Einsatz spezifischer kognitiver Strategien gebunden, die sich vor allem auf die Phonologie und Lexik der Zielsprache beziehen (vgl. Timmermann 2000: 177ff.). Aber die dadurch ausgelösten Wissensflüsse werden nur unter der Voraussetzung störungsfrei realisiert, dass sie durch kontinuierliche Handlungspraxis abgesichert und die dabei in Anspruch genommenen Regelstrukturen des basissprachlichen Wissens transparent gemacht werden. Werden diese Leistungen nicht erreicht, erstreckt sich der Transfer allenfalls auf situationsspezifische Sprachpraxis, ohne jedoch dabei die strukturellen Grundlagen der Sprachanwendung erfassen zu können. Transferprozesse gelingen beim Vollzug des Zweitsprachenerwerbs daher nur insofern, als sie auf das bei der Aneignung der Erstsprache gewonnene Wissen aufbauen und die Regelstruktur der Zweitsprache funktional mit dem vorhandenen Regelwissen verknüpfen (vgl. Pishwa 1998: 128ff.). Die Notwendigkeit einer solchen Verknüpfung besteht nicht nur bei der Ausbildung kommunikativer Fähigkeiten, sondern auch bei der Erschließung inhaltlicher Kompetenzbereiche und besitzt daher eine grundsätzliche Bedeutung für den Prozess des Wissenstransfers.

3.

Die vorstehend umrissenen Strukturfaktoren von Wissensflüssen haben eine maßgebliche Funktion für die dynamische Entwicklung von Wissensarten. Eine solche Analyse hat Bühl im Hinblick auf die Entwicklung des Theoriewissens und des praktischen Wissens vorgenommen (Bühl 1984: 127ff.). Er stellt heraus, dass das theoretische Wissen im Gegensatz zum praktischen Wissen durch eine Mehrebenenstruktur bestimmt ist, die an dem technologischen Wissen ansetzt, das Strategien, Methoden und Verfahren des operativen Wissens festlegt, und diese Wissensteile in den Kontext theoretischer Modelle integriert. Die Leistung des Theoriewissens ist in der idealtypischen Repräsentation von Funktions- oder Prozesszusammenhängen zu sehen, deren Regelstruktur auf der Stufe des Erklärungswissens erfasst und begründet wird. Diese Struktur wird durch lineare oder modulare Wissensflüsse bestimmt. Hierbei lassen sich verschiedene domäneninterne und -externe Wirkungsfaktoren feststellen. Innerhalb der Domäne des theoretischen Wissens werden Wissensflüsse durch die Leistungen einzelner funktional aufeinander bezogener Wissensbereiche ausgelöst, die zur Modifizierung des Wissenskorpus führen. Dieser Prozess wird gesteigert, wenn die verschiedenen Wissensteile vernetzt sind und die Domäne des theoretischen Wissens über relativ feste Abgrenzungen gegenüber ihrer Umwelt verfügt (Bühl 1987: 72ff.). Demgegenüber ist mit Störungen der Dynamik zu rechnen, wenn die verschiedenen Wissensteile heterogene Strukturen besitzen und nur partiell im Wissenskorpus der Domäne integriert sind. Wissensflüsse können aber auch durch flukturierende Prozesse ausgelöst werden. Diese treten dann ein, wenn innerhalb der verschiedenen Bereiche des praktischen und theoretischen Wissens das strukturelle Gleichgewicht aufgrund mangelnder oder übermäßiger Inanspruchnahme einzelner Wissensteile aufgelöst wird. Aber nicht nur theorieinterne, sondern auch -externe Faktoren wirken auf die Dynamik theoretischen Wissens ein. Dabei besitzt die Rezeption neuen Wissens eine entscheidende Bedeutung, da durch sie sowohl die Integration neuer Elemente in das Korpus des theoretischen Wissens als auch die Substitution etablierter durch alternative Wissensteile gesteuert wird (vgl. Luhmann 1981: 105ff.). Allerdings haben diese Rezeptionsformen nur insofern eine stabilisierende Funktion für das Wissenskorpus, als sie auf die Ausbalancierung von neuen und alten Wissensteilen abzielen, um die Funktionalität des Wissenskorpus zu sichern. Auch das praktische

Wissen, das als erfahrungsgegründetes intuitives Wissen aufzufassen ist, besitzt eine Mehrebenenstruktur, die sich auf die Bereiche des Material- und Operationswissens erstreckt (vgl. Hörning 2001: 225ff.). Und ebenso wie das theoretische Wissen wird das praktische Wissen von einer Dynamik bestimmt, auf die interne und externe Faktoren einwirken. Intern wird die Flussbewegung des praktischen Wissens durch die Integration der Wissensebenen in das Gesamtkorpus des impliziten Wissens bestimmt, während externe Flussbewegungen des praktischen Wissens durch Penetration aus der Wissensumwelt ausgelöst werden. Dabei besitzt das technische Gebrauchswissen, das dem technologischen Wissen vorgeordnet ist, eine entscheidende Bedeutung insofern, als es die inhaltlichen Ressourcen des Material- und Operationswissens zur Verfügung stellt. Jedoch verfügt das praktische Wissen als implizites Wissen über keine Steuerungsprozeduren, mit denen der Verlauf dieses Penetrationsprozesses reguliert werden könnte.

Diese Steuerungsmechanismen werden erst durch die Transformation des impliziten Wissens in regelgeleitetes Handlungswissen gewonnen. Dieser Prozess wird in verschiedenen Stufen realisiert. Zunächst ist eine Modularisierung des impliziten Wissens vorzunehmen, welche die Identifikation und Selektion adaptionsfähiger Wissensteile ermöglicht. Sodann sind die adaptionsfähigen Wissensteile des Methodenwissens zu selektieren und mit dem impliziten Wissen zu verkoppeln. Dieser Prozess kann durch instruktionale Maßnahmen gestützt werden, indem eine Elementarisierung situativer Handlungsschemata vorgenommen wird, darauf bezogene fallanalytische Handlungsmuster konstruiert und diese Metastrukturen in aufeinander aufbauenden Übungsschritten gefestigt werden (vgl. Neuweg 2001: 376f.). Dabei sind zunächst das Handlungsfeld des impliziten Wissens zu klassifizieren und die handlungsrelevanten Merkmale dieser Wissenseinheiten zu spezifizieren. Sodann ist eine Verknüpfung dieser Merkmale mit entkontextualisierten Handlungselementen vorzunehmen. Diese Wissensteile sind auf verschiedene Anwendungssituationen zu übertragen, wobei ein Abgleich verschiedener Handlungsalternativen im Sinne einer Mittel-Ziel-Analyse vorzunehmen ist, die zur Präzisierung der Handlungsstruktur des impliziten Wissens führt. Diese Präzisierung ermöglicht die instruktionale Gestaltung des Wissensaufbaus, die von der Differenzierung der Wissensbasis in dezidierte Aufgabenbeschreibungen ausgeht und diese in spezifischen Lernzusammenhängen realisiert. Die Transformation des impliziten Wissens in regelgeleitetes Handlungswissen geht damit über den Vollzug bloßer Wissensspeicherung und -anwendung hinaus und erhält einen konstruktiven Charakter, der auf dem instruktional konkretisierten Vollzug von Elementarisierungs-, Entkontextualisierungs- und Konkretisierungsstrategien basiert und zur Entwicklung von Metastrukturen führt, die sich in der Ausbildung von situations- und fallanalytischen Handlungskompetenzen konkretisieren (vgl. Dijkstra 1999).

4.

Diese Strukturbedingungen des Wissenstransfers bestimmen die gesellschaftlichen Rahmenbedingungen der Wissensdynamik. Dabei ist relevant, dass Wissensflüsse in lose gekoppelten Einheiten vollzogen werden können und dann von Experten zur Überprüfung, Erweiterung, Vertiefung und Vermittlung des praktischen Wissens eingesetzt werden. In dieser Leistung ist zwar keine Aufhebung des impliziten Charakters des praktischen Wissens zu sehen. Aber dadurch, dass dieses Wissen in soziale Regelstrukturen eingebunden ist, wird der Handlungsbezug dieser Wissensart objektiviert. Und auch die Organisation des theoretischen Wissens kann in variabel strukturierten Wissensgemeinschaften realisiert werden (vgl. Bühl 1984: 95ff.). Diese sind dann erfolgreich, wenn ihre disziplinäre Matrix so strukturiert ist, dass sie zwar den fachlichen Kernbereich geschlossen hält, den organisatorischen Rahmen des Theoriewissens aber so weit öffnet, dass sowohl interne Theorieleistungen als auch innovative Ansätze und Verfahren, die aus der Wissensumwelt in das Gesamtkorpus des Theoriewissens einfließen, miteinander verbunden werden können. Diese Integrationsleistung setzt voraus, dass Umfang, Reichweite und Geltungsanspruch des neuen Wissens die disziplinäre Matrix des Theoriewissens nur insoweit tangieren, als die konkurrente Auseinandersetzung um Programmatik und methodische Strategien der Wissensgewinnung für die Domäne strukturvariierend wirkt. In der Evaluation der Wissensdynamik ist daher eine unerlässliche Voraussetzung des Strukturerhalts lose gekoppelter Sozialorganisationen zu sehen. Ebenso wird die Wissensdynamik in sozial geschlossenen Organisationsformen durch interne und externe Faktoren bestimmt. Zu den organisationsspezifischen Voraussetzungen ist vor allem die Institutionalisierung verschiedener miteinander konkurrierender Kompetenzbereiche zu zählen, durch welche die diskursive Entwicklung von Zieldefinition und -realisierung der Wissensebenen gesteuert wird. Mittel- und langfristig ist diese Steuerung allerdings nur dann erfolgreich, wenn die Gemeinschaften in der Lage sind, sich mit neuen programmatischen Ansätzen und Strategien auseinanderzusetzen und adaptionsfähige Bereiche in ihre Wissensbasis zu integrieren. Deutlich wird dies bei der Entwicklung normsetzender Institutionen, die zu spezifischen Kompetenzhierarchien und Eliten führen und deren Leistungen nicht nur in der Spezifizierung formaler Regelungen normgemäßen Handelns, sondern auch der Abwehr normwidriger Intentionen der Domänenumwelt bestehen (vgl. Schulz 1992).

5.

Aus diesen Überlegungen lassen sich Folgerungen für eine kognitionssoziologische Analyse der Wissensdynamik ziehen. Wissensdomänen bilden nur dann ein stabiles Wissenskorpus aus, wenn sie Kontrollfunktionen der Informationsverarbeitung entwickeln, die ihrerseits zur Flexibilisierung sozialer Strukturen führt. Die Sicherung domänenspezifischer Wissenskerne ist daher eine elementare Voraussetzung der

Integration neuer Wissensteile in das Wissenskorpus, die durch spezifische Instruktionsstrategien gestützt werden kann. Die Interaktionsstrukturen geschlossener, lose gekoppelter und offener Wissensgemeinschaften haben dabei eine besondere Bedeutung. Während sich geschlossene Gemeinschaften ausschließlich auf die Sicherung ihres Wissenskanons, den Erhalt des Mitgliederbestandes und die Stabilisierung ihres Verhaltensrepertoires beziehen und alle abweichenden Positionen und Verhaltensweisen negativ sanktionieren, besitzen lose gekoppelte und offene Wissensgemeinschaften flexible Interaktionsstrukturen, die eine Variation ihres Kernwissens und die Fluktuation ihres Mitgliederbestandes ermöglichen, ohne dadurch dysfunktionale Handlungsstrukturen zu implizieren, und sind dadurch in der Lage, den gesellschaftlichen Rahmen der Wissensentwicklung zu sichern.

Literatur

Bühl, Walter L. (1984): Die Ordnung des Wissens. Berlin.

Bühl, Walter L. (1987): Kulturwandel. Für eine dynamische Kultursoziologie. Darmstadt.

Bühl, Walter L. (1995): Wissenschaft und Technologie. An der Schwelle zur Informationsgesellschaft. Göttingen.

Dijkstra, Sanne (1999): Instructional design for the development of knowlegde and the learning of skills. In: Wolfgang K. Schulz (Hg.): Aspekte und Probleme der didaktischen Wissensstrukturierung. Frankfurt a.M., 15-27.

Hasselhorn, Marcus/Claudia Mähler (2000): Transfer: Theorien, Technologien und empirische Erfassung. In: Willi Hager/Jean-Luc Patry/Hermann Brezing (Hg.): Evaluation psychologischer Interventionsmaßnahmen. Standards und Kriterien. Bern, Göttingen, Toronto, Seattle, 86-101.

Hörning, Karl H. (2001): Experten des Alltags. Die Wiederentdeckung des praktischen Wissens. Göttingen.

Hoops, Wolfgang (1999): Domänen und Didaktik. Vorüberlegungen zu einer Theorie des didaktischen Transfers. In: Wolfgang K. Schulz (Hg.): Aspekte und Probleme der didaktischen Wissensstrukturierung. Frankfurt a.M., 49-78.

Luhmann, Niklas (1981): Gesellschaftsstruktur und Semantik. Studien zur modernen Wissenssoziologie der modernen Gesellschaft. Bd. 2. Frankfurt a.M.

Mannheim, Karl (1982): Die Bedeutung der Konkurrenz im Gebiete des Geistigen. In: Volker Meja/Nico Stehr (Hg.): Der Streit um die Wissenssoziologie. 1. Bd. Die Entwicklung der deutschen Wissenssoziologie. Frankfurt a.M., 325-370. [zuerst 1929.]

Neuweg, Hans-Georg (2001): Könnerschaft und implizites Wissen. Zur lehr-lerntheoretischen Bedeutung der Erkenntnis- und Wissenstheorie Michael Polanys. Münster, New York, München, Berlin.

Pishwa, Hanna (1998): Kognitive Ökonomie im Zweitsprachenerwerb. Tübingen.

Scheler, Max (1980): Probleme einer Soziologie des Wissens. In: Max Scheler: Die Wissensformen und die Gesellschaft. Bern, München, 15-190.

Schulz, Wolfgang, K. (1992): Überlegungen zum Problem des Rechtswandels. In: Zeitschrift für Rechtssoziologie, 249-256.

Timmermann, Waltraud (2000): Transfer: ein altbekanntes Konzept im Kontext neuerer kognitiver Sprach(erwerbs)theorie. In: Claudia Riemer (Hg.): Kognitive Aspekte des Lehrens und Lernens von Fremdsprachen. Tübingen, 71-185.

Was ist es wert zu wissen? Friedrich Nietzsche, Max Weber und Jürgen Habermas über die Frage nach dem Wissenswerten

Mirko Wischke (Olomouc)

Was ist es wert zu wissen? Macht es Sinn so zu fragen – oder nicht? Auf diese Fragen will ich im Folgenden nach Antworten suchen, indem ich (1) Nietzsches These, dass die Philosophie das Problem des Wachstums der Wissenschaft zu bedenken hat, im Hinblick auf zwei Themen differenziere: (1.1) das unstillbare Verlangen der Wissenschaft nach Einsicht und (1.2) das Verhältnis der Philosophie zur Bildung. Von der Erörterung des ersten Problems verspreche ich mir Klarheit über die Motive von Nietzsches provokatorischer Frage nach den Wert der Wissenschaft zu gewinnen. Mit dem Verhältnis der Philosophie zur Bildung problematisiere ich den Kontext von Nietzsches Wissenschaftskritik, um seine Argumente zu prüfen. Im 2. Teil meiner Ausführungen widme ich mich Max Webers Neuakzentuierung von Nietzsches These von der Wertblindheit der Wissenschaft und ihrer Erkenntnisse für den praktischen Lebensvollzug. Den Schwerpunkt meiner Darlegungen im 3. Teil bildet der Versuch von Jürgen Habermas, Ende der 60er Jahre einen Mittelweg zu finden zwischen der Tradition der Wissenschaftskritik und der Einsicht, dass die wissenschaftliche Forschung völlig anderen Kriterien unterworfen ist, als die des praktischen Lebens. Abschließend soll (4) dargelegt werden, welche sachlichen Probleme Nietzsches Wissenschaftskritik aus meiner Sicht beinhalten und im Kontext aktueller Diskussionen neu zu überdenken sind.

1 Das Wertproblem bei Friedrich Nietzsche

1.1 Der „kalte Dämon der Erkenntnis"

An der Leidenschaft der Wissenschaft nach Erkenntnis kritisiert Nietzsche ihre unersättliche Gier, ständig mehr wissen zu wollen, ohne dass ihr die Wissenswürdigkeit ihrer Erkenntnisse in irgendeiner Weise problematisch erscheint. Auf der einen Seite ist die moderne Wissenschaft schlechthin universal, da es nichts im Bereich des potentiell Erforschbaren gibt, was sich ihr auf Dauer entziehen kann. Auf der anderen Seite macht die ungeheure, unermüdliche Anhäufung des Wissens die Wissenschaft blind gegen den Wert ihrer Erkenntnisse. Ihre Aufmerksamkeit richtet die Wissenschaft unterschiedslos auf alles, was zu erkennen möglich ist, selbst auf die unscheinbarsten Wahrheiten, auf das „Wahre in jeder Gestalt, sei sie auch noch so schlicht" – nicht jedoch auf „tiefsinnige Deutungen des Lebens" (Nietzsche 1982: 142). Diese Tendenz birgt die Gefahr, dass der wissenschaftliche Fortschritt vor lauter immanenter Effizienz sinnlos zu werden droht.

Die Prämisse des Aristoteles, dass das Wissenwollen eine ursprüngliche Leidenschaft des Menschen sei, die keinem anderen Zweck als dem der Einsicht diene, nimmt bereits Rousseau ihre Unverfänglichkeit, wenn er im *Discours über die Ungleichheit* auf die kulturellen Auswirkungen der Wissenschaften aufmerksam macht. Wenn die Wissenschaften sich dem den Menschen scheinbar Wissenswürdigsten widmen, so unterliegt diese Bevorzugung laut Rousseau dem verhängnisvollen Trugschluss, dass die wissenschaftliche Erkenntnis und das praktisch-moralische Wissen notwendigerweise auseinander hervorgehen (Rousseau 1970: 46, 1910: 8). Bei Nietzsche verdichtet sich Rousseaus Verdacht zu der These, dass der für die Wissenschaft eigentümliche „Wissenstrieb" nicht mit einer besonderen Kultur – etwa der Wissensgesellschaft – zu verwechseln ist. Blühende Wissenschaften seien auch in einer stagnierenden, ja barbarisierten Kultur möglich; was davon zeuge, dass die wissenschaftliche Erkenntnis kein Ersatz der Kultur sei (Nietzsche 1988b: 472). Der Glaube an die Allmacht des Wissens gründet sich auf die „Überwältigung der Natur in Begriffen und Zahlen", scheitert aber an der Vertiefung des Lebensinhalts und seiner Ausgestaltung, da der Erkenntnistrieb auf Erkenntnis als solche zielt, um der Erkenntnis willen (Nietzsche 1988c: 264). Das Verlangen der Wissenschaft nach Erkenntnis schreckt vor keinem Opfer zurück, so die düstere Prognose Nietzsches, es fürchtet im Grunde nichts. Der Nutzen der Wissenschaft besteht in der Steigerung der Verfügungsgewalt des Menschen über die Natur, in der Aufklärung über religiöse Weltanschauungen und in der Destruktion traditionaler Weltbilder – an deren Stelle die Wissenschaft selbst weder tritt noch neue Weltbilder erschafft.

Solche Äußerungen Nietzsches als Ablehnung der Wissenschaft zu interpretieren, wäre ein Missverständnis. Nietzsche macht nicht nur darauf aufmerksam, dass die Wissenschaft weder auf der Ebene der ursprünglichen Welt- und Sinn-Erzeugung, noch auf der Ebene der Praxis-Orientierung eine Aufgabe wahrnimmt; er will auch auf die nihilistischen Konsequenzen aufmerksam machen, die die Wissenschaft nicht überwinden kann, weil sie kein Fundament für ein post-nihilistisches Weltverständnis ist (Abel 1986:11). Was bedeutet das für unsere Ausgangsfrage? Nietzsche behauptet, dass es bei dem Problem der Wissenschaft um die Frage geht, wie wir erreichen können, was wir wollen. Die Erkenntnisse der Wissenschaften seien ursprünglich Mittel für etwas gewesen, was wir für erstrebenswert halten. Ihr

Wert als Mittel beginnt zweifelhaft zu werden, wenn sich die Frage stellt, wozu die Erkenntnisse der Wissenschaften ein Mittel sein sollen. Welchen Zweck erfüllen Erkenntnisse? Wozu sollten sie uns dienen? Laut Nietzsche vermag die Wissenschaft auf diese Fragen keine Antwort zu geben und zwar aus zwei Gründen.

Zum einen entfällt die Frage nach dem Wert menschlichen Daseins in der Wissenschaft. Dass ihr Erkenntnisstreben diese Frage nicht zur Kenntnis nimmt, empfindet Nietzsche als erstaunlich, entscheidet die Antwort auf die Wertfrage doch letztlich darüber, ob dem menschlichen Dasein ein Sinn zugesprochen werden kann oder nicht. Aber die Wissenschaft ist blind für die Bedeutung der Wertfrage, da sie nicht nach dem Wozu, Wohin und Woher menschlichen Daseins fragt, sondern dieses Dasein voraussetzt.

Zum anderen hat wissenschaftliches Erkennen keinen anderen Zweck als den, die Grundlage für weitere Einsichten zu sein. Die Aufgabe der Wissenschaft ist es, die Dinge so zu sehen, wie sie sind. Um dieses Ziel zu erreichen, ist die Wissenschaft gezwungen, ihre Erkenntnisse immer wieder neu zu überdenken, bei Bedarf zu korrigieren und weiterzuentwickeln. Die einzelne Erkenntnis hat den Zweck, Grundlage für weitere Einsichten zu sein. Deshalb folgt die Wissenschaft der Logik ihrer eigenen Methode und theoretischen Zielsetzungen, ohne nach dem Sinn ihres Tuns im Ganzen der Kultur zu fragen. Dies wäre nicht weiter problematisch, sofern nicht die Leidenschaft des Wissenwollens die Wissenschaft dazu treibe, ständig mehr wissen zu wollen, ohne dass ihr die Wissenswürdigkeit ihrer Erkenntnisse in irgendeiner Weise problematisch erschiene. Charakteristisch für die moderne Wissenschaft sei eine blindlings nach Erkenntnis strebende und ewig wissensdurstige Forschung; es triumphiere die blinde „Begierde, alles um jeden Preis erkennen zu wollen" – ohne die dramatische Konsequenz zu bedenken (Nietzsche 1988d: 816). Dramatisch ist diese Konsequenz, weil eine fatale Verkehrung eintritt, die dazu führt, dass der „überstolze Europäer des neunzehnten Jahrhunderts" um die Beschaffenheit der Welt weiß, in der zu leben es ihm an praktischen Wissen fehlt (Nietzsche 1988e: 313). Daraus schließt Nietzsche, dass es keine klare Vorstellung vom Erstrebenswerten und Wissenswerten mehr gibt. Nur wenn keine genauen Auffassungen über das existieren, was erstrebenswert und wissenswert für uns sein sollte, stürzt sich die ewig wissensdurstige Forschung hemmungslos auf alles potentiell Wissbare. Die Instanz, der Nietzsche die Kraft zutraut, über das Wissenswerte legitimerweise urteilen zu können, ist die Philosophie. Mit der Frage, in welcher Weise die Philosophie ein solches Urteil vollzieht, scheint Nietzsche allerdings Schwierigkeiten zu haben.

Am Ende seiner Basler Antrittsvorlesung über „Homer und die klassische Philologie" vom 28. Mai 1869 unterbreitet er seinen Hörern den Vorschlag, die Tätigkeit des (philologischen) Wissenschaftlers mit einer philosophischen Weltanschauung einzuhegen. Da der Wissenschaft die Kraft fehle, ihren Einsichten eine allgemeine Form zu geben, sei es die Aufgabe der Philosophie, das mannigfaltige Wissen zu einem einheitlichen Ganzen zusammenzuschließen (Nietzsche 1982: 268) – eine Aufgabe, an die sich die Philosophie, die weder reine Erkenntnislehre noch Psychologie sein will, noch in der ersten Hälfte des 20. Jahrhunderts orientiert (Menzer 1920: 5). Dass die Wissenschaft keine Weltanschauung sein kann, ist für Nietzsche darin begründet, dass der Wissenschaft alles als gleich wissenswert erscheint.

Im Umfeld der Tragödienschrift denkt Nietzsche über eine andere Möglichkeit nach: Die Herausbildung einer Lebensform, die das Verlangen nach Wissen insofern sublimiert, als durch die Umsetzung des Erlernten in die Praxis das Wissen in Schranken gehalten und nach dem Wert für diese Lebensform beurteilt wird. Nietzsche knüpft an die Unterscheidung von philosophischer Lebensform und philosophischer Erörterung an, mit der Platon die gelebte Praxis der Philosophie von der theoretischen Unterrichtung in Philosophie absondert. Auch wenn philosophische Lebensform und philosophischer Diskurs weder aufeinander reduzierbar noch voneinander trennbar sind, so macht Platon deutlich, auf was es ihm bei dieser Unterscheidung ankommt, wenn er Sokrates die Sophisten nicht deswegen kritisieren lässt, weil ihre Lebensform ihrem philosophischen Diskurs widerspricht, sondern wegen ihres Glaubens, der philosophische Diskurs könne sich selbst genügen. Nietzsche bringt dieses Verständnis von Philosophie auf die Kurzformel: „Ich mache mir aus einem Philosophen gerade so viel als er im Stande ist ein Beispiel zu geben" (Nietzsche 1988f: 350). Beispielhaft sei ein Philosoph, wenn er zunächst Philosoph für sich selbst und erst danach auch Philosoph für die andern sei. Philosoph für sich selbst zu sein, heißt für Nietzsche, im Versuch, Selbsterkenntnis zu gewinnen, die übermächtig erscheinende Leidenschaft des Wissenswollens auf die eigene Lebensform zurückzubeziehen. Und darin besteht die unvergleichliche und nachahmenswerte Leistung des Philosophen: den Erkenntnistrieb dem Willen zur Selbstgestaltung unterzuordnen.

Offenkundig hat Nietzsche aber auch diese Möglichkeit als unzureichend empfunden, denkt er doch über eine weitere Möglichkeit in „Jenseits von Gut und Böse" nach, wo es heißt, dass die Philosophie Werte schaffen müsse. Der Versuch, ein adäquates Verständnis von dieser Auffassung zu gewinnen, sieht sich mit der Schwierigkeit unterschiedlicher Interpretationen konfrontiert. Neben der von mir vorgeschlagenen Interpretation bietet Nietzsches Verständnis vom Sein als einem permanenten Werden einen weiteren Interpretationsansatz. Aus diesem Ansatz ergibt sich die Schwierigkeit, wie etwas zu erkennen möglich sein soll, wenn es nur ein Werden gibt. Das Problem ist, dass das Werden selbst nicht denkbar ist. Erkenntnis ist nicht die Erkenntnis des Werdens, sondern die Erkenntnis eines Seienden. Aus der Undenkbarkeit des Werdens zieht Nietzsche den Schluss, dass dem Wissenwollen das Vertrauen auf ein erkennbares Sein vorausgehen muss, damit menschliche Erkenntnis überhaupt möglich ist. Die Grundlagen für ein solches Vertrauen bilden die Wertschätzungen, die im Werden eine seiende Welt, ein Dauerndes und „Regulär-Wiederkehrendes" projizieren.

Die Schaffung von Werten lässt sich im Sinne von Nietzsches Perspektivismus als die Aufgabe der Philosophie verstehen, Horizonte zu eröffnen, zu begrenzen oder zu verschieben. In diesem Sinne betont Nietzsche im *Ecce Homo*:

> Perspektiven umzustellen: erster Grund, weshalb für mich vielleicht allein eine *Umwertung der Werte* überhaupt möglich ist (Nietzsche 1988g: 144f.; Hervorhebungen des Autors).

Unterstellt man Nietzsche die Annahme, dass die Wissenschaften die Welt erschlossener Strukturen nach quantifizierten Regelmäßigkeiten erforschen, so sind es die von der Philosophie geschaffenen Horizonte, d.h. perspektivische Wertschätzungen, in deren Rahmen sich die Wissenschaften entfalten. Das Universum von Gegenständen, dessen gesetzmäßigen Zusammenhang die Wissenschaft zu erforschen sich anschickt, konstituiert sich vorgängig in den Perspektiven der von der Philosophie geschaffenen Wertschätzungen. Diesem Verständnis scheint Nietzsche entgegenzukommen, indem er das Verhältnis von Wissenschaft und Philosophie im Sinne eines „Regulators" und einer „Kraftquelle" bestimmt, wobei die Philosophie mit Illusionen gleichsam „anheizt", während die Wissenschaft „den bösartigen und gefährlichen Folgen einer Überheizung" vorbeugt (Nietzsche 1988a: 208f.).

Nach diesem kurzen Überblick stellt sich die Frage: Welche Möglichkeit favorisiert Nietzsche? Hat er einer der von ihm diskutierten Möglichkeiten den Vorzug gegeben? Die Antwort lautet: nein. Nur auf dem ersten Blick sind Nietzsches Überlegungen gänzlich verschieden voneinander, stützen sich doch alle drei Möglichkeiten auf die Identität der Philosophie mit einer schöpferisch-gestaltenden Kraft, die Nietzsche mit solchen Begriffen wie *Form, Maß* und *Schaffen* zum Ausdruck bringt. Ihn interessieren weniger die Werte selbst, die das ganze Leben durchdringende Wirkung des Erkannten oder die Integration der Erkenntnisse zum Ganzen einer Lebensanschauung. Vielmehr ist sein Hauptaugenmerk darauf gerichtet, dass Werte, Lebensform und Weltanschauung etwas sind, worin sich die Wechselwirkung zwischen Wissenschaft und praktischem Lebensvollzug manifestieren soll. In Nietzsches Worten:

> Es ist nicht in erster Linie Pflicht, der Wissenschaft zu nützen, in zweiter sich selbst, sondern völlig umgekehrt (zitiert nach Howald 1920: 9).

Es ist die Philosophie, der die Aufgabe zufällt, nach Wegen zu suchen, wie Wissenschaft und Leben gegenseitig aufeinander einwirken können *und* das Erkenntnismaterial zu Zwecken des praktischen Lebens umzuformen. Damit ist weder die Stellung der Philosophie im Verhältnis zwischen Wissenschaft und Leben geklärt, noch wie die Philosophie das Erkenntnismaterial zu Zwecken des praktischen Lebens umformen kann. Der Klärung dieser Probleme dient der Rekurs auf die ideengeschichtlichen Vorläufer, auf die Nietzsche sich in seiner skizzenhaften Darstellung bezieht.

1.2 Wissenschaft und Bildung

In seiner Begründung der Bedeutungsgleichheit von Philosophie und höherer wissenschaftlicher Bildung argumentiert Fichte 1807, dass jede „besondere Wissenschaft" nicht nur in beschränkter Weise forscht, sondern auch beschränkend auf die sie Lehrenden und Studierenden wirkt, hingegen die Philosophie „die *gesamte* geistige Tätigkeit, mithin auch alle besonderen und weiter bestimmten Äußerungen derselben wissenschaftlich erfaßt", besser gesagt: zusammenfasst (Fichte 1971: 122, §16; Hervorhebungen des Autors). Die Eigentümlichkeit der „höheren wissenschaftlichen Anstalten", die „Wissenschaft immer als ein noch nicht ganz aufgelöstes Problem" zu behandeln und daher ständig im Forschen zu verbleiben, so sieht Wilhelm von Humboldt (1961a: 256) das Problem des Zusammenhangs von Wissenschaft und Bildung, zwingt zu einem „unaufhörlichem Studium" (1961b: 7), demgegenüber die Frage nach dem Bezug zur Praxis menschlicher Lebensvollzüge zweitrangig, wenn auch nicht völlig unwichtig ist. Die eigentliche Herausforderung des Studiums ist der immanente Fortschritt der Wissenschaft, nicht die praktischen Anforderungen der Lebenswelt. Dennoch soll die Ausbildung in der reinen Wissenschaft zu selbsttätigem, produktivem Denken und zu sittlichem Handeln erziehen. Das Ziel des Studiums ist letztlich nicht allein nur die intime Vertrautheit mit einem unendlichen Fortgang im Prozess wissenschaftlichen Erkennens, sondern auch das Geschick im Umgang mit lebensweltlichen Problemen.

Wo aber liegt der Bezug auf die Ganzheit der Person und den praktischen Lebensvollzug, den die Allianz von „objektiver Wissenschaft" und „subjektiver Bildung" zu garantieren hat, wenn das „reine Wissen" der Wissenschaft selbst zweckfrei ist und um seiner selbst willen erworben werden soll? Wie kann Fichte behaupten, der letzte Zweck des akademischen Studiums sei keineswegs das Wissen, sondern die Kunst, das Wissen zu gebrauchen, wo er doch die Wissenschaft und ihren praktischen Gebrauch als zwei separate Bereiche kennzeichnet, von denen nur ersterer an der Universität zu lehren ist (Fichte 1971: 100, § 5)? Die Lösung dieses Widerspruchs liegt in der Überzeugung, dass die Bedingung des praktisch-kunstvollen Gebrauchs der Wissenschaft das Studium der reinen, d.h. zweckfreien Wissenschaft ist. Was dem Begriff der Bildung zugrunde liegt, ist die Überzeugung, dass die Ausbildung für bestimmte, wissenschaftsexterne Zwecke genau das verhindert, was die Wissenschaft bewirken soll: Prägung und Gestaltung zu einem sittlichen Individuum, das sittlich ist, weil es seine erworbenen Kenntnisse in der Wissenschaft den eigenen Bedürfnisse angepasst, d h. umgeformt, hat. Erst in dieser Umformung offenbart das Studium der Wissenschaft seinen eigentlichen Sinn: die Herausbildung der Fähigkeit, auf die immer wiederkehrende Frage, was zu tun ist, selbständig eine Antwort zu finden und für die bedrängenden Probleme praktischer Lebensvollzüge nach eigenen Lösungsstrategien zu suchen. Wo immer dies stattfindet, erfolgt ein Prüfen und Selektieren des Erlernten, wodurch „gegenständliche" Wissensgehalte zu „Bildungswissen" umgesetzt wird: in ein

Wissen, das in Form einer Rangordnung dessen, was wissenswert ist, gleichsam neu zusammenwächst, ohne dabei neue Wissensgebiete zu erschließen (Scheler 1925: 26). Diesem Transformationsprozess wohnt kein Automatismus inne. Wie wir erfahren konnten, lehrt die Philosophie, nicht jedoch die Wissenschaft selbst, die Kunst des wissenschaftlichen Verstandesgebrauches (Fichte 1971: 102, § 5). Um „reines", wertfreies Wissen in Wissenswertes umformen zu können, bedarf es eines besonderen Vermögens, das allein die Philosophie freizusetzen vermag.

Für Nietzsche ist dieser Anspruch bereits zu einem historischen Gedankengut geworden. In seinen Vorträgen „Über die Zukunft der Bildungsanstalten" von 1872 lesen wir, dass die Universität längst nicht mehr das ist, wofür sie sich gern ausgeben möchte – eine Bildungsanstalt (Nietzsche 1988g: 744). In seinem Vorwurf, die moderne Wissenschaft bringe keine Gebildeten hervor, sondern gelehrte Experten, misst Nietzsche die Tendenz zur Spezialisierung und Verwissenschaftlichung am Bildungsgedanken und Universitätsideal von Humboldt und Fichte, um den Verlust herauszustreichen, den diese Entwicklung für ihn bedeutet. Daraus ergeben sich zwei Folgerungen: Im Gegensatz zu Humboldt und Fichte vermag Nietzsche nicht mehr in der Philosophie schlechthin jene Kraft am Werke zu sehen, die das Wissen strukturiert und nach seinem Wert beurteilt, und erst recht nicht die Universität als diejenige gesellschaftliche Institution anzuerkennen, die eine Bildung zu leisten vermag.

Die kritische Wendung, die Fichtes Idee von der exklusiven Aufgabe der Philosophie und Humboldts Bildungsgedanke bei Nietzsche nimmt, kommt darin zum Ausdruck, dass er der akademischen Philosophie generell die Fähigkeit abspricht, dass angehäufte Wissen der Wissenschaften in einem pädagogisch unintendierbaren intellektuellen Wachstumsvorgang der Person zu transformieren. Eine Liebe zur Weisheit, die die Philosophie mit ihrem Abwägen des Wissenswerten auszeichnet und gegenüber den Wissenschaften abgrenzt, vermag Nietzsche in den Bemühungen der akademischen Philosophie um eine Erkenntnistheorie der Wissenschaften nicht zu entdecken. Gleichwohl hält er daran fest, dass allein die Philosophie das Stimulans zu jener „plastischen Kraft" ist, durch die die gigantische Menge an Wissen als ein umgestaltendes, d.h. nach außen treibendes Motiv zur Wirkung kommt. Nietzsche sieht mit klarem Blick, dass aus dem Wissenscharakter der modernen Wissenschaften kein verbindlicher Bildungsgehalt ableitbar ist. Gleichwohl hindert ihn seine scharfsinnige Analyse nicht daran zu glauben, dieser Schwierigkeit dadurch begegnen zu können, dass er die wissenschaftliche Bildung allein an den Wissensgehalt einer Disziplin bindet, die die moderne Funktionalisierung und Technisierung der Wissenschaft nicht im gleichen Maße wie die anderen Fächer mitzumachen scheint: nämlich an die Philosophie, ist sie es doch allein, die „die Frage nach dem Nutzen der Erkenntnis überhaupt" aufwirft. Laut Nietzsche hat jede Philosophie „unbewußt die Absicht", der Erkenntnis einen „höchsten Nutzen" zu konzedieren, um die „Bedeutsamkeit der Erkenntnis für das Leben" so groß wie nur möglich erscheinen zu lassen (Nietzsche 1988a: 27). Was Nietzsche nicht in

Betracht zieht: Die Philosophie kann sich nicht dem Prozess der Ausdifferenzierung durch Spezialisierung entziehen, auch wenn sie diesem Prozess nicht in gleicher Weise wie andere Wissenschaften unterworfen ist. Die technische Dimension des Wunsches nach immer mehr Wissen macht auch vor der Philosophie nicht halt und treibt sie zur Flucht in jene Art der Historie, die Nietzsche als Verlockung der antiquarischen Geschichtsbetrachtung so energisch verdammt: nämlich in egalitärer Weise alles Vergangene als völlig gleichwertig und wissenswert anzusehen.

Es ist nur folgerichtig, dass Max Weber die Idee einer universitären Sonderstellung der Philosophie als gleichermaßen hinfällig einschätzt wie den klassischen Bildungsgedanken, wenn er 1919 unmissverständlich klarstellt, dass der akademische Lehrer keinen legitimen Anspruch mehr darauf haben sollte, was Fichte, Humboldt und Nietzsche in unterschiedlicher Weise für unverzichtbar hielten: dem Menschen zu einer sittlichen Selbstbildung zu verhelfen. Laut Weber haben sich die akademischen Hörsäle auf eine „fachmäßige Schulung seitens fachmäßig Qualifizierter" zu beschränken, und die „intellektuelle Rechtschaffenheit" sei die einzig spezifische Tugend, zu der sie zu erziehen haben (Weber 1991a: 178).

2 Die Wertproblematik bei Max Weber

Webers Vortrag „Wissenschaft als Beruf", um den es im Folgenden hauptsächlich gehen soll, umgibt eine besondere Aura. Karl Löwith hat den erschütternden Eindruck festgehalten, den Weber dadurch hervorgerufen habe, dass er alle praktischen Erwartungen gegenüber der Wissenschaft als reine Illusionen bezeichnete. In einer Zeit politischer Wirren, in der allein die Wissenschaft wie ein Fels in der Brandung allen Verwerfungen und Umbrüchen zu trotzen schien, habe Weber seine Hörer mit der These, dass der einzige Zweck der Wissenschaft die technische Machbarkeit ist, ebenso geschockt wie irritiert. Was den meisten verborgen bleibt: Friedrich Nietzsche ist der große Verborgene in Max Webers Vortrag.

Laut Weber kann die Wissenschaft, nachdem sie dazu beigetragen hat, religiösen Wertungen ihre verbindliche Kraft zu nehmen, nicht in die Lücke springen, die sie selbst geschaffen hat. Wie Nietzsche, so bedeutet auch für Weber der wissenschaftliche Fortschritt weder eine Zunahme an allgemeinen Kenntnissen der Lebensbedingungen, noch hat die Wissenschaft etwas mit dem Bedürfnis nach Lebensorientierung und Hilfe in der Bewältigung von praktischen Problemen zu tun. Weber leugnet nicht die tiefe, unüberwindliche Kluft zwischen Wissenschaft und praktischem Leben; und er wiegt sich nicht in dem Glauben, dass diese Kluft eine Fehlentwicklung der Wissenschaft ist. Für ihn ist diese Kluft kein tragisches Ereignis, das reparabel ist, sondern ein allgemeiner, notwendiger Grundzug der Wissenschaft. Wie schon Nietzsche nüchtern zur Kenntnis nimmt, dass die Wissenschaft allein der Logik ihrer Forschungspraxis folgt, ist auch Weber sich bewusst, dass die wissenschaftliche Forschung Antworten auf Fragen gibt, die ihrerseits neue Fragen aufwerfen und neuartige Probleme schaffen. Jedes Forschungsergebnis ist dazu verdammt, von anderen Resultaten überboten zu werden, und somit zu veralten. Auf die Frage, was „der Sinn der Wissenschaft als Beruf" ist, gibt es laut Weber nur eine Antwort: „Sie ist sinnlos, weil sie auf die allein für uns wichtige[n] Frage[n]: Was sollen wir tun? Wie sollen wir leben? keine Antwort[en] gibt." Denn

> alle Naturwissenschaften geben uns die Antwort auf die Frage: Was sollen wir tun, wenn wir das Leben technisch beherrschen sollen? Ob wir es aber technisch beherrschen sollen und wollen, und ob das letztlich eigentlich Sinn hat: – das lassen sie ganz dahingestellt oder setzen es für ihre Zwecke voraus (Weber 1991b: 256f.).

Man betreibt Wissenschaft zu rein „technischen Zwecken: um unser praktisches Handeln an den Erwartungen orientieren zu können, welche die wissenschaftliche Erfahrung uns an die Hand gibt" (Weber 1991b: 249). Den Zwiespalt, dass die Wissenschaften einerseits ein Interesse zur Teilhabe an ihren Forschungsergebnisse voraussetzen und andererseits die praktisch-elementaren Lebensfragen der Menschen ignorieren, erklärt Weber damit, dass die Wissenschaft ein fachlich betriebener Beruf im Dienste der

> Erkenntnis tatsächlicher Zusammenhänge [ist] und nicht eine Heilsgüter und Offenbarungen spendende Gnadengabe von Sehern, Propheten oder ein Bestandteil des Nachdenkens von Weisen und Philosophen über den Sinn der Welt (Weber 1991b: 268f.).

Auf die Frage, was wir tun sollen, kann laut Weber nur ein Prophet oder ein Heiland antworten. Weber ist überzeugt, dass die internen sachgesetzlichen Zusammenhänge, nicht aber externe Probleme des praktischen Lebens die Eigendynamik der Wissenschaft steuern. Jegliche Bemühungen, diesen Prozess durch Wertmaßstäbe zu regulieren, erscheint Weber suspekt, wissenschaftlich kontraproduktiv und vor allem: als eine politisch-weltanschauliche Strangulierung der Wissenschaft. Weber will die Wissenschaft von Ballast, überzogenen Erwartungen und Hoffnungen befreien, verkennt aber die kulturphilosophische Dimension von Nietzsches Wissenschaftskritik. Damit legt Weber den Grundstein für ein folgenschweres Missverständnis: Er betrachtet die sachlichen Argumente von Nietzsches Wissenschaftskritik unabhängig vom kulturkritischen Kontext, um die Gefahren herausstreichen zu können, die eine Ignoranz der Grenzen der Wissenschaft nach sich ziehen würde. Mit anderen Worten: Weber warnt eindringlich vor naivem Fortschrittsglauben. Der Erkenntnisfortschritt der Wissenschaften und das, was als soziale, kulturelle Entwicklung gilt, sind separate Sphären.

Habermas knüpft an diese Prämisse Webers an, ohne sie auf ihre Voraussetzungen zu prüfen. Die kontextuelle Einbindung von Nietzsches Frage nach dem Wissenswerten ist ihm zu fremd (und konservatismusverdächtig), um sie noch ernsthaft reformulieren zu können. Dennoch gibt Habermas zu erkennen, dass ihm die sachlichen Probleme der Wissenschaftskritik zu schwerwiegend sind, um sie dem Bereich des rein Philosophie*geschichtlichen* überantworten zu können. Was sind die Gründe für dieses Zögern?

3 Die Wertproblematik bei Jürgen Habermas

Bei Habermas verselbständigt sich die Frage nach dem Wissenswürdigen in zwei thematische Aspekte: die Frage, wie sich die Position der Philosophie an der Universität unter den Bedingungen einer ausdifferenzierten Forschungspraxis bestimmen lässt, und das Problem von der Eigengesetzlichkeit des wissenschaftlichen Fortschritts. Letzteres besagt, dass der immanenten Gesetzen gehorchende Prozess unvorhergesehene neue Forschungseinsichten hervorbringt, für die es zunächst keine unmittelbaren Verwendungszwecke gibt. Habermas betont:

> Die gesellschaftliche Potenz der Wissenschaften wird auf die Gewalt technischer Verfügung reduziert – als eine Potenz aufgeklärten Handelns kommen sie nicht in Betracht (Habermas 1988a: 308).

Da die empirisch-analytischen Wissenschaften keine Antwort auf praktische Fragen geben, von denen die „verwissenschaftliche Zivilisation" ebenso wenig entbunden sei wie frühere Kulturen, entsteht eine

> Gefahr, wenn der Prozess der Verwissenschaftlichung die Grenze technischer Fragen überschreitet, ohne sie doch von der Reflexionsstufe einer technologisch beschränkten Rationalität zu lösen (Habermas 1988: 309).

Die Frage, wie sich die Position der Philosophie an der Universität unter den Bedingungen einer ausdifferenzierten Forschungspraxis bestimmen lässt, entsteht zwar zunächst im Kontext von Habermas' wissenschaftskritischen Erörterungen, deren Rahmen sie jedoch sprengt. Bereits in „Technik und Wissenschaft als Ideologie" verweist Habermas darauf, dass er das Problem einer „Übersetzung des technisch verwertbaren Wissens in das praktische Bewusstsein einer sozialen Lebenswelt" als ein generelles „Lebensproblem der verwissenschaftlichten Zivilisation" betrachtet,

> wie nämlich die heute noch naturwüchsige Beziehung zwischen technischem Fortschritt und sozialer Lebenswelt reflektiert und unter die Kontrolle einer rationalen Auseinandersetzung gebracht werden kann (Habermas 1969: 107).

Von einer aktualisierenden Bedeutung ist dieses Problems für Habermas, weil *erstens* er sich dagegen wehrt, dass sozial belangvolle Fragen unter dem einseitigen Blickwinkel von wissenschaftlich zu handhabenden Problemen erscheinen, und weil er *zweitens* die Übersetzung von Erkenntnissen in praktisches Tun als keine Angelegenheit einer rein privaten Bildung betrachtet. Die Fiktion des deutschen Hochschulsystems sei es, dass

> die Wissenschaften ihre handlungsorientierende Kraft durch Bildungsprozesse innerhalb der Lebensgeschichte des einzelnen Studenten entfalten (Habermas 1969: 109).

Diese Vorstellung gehört der Vergangenheit an:

> Einst konnte Theorie durch Bildung zur *praktischen Gewalt* werden; heute haben wir es mit Theorien zu tun, die sich unpraktisch, nämlich ohne auf das Handeln zusammenlebender Menschen untereinander ausdrücklich bezogen zu sein, zur technischen *Gewalt entfalten* können. Gewiß vermitteln die Wissenschaften jetzt ein spezifisches Können: aber das Verfügenkönnen, das sie lehren, ist nicht das gleiche Leben- und Handelnkönnen, das man vom wissenschaftlich Gebildeten damals erwartete (Habermas 1969: 111; Hervorhebungen des Autors).

Aus diesem Grund falle die „Umwandlung des Wissens in Werke" (Fichte) nicht mehr in die Privatsphäre der Bildung, sondern müsse nunmehr auf der politischen „Ebene einer Übersetzung des technisch verwertbaren Wissens in dem Kontext unserer Lebenswelt" eingelöst werden (Habermas 1969: 109). Die wissenschaftskritische Reflexion kann nicht die lebensweltlichen Bezüge der Forschungsprozesse transparent machen: weder die Bezüge zu den Verwertungsprozessen wissenschaftlicher Forschung noch die Bezüge zur Kultur im „Ganzen" (Habermas 1987: 90).

Der Bruch mit der nietzscheanischen Tradition der Wissenschaftskritik darf nicht darüber hinwegtäuschen, dass Habermas wie Weber (und Nietzsche) eine alternativlose Unterwerfung unter die Zwänge des technischen Selbstlaufs rigoros ablehnt. Habermas plädiert für eine öffentliche Diskussion über die wünschenswerten Anwendungsbereiche, die an der Stelle der anonymen Sachgesetzlichkeiten der Wissenschaft zu stehen hat. 1987 konstatiert Habermas einen immer größer werdenden Abstand zu Humboldts Vorstellungen und eine wachsende Ernüchterung über seine Idee der Universität:

> Die Naturwissenschaften büßten ihre Weltbildfunktion zugunsten der Erzeugung technisch verwertbaren Wissens ein. Die Arbeitsbedingungen der institutsförmig organisierten Forschung waren [immer] weniger auf Funktionen allgemeiner Bildung als auf die funktionalen Imperative von Wirtschaft und Verwaltung zugeschnitten (Habermas 1987: 85f.).

Die Institutionalisierung der Forschung, die Verschulung der akademischen Ausbildung, der Verlust der bildenden und aufklärenden Funktionen der Wissenschaft sind die Kehrseite einer veränderten Stellung der Philosophie zu den Wissenschaften, die Hans-Georg Gadamer 1943 noch völlig verkennt, wenn er es als das „vornehmste Amt der Philosophie im akademischen Leben" ansieht, die „Probleme der Wissenschaften auf die ursprünglichen Fragen des Menschen zurückzuführen" (Gadamer 1943: 3). Während Gadamer noch an eine traditionelle Funktionsbestimmung der Philosophie gegenüber der Wissenschaft anknüpft, ist für Habermas zur Gewissheit geworden, dass die Philosophie nicht mehr „das Zentrum einer ausdifferenzierten Fachwissenschaft" ist. Die Frage, wer den vakanten Platz einnehmen soll, bleibt unbeantwortet (Habermas 1987: 88). – Ist damit der theoretische Lebensnerv der Frage nach dem Wissenswürdigen abgeschnitten?

4 Ausblick

Nach dem bisher Gesagten drängt sich unweigerlich die Frage auf, wie ernsthaft behauptet werden kann, dass in Nietzsches Gedanken noch Anregungspotential für heutige Diskussionsstränge verborgen sind. Oder hat es einen guten Grund, dass in der Bioethik die kultur- und wertphilosophischen Aspekte von Friedrich Nietzsches Wissenschaftskritik bis heute ohne Resonanz und Einfluss geblieben sind?

Die Eloquenz und Wucht von Nietzsches Wissenschaftskritik beruht darauf, dass sie auf unterschiedlichen Argumentationsebenen eine systematische Funktion hat. Ausgehend von den Fragen, inwiefern wissenschaftliches Erkenntnisstreben überhaupt sinnvoll ist und welche Konsequenzen seine Dynamisierung nach sich zieht, bildet die Wissenschaftskritik das Vorspiel zur Metaphysik der Kunst, von der sie überleitet zur Kulturphilosophie. Auf der Ebene der Kulturphilosophie beruht die Überzeugungskraft von Nietzsches Wissenschaftskritik auf einem Bildungs- und Erziehungsideal, an das sich angesichts der Entwicklung der Universität im letzten Jahrhundert heute kaum noch ernsthaft anknüpfen lässt. Es ist vor allem die auf Humboldt und Fichte zurückweisende systematische Begründung der herausgehobenen Position der Philosophie an der Universität und sein heute fremd anmutender Gräzismus (auf den ich hier nicht eingehen kann), die die theoretischen Schwachpunkte von Nietzsches Bildungsgedanken freilegen. Das wirft die Frage auf, ob uns Nietzsches Wissenschaftskritik heute überhaupt noch anspricht. Ich denke, man kann diese Frage bejahen, sofern man sich eingesteht, dass von Nietzsches Wissenschaftskritik weniger die Überlegungen zum Verhältnis von Philosophie und Wissenschaft als die sachlichen Probleme, die er in der Morgendämmerung der Wissensgesellschaft heraufziehen sieht, von Interesse sein dürften. Diese sachlichen Probleme will ich abschließend zusammenfassen.

Auf der Ebene des Perspektivismus macht Nietzsche mit dem Begriff der Wertschätzung nicht allein nur auf die Vielzahl von möglichen Wertungen aufmerksam, sondern auf ein genuin erkenntnistheoretisches Problem: nämlich auf die Konstitution möglicher Gegenstände der Erkenntnis durch die Beziehung auf Werte. Der *lebens*philosophische Ansatz von Nietzsches Überlegungen besagt, dass der menschliche Intellekt angewiesen ist auf das perspektivische Sehen, d.h. auf das auslegende Schaffen seiner Welt. Da der menschliche Intellekt diesen Perspektivismus zu durchschauen vermag, muss er an die Realität *glauben* und diesen Glauben als eine perspektivische Beschränktheit begreifen. Auf der Ebene der Erkenntnistheorie setzt Nietzsche mit dem Perspektivismus seiner Lebensphilosophie voraus, dass es für die Erkenntnis eine Vielzahl von Möglichkeiten der Gegenstandskonstitution gibt. Von Interesse für das Erkennen ist dasjenige, dem wir selbst Wert verliehen haben. Von der rein erkenntnistheoretischen Problematik unterscheidet Nietzsche ein spezifisch kulturelles Wertproblem. Auf dieser Ebene ist unter einer Wertbeziehung die Fähigkeit zu verstehen, die Wirklichkeit nach bestimmten Prinzipien zu ordnen, die Nietzsche als Wertschätzungen bezeichnet. Die Wertschätzungen sind das Maß der Dinge. Auf beiden Ebenen liegen die transzendentalen Voraussetzungen der Wissenschaft als einer Wertbeziehung im ästhetisch-produktiven Vermögen zur Schaffung ordnender Formen in der unübersehbaren Mannigfaltigkeit der Akte des Verarbeitens des Erkenntnismaterials. Solche Formen sind die Werte. – Was bedeutet das im Hinblick auf meine Ausgangsfrage?

Die Frage, was wissenswürdig ist, ist letztlich nicht beantwortbar, und zwar aus zwei Gründen: zum einen, weil sie eine festgefügte Rangordnung der Werte unterstellt, um deren Begründung sich die neukantianische Wertphilosophie vergebens bemüht; zum anderen, weil das „Rätsel der Wertsetzung" nicht auflösbar ist (Simmel 1989: 396). Der Wissenschaft wachsen immer wieder neue Erkenntnisaufgaben zu, ohne dass ihr die Wissenswürdigkeit ihrer Erkenntnisse zum Problem wird. Das dem wissenschaftlichen Fortschritt eigene Gesetz kennt die Frage nach der Wissenswürdigkeit nur insofern, als das wissenschaftliche Erkenntnisstreben eigenverantwortlich eine Auswahl trifft, was ihr als wissenswürdig oder wissensunwürdig, wissenswert oder wissensunwert gilt, ohne dies begründen zu können. Allgemein gilt: Die wissenschaftliche Forschung untersucht nur das, was von ihr als wertvoll empfunden wird. Die Forschung trifft eine klare Auswahl dessen, was ihr wissenswürdig ist, indem ihr einiges wertvoll erscheint, anderes nicht. Damit ist die Frage nach dem Wissenswerten nicht entwertet. Nietzsche selbst geht davon aus, dass eine Antwort auf die Frage nach dem Wissenswerten prinzipiell ebenso unmöglich ist wie die Frage nach dem Wert des Daseins. Dass diese Frage dennoch gestellt wird, nimmt er zum Anlass, den Wert dieser Frage zu erörtern. Ist die Frage nach dem Wissenswerten es wert, gestellt zu werden?

Notwendig scheint mir Nietzsches Frage nach dem Wissenswerten insofern zu sein, als es naiv wäre, heute noch ernsthaft behaupten zu wollen, dass für unsere lebensweltlichen Belange die Vermehrung wissenschaftlicher Erkenntnisse nur von Fall zu Fall von Bedeutung ist. In dem Maße, wie die Genforschung uns zwingt, über Kriterien für den Schutz menschlichen Lebens nachzudenken, in dem Maße, wie die BSE-Krise und das Ozonloch uns lehren, dass es immer häufiger unabsehbare, teilweise katastrophale Nebenfolgen der Forschung und Entwicklung gibt – die niemand wollte, unter der aber alle leiden (Vossenkuhl 2001: 26) – und in dem Maße, wie der Mensch nach dem Maß der Gene zu einer neuen normativen Kraft des Fiktiven heranwächst (Mieth 2001), drängt sich die Befürchtung auf, dass die moderne Wissensgesellschaft mehr weiß, als sie verantworten kann. Nach einem Ausweg aus dieser schwierigen Situation zu suchen, fällt der gegenwärtigen Diskussion über die wünschbaren und unerwünschten Verwendungszwecke der biotechnischen Forschungsresultate offenbar nicht schwer. In ihr treffen wirtschaftspolitische Erwägungen auf ethische Bedenken, die oft ungehört bleiben. Der Sinn für das Neuartige an der Frage, die die Biotechnik aufwirft, fehlt. Das zeigt sich an der Dominanz der Politischen Philosophie in den Diskussionen um die Zulässigkeit von „verbrauchender Embryonenforschung". Da die Reichweite biotechnischer Eingriffe äußerst schwierige Fragen aufwirft, neigen einige Autoren dazu, die Bioethik in eine Rechtsethik zu transformieren. Der Anspruch der Bioethik auf Allgemeinheit und rechtspolitische Relevanz, so wird argumentiert, lässt sich allein im Rahmen einer Rechtsethik Erfolg versprechend einlösen. Mit dieser Überlegung zieht man die inhaltliche Konsequenz aus der Annahme, dass in Gesellschaften mit religiös-weltanschaulichem und moralischem Pluralismus bioethische Probleme allein auf der Ebene rechtlicher Regelungen eine Chance haben, gelöst zu werden.

Aber werfen biotechnische Eingriffe nur rechtspolitische Probleme und Fragen der Politischen Philosophie auf? Habermas verweist zu Recht darauf, dass das Argument, der Embryo besitze von Anfang an Menschenwürde und genieße demnach absoluten Lebensschutz, die eigentliche Diskussion abschneidet, an der wir nicht vorbeikommen, wenn wir uns über diese fundamentale Frage verständigen wollen (Habermas 2001: 55). Wenn die Behauptung stimmt, dass die neuen Technologien den Zündstoff zu einer Diskussion über das Verständnis unserer „kulturellen Lebensform als solcher" bilden (Habermas 2001: 33), reicht es nicht aus, die fundamentalen Fragen in den Begriffen der Politischen Philosophie und der Rechtsphilosophie zu formulieren. In diesem Punkt ist Habermas zuzustimmen. Er verkennt jedoch, dass für die Klärung unseres Verständnisses von einer „kulturellen Lebensform überhaupt" eine Diskussion über die Frage nach sinnvollen Verwendungszwecken für biotechnische Erkenntnisse nicht ausreicht. Dafür bedarf es meines Erachtens einer ganz anderen Frage. Ich will diese Frage in Form einer Alternative formulieren: Ist es überhaupt sinnvoll zu diskutieren, welche ethischen Prinzipien mit modernen wissenschaftlichen, beispielsweise gentechnischen, Einsichten in Einklang gebracht werden können und welche nicht? Oder ist es sinnvoller zu fragen, welchen Zweck die Wissenschaft erfüllt, zu dem sie das Mittel sein soll?

Die erste Frage ist eine Folgerung aus der Entwicklung der Wissenschaft. Ihr wachsen aus der menschlichen Lebenspraxis neue Problemstellungen zu, die jedoch nicht entscheidend für die Entwicklung der Wissenschaft sind. Es sind nicht die von außen an sie herangetragenen Probleme, die ihre Entwicklung bestimmen, sondern sachgesetzliche Zusammenhänge, die aus dem jeweiligen Stand der Forschung resultieren. Die Theorie zieht die Praxis nach sich. Die Folge ist eine Ablösung von konkreten „Lebenszwecken", wodurch in der Forschung ein Prozess der Spezialisierung und Perfektion einzelner Teilgebiete freigesetzt wird, die gegenüber den praktischen „Lebenszwecken" autonom werden. Innerhalb dieser „Sachsysteme" sind die Erträge wissenschaftlicher Forschung messbar.

Wie brisant Nietzsche diese Entwicklung einschätzt, ist daran zu erkennen, dass er die Charakterisierung der Wissenschaft als der Schaffung von (technischen) Mitteln zur Erreichung von Zwecken des praktischen Lebensvollzugs verwirft. Charakteristisch für die moderne Wissenschaft ist nicht, dass sie sich um effiziente Mittel für einen Zweck bemüht, sondern dass sie von verfügbar gewordenen Mitteln ausgeht und nach möglichen Zwecken sucht. Der Sinn der Wissenschaft ist nicht der potentielle Nutzen, sondern eine Fähigkeit und ein Vermögen, über deren Einsatz nachgedacht werden muss, da sie keinen unmittelbaren Zweck erfüllen. Mit Habermas ist daran festzuhalten, dass für die moderne Wissenschaft die Frage entfällt, welche Mittel für einen vorgegebenen Zweck am brauchbarsten sind, und es stellt sich die ganz andere, neuartige Frage nach den Verwendungszwecken. Während einst der Wissenschaft die Zwecke vorgegeben waren, so muss für die Forschungsergebnisse der modernen Wissenschaft nach einem sinnvollen Zweck gesucht werden. Welchen Verwendungszweck die Ergebnisse wissenschaftlicher Forschung haben könnten, stellt sich erst nachträglich heraus. Max Weber hat das klar erkannt, wenn er mit großem Nachdruck hervorhebt, dass unser praktisches Handeln sich an den Erwartungen zu orientieren hat, die uns die Wissenschaft mit ihren Innovationen vorgibt. Eigentümlich ist dabei, dass es nie ein einziger Verwendungszweck, sondern größtenteils mehrere, unvorhergesehene Verwendungszwecke sind, die in dem Maße zunehmen (können), wie einzelne Ergebnisse auf ihre Möglichkeiten und Ziele getestet werden, die sie möglicherweise enthalten bzw. unterstützen könnten – ein Vorgang, den man u.a. am Beispiel der Entdeckung der Röntgenstrahlen und des Entstehens der Kernphysik illustrieren kann (Freyer 1987: 124). Um das im wissenschaftlichen Fortschritt produzierte abstrakte Können für konkrete Ziele ausschöpfen und sinnvolle Verwendungszwecke finden zu können, bedarf es einer gesonderten, nicht mehr in den Bereich der Wissenschaft fallenden Anstrengung.

Die erste Frage eröffnet einen Problemhorizont, in dessen Rahmen auf die zweite Frage keine unmittelbare Antwort gegeben werden kann. Ist die moderne Wissenschaft nicht mehr von der Suche nach Mitteln für genau definierte Zwecke beseelt, sondern von der Suche nach Verwendungszwecken für abstrakte Möglichkeiten, stellt sich das Problem, ob die Wissenschaft überhaupt einen Zweck erfüllt, der nicht in ihr selbst liegt. Laut Nietzsche liegt dem den Sachgesetzen unterworfene Fortschrittsprozess der Wissenschaft ein verborgener Impuls zugrunde, den die Wissenschaft weder ausbildet noch fortbildet. Die Suche nach Wahrheit und Erkenntnis entspringt dem Bedürfnis nach einer Welt der Beständigkeit, des Geordnetseins und Bleibenden. Der Mühsal der Erkenntnis geht die Sehnsucht nach einer Welt voraus, die dem Werden und der Vergänglichkeit entzogen ist. Daraus folgt für Nietzsche, dass das Streben nach Erkenntnis auf einer Voraussetzung beruht, die geglaubt werden muss, aber nicht verifiziert werden kann: Was erkannt werden soll, ist das Resultat der bildenden und gestaltenden Kraft des Menschen. – Was ist unter dieser Kraft zu verstehen?

Sprache ist Rhetorik – das ist Nietzsches Erklärung, warum er meint, die Philosophie habe die Kraft zu „bilden", obwohl sie ihre universitäre Sonderstellung verlor. „Alles Leben beruht auf Schein" (Nietzsche 1988i: 18) – dieser Satz aus der „Geburt der Tragödie" erhält nach 1872 eine neue Bedeutung. Nietzsche versteht unter Schein eine konstitutionelle Verlegenheit des Menschen, zum Wesen der Dinge keinen Zugang zu haben. Ursache sei die Sprache: Sie ist Rhetorik, denn sie will eine *doxa*, keine *episteme* übertragen. Doxa ist für Nietzsche nicht nur die Meinung eines Subjekts oder einer sozialen Gruppe, sie meint auch die allgemeine Meinung der Menschen über die Welt eine Meinung, die Menschen – ungeachtet ihrer je individuellen Ansicht – immer schon miteinander teilen, insofern sie diese Meinungen innerhalb ihrer kommunikativen Sprachpraxis ratifiziert haben (Kopperschmidt 1994: 48): Nicht die Dinge treten ins Bewusstsein, sondern die Art, wie wir zu ihnen stehen. Mit seiner Sprache macht sich der Mensch die Welt gemäß seinen lebensweltlichen Interessen verfügbar. Allein dieses Interesse und nicht irgendein Wissen über die Dinge ist es, was darüber entscheidet, welche „Merkmale" an den Dingen *wir* als *für uns* wichtig selektieren, welche Eigenschaften wir den Dingen aufgrund unseres „Urteils" beifügen und über welche Deutungen wir uns die Dinge vertraut machen. In den Dingen begegnen wir allein den Produkten unserer eigenen Projektionsleistung: Was wir „Wahrheit" nennen, sind

> Illusionen, von denen man vergessen hat, daß sie welche sind, Metaphern, die abgenutzt und sinnlich kraftlos geworden sind, Münzen, die ihr Bild verloren haben und nun als Metall, nicht mehr als Münzen in Betracht kommen (Nietzsche 1988k: 881).

In „Jenseits von Gut und Böse" sind *Sprache* und *Wertschätzung* Synonyme. Die Sprache ist Ausdruck unserer Beziehung zu den Dingen. Wertschätzung heißt für Nietzsche, dass wir die Dinge nach ihrem Wert für uns abschätzen.

Die Art, wie wir zu den „Dingen" stehen, ist jedoch längst nicht mehr durch praktische Lebensfragen geregelt – laut Nietzsche eine Folge davon, dass jener Zusammenhang zwischen der Wissenschaft und einem wirksamen Bildungsideal auseinander gebrochen ist, den bereits Fichte und Humboldt als erklärungsbedürftig empfanden. Durch Bildung sollte Wissenschaft eine praktische Gestaltung werden. Ist Bildung einst ein Umschlagen wissenschaftlicher Forschungsergebnisse in das Handeln der Menschen gewesen, so ist sie nach Nietzsche, Weber und Habermas immer mehr zur Privatsache verkürzt worden. Aber die wissenschaftlich gelösten Probleme entbinden nicht vom Handeln – darin stimmen Nietzsche, Weber und Habermas überein. Ein später Neukantianer konnte 1949 noch behaupten, dass es für uns „kaum oder nur in den seltensten Fällen" von Bedeutung ist, wenn die Wissenschaft „die Zahl der bisher bekannten chemischen Elemente um eins vermehrt [...], zu den zu einer Gattung gehörigen Arten eine neue hinzu[fügt]" oder wenn es der Wissenschaft „gelingt, durch eine neu aufgefundene literarische Quelle die Zeit der ersten Niederschrift einer Dichtung genauer zu bestimmen" (Menzer 1949: 11). Solch eine Betrachtungsweise erscheint uns heute naiv. Die von Nietzsche kritisierte Isolierung der Wissenschaft vom „Leben" lässt sich nicht als nebensächlich herunterspielen oder als eine hochspezialisierte Forschungspraxis verharmlosen.

Mit großem Pathos spricht Max Scheler 1925 vor der Lessing-Gesellschaft in Berlin von der Gefahr einer neuen Barbarei, die von dem Zurücksinken des „Bildungswissens" in die Sphäre des Privaten und vom Übergewicht des „Arbeitswissen" ausgehe. Scheler klagt die Wissenschaft an, vergessen zu haben, dass ihr Wissen um die praktische Beherrschung und Umbildung der Welt für unsere Ziele und Zwecke letztlich dem der Bildung zu *dienen* hat: Die Umgestaltung der Natur ist dem Werden des Menschen unterzuordnen, anstatt dass das „Arbeitswissen" über das „Bildungswissen" herrscht. Sollte das „Bildungswissen" im Schutt einer reinen Arbeits- und Leistungszivilisation begraben werden, so wäre das laut Scheler die „furchtbarste aller nur denkbaren Barbareien" (Scheler 1925: 39). Diese tiefe Ergriffenheit befremdet uns heute mehr, als dass sie uns nachdenklich stimmt. Die Eigendynamik der Wissenschaft scheint die Frage nach dem Wissenswerten überflüssig werden, ja absurd erscheinen zu lassen, glaubt man dem derzeit in Politik und Wissenschaft so gern verwendeten Argument von den Sachzwängen des internationalen Wettbewerbs, der Konkurrenz und des Gewinns. Gerade dieses Argument zeigt aber in voller Klarheit, dass die Wissenschaft und ihre Forschungsergebnisse selbst keinen Wert darstellen, sondern einen Zweck, zu dem sie das Mittel sein *sollen*.

Richtig an diesem Argument ist, dass die Wissenschaft nicht um des Wissen willens betrieben wird. Mit Nietzsche ist daran festzuhalten, dass die Wissenschaft für uns keinen Wert hat, wenn das, wozu ihr Wissen da ist, selber wieder ein Wissen sein soll. Nach Wissen nur um des Wissens willen streben zu wollen, dass ist das Kennzeichen des von Nietzsche kritisierten Typus' des wissenschaftlichen Gelehrten, der den Sinn seiner eigenen Tätigkeit verkennt. Dem Wissen muss ein *Wert* oder ein „finaler Sinn" zukommen (Scheler 1925: 32.). Für das Streben nach Wissen und Erkenntnis muss ein Wozu angegeben werden können. Ein Mittel soll die Wissenschaft sein. Aber die Frage ist, zu welchem Zweck. Die Geschichtsphilosophie suchte nach Antworten, die uns heute nicht mehr überzeugen. Aber das Problem bleibt. Und es wächst in dem Maße, wie eine neue Fortschrittsgläubigkeit uns die Gewissheit vermitteln will, dass Wissenschaft allein bereits Fortschritt bewirkt.

Literatur

Abel, Günter (1986): Wissenschaft und Kunst. In: Mihailo Djuric/Josef Simon (Hg.): Kunst und Wissenschaft bei Nietzsche. Würzburg, 9-25.

Fichte, Johann Gottlieb (1971): Deduzierter Plan einer zu Berlin zu errichtenden höheren Lehranstalt. In: Immanuel Hermann Fichte (Hg.): Fichtes Werke. Berlin, 97-204.

Freyer, Hans (1987): Über das Dominantwerden technischer Kategorien in der Lebenswelt der industriellen Gesellschaft. In: Elfriede Üner (Hg.): Herrschaft, Planung und Technik. Aufsätze zur politischen Soziologie. Weinheim, 117-130.

Gadamer, Hans-Georg (1943): Wissenschaft als Beruf. Über den Ruf und Beruf der Wissenschaft in unserer Zeit. In: Leipziger Neueste Nachrichten. September Nr. 270, 2.

Habermas, Jürgen (1969): Technik und Wissenschaft als „Ideologie". Frankfurt a.M.

Habermas, Jürgen (1987): Eine Art Schadensabwicklung. Frankfurt a.M.

Habermas, Jürgen (1988): Theorie und Praxis. Sozialphilosophische Studien. Frankfurt a.M..

Habermas, Jürgen (2001): Die Zukunft der menschlichen Natur. Auf dem Weg zu einer liberalen Eugenik? Frankfurt a.M.

Humboldt, Wilhelm (1961a): Über die innere und äußere Organisation der höheren wissenschaftlichen Anstalten in Berlin. In: ders. Werke 4. Berlin, 255-266.

Humboldt, Wilhelm (1961b): Über das Studium des Altertums. In: ders. Werke 2. Berlin, 1-24.

Howald, Ernst (1920): Friedrich Nietzsche und die klassische Philologie. Gotha.

Kopperschmidt, Josef (1994): Nietzsches Entdeckung der Rhetorik. Rhetorik im Dienste der unreinen Vernunft. In: Josef Kopperschmidt et al. (Hg.): Nietzsche oder „Die Sprache ist Rhetorik". München, 39-62.

Menzer, Paul (1920): Persönlichkeit und Philosophie. Rede gehalten beim Antritt des Rektorats der Vereinigten Friedrichs-Universität Halle-Wittenberg am 12. Juli. Halle/S.

Menzer, Paul (1949): Einleitung in die Philosophie. Tübingen.

Mieth, Dietmar (2001): Grundkonflikte der Bioethik. In: Berliner Zeitung vom 28./29. April 2001.

Nietzsche, Friedrich (1982): Homer und die klassische Philologie. Antrittsrede an der Universität Basel, gehalten am 28. Mai 1869. In: Giorgio Colli/Mazzoni Montinari (Hg.): Friedrich Nietzsche. Philologische Schriften (1867-1873). Kritische Gesamtausgabe. Berlin, New York.

Nietzsche, Friedrich (1988a): Menschliches, Allzumenschliches. In: Giorgio Colli/ Mazzoni Montinari (Hg.): Friedrich Nietzsche. Kritische Studienausgabe. Bd. 2. München.

Nietzsche, Friedrich (1988b): Nachgelassene Fragmente 1869-1874. In: Giorgio Colli/Mazzoni Montinari (Hg.): Friedrich Nietzsche. Kritische Studienausgabe. Bd. 7. München.

Nietzsche, Friedrich (1988c): Morgenröte. In: Giorgio Colli/Mazzoni Montinari (Hg.): Friedrich Nietzsche. Kritische Studienausgabe. Bd. 3. München.

Nietzsche, Friedrich (1988d): Die Philosophie im tragischen Zeitalter der Griechen. In: Giorgio Colli/Mazzoni Montinari (Hg.): Friedrich Nietzsche. Kritische Studienausgabe. Bd. 1. München, 799-872.

Nietzsche, Friedrich (1988e): Von Nutzen und Nachteil der Historie für das Leben. In: Giorgio Colli/Mazzoni Montinari (Hg.): Friedrich Nietzsche. Kritische Studienausgabe. Bd. 1. München, 243-334.

Nietzsche, Friedrich (1988f): Schopenhauer als Erzieher. In: Giorgio Colli/Mazzoni Montinari (Hg.): Friedrich Nietzsche. Kritische Studienausgabe. Bd. 1. München, 335-428.

Nietzsche, Friedrich (1988g): Jenseits von Gut und Böse. In: Giorgio Colli/Mazzoni Montinari (Hg.): Friedrich Nietzsche. Kritische Studienausgabe. Bd. 5. München.

Nietzsche, Friedrich (1988h): Über die Zukunft unserer Bildungsanstalten. In: Giorgio Colli/Mazzoni Montinari (Hg.): Friedrich Nietzsche. Kritische Studienausgabe. Bd. 1. München, 641-752.

Nietzsche, Friedrich (1988i): Die Geburt der Tragödie. In: Giorgio Colli/Mazzoni Montinari (Hg.): Friedrich Nietzsche. Kritische Studienausgabe. Bd. 1. München, 9-156.

Nietzsche, Friedrich (1988j): Nachgelassene Fragmente 1887-1889. In: Giorgio Colli/Mazzoni Montinari (Hg.): Friedrich Nietzsche. Kritische Studienausgabe. Bd. 13. München.

Nietzsche, Friedrich (1988k): Über Wahrheit und Lüge im außermoralischen Sinne. In: Giorgio Colli/Mazzoni Montinari (Hg.): Friedrich Nietzsche. Kritische Studienausgabe. Bd. 1. München, 873-890.

Rousseau, Jean-Jacques (1910): Emil oder über die Erziehung. Leipzig.

Rousseau, Jean-Jacques (1970): Abhandlung über den Ursprung und die Grundlagen der Ungleichheit unter den Menschen. Leipzig.

Scheler, Max (1925): Die Formen des Wissens und die Bildung. Bonn.

Simmel, Georg (1989): Probleme der Geschichtsphilosophie. Gesamtausgabe. Bd. 2. Frankfurt a.M.

Stauth, Georg (1994): Kulturkritik und affirmative Kultursoziologie. Friedrich Nietzsche, Max Weber und die Wissenschaft von der menschlichen Kultur. In: Gerhard Wagner/Heinz Zipprian (Hg.): Max Webers Wissenschaftslehre. Interpretation und Kritik. Frankfurt a.M, 167-198.

Vossenkuhl, Wilhelm (2001): Der Mensch ist des Menschen Zelle. Eine Antwort auf Julian Nida-Rümelins Klon-Thesen. In: Der Tagesspiegel vom 16. Januar 2001.

Weber, Max (1991a): Der Sinn der Wertfreiheit der soziologischen und ökonomischen Wissenschaften. In: Michael Sukale (Hg.): Max Weber. Schriften zur Wissenschaftslehre. Stuttgart, 176-236.

Weber, Max (1991b): Wissenschaft als Beruf. In: Michael Sukale (Hg.): Max Weber. Schriften zur Wissenschaftslehre. Stuttgart, 237-273.

II. Transferqualität in unterschiedlichen Praxisdomänen

Wissenskommunikation im Gesundheitswesen: Transferqualität in der Online-Gesundheitskommunikation

Albert Busch (Göttingen)

1 Ermittlung von Kriterien für eine hermeneutische Analyse des Wissenstransfers zwischen Experten und Laien in der Online-Gesundheitskommunikation

Eine transferwissenschaftliche Analyse von Gesundheits- und Medizin-Websites muss mit Blick auf die Wissensvermittlung zwischen Experten und Laien verschiedener Niveaus in der Online-Gesundheitskommunikation vier zentrale Fragen beantworten:

- Usability: Was macht gute Gesundheits-Websites aus?
- Erwartungshorizont: Worauf legen Laienrezipienten bei Medizin- und Gesundheits-Websites besonderen Wert?
- Wissensangebot: Welches Wissen wird in der Experten-Laien-Kommunikation via Website vermittelt?
- Wissenstransfer: Wie viel und welches Wissen kommt bei den Laienrezipienten mit ihrem je spezifischen Vorwissen, Interesse und Surfverhalten an?

Als ersten Schritt zur Beantwortung dieser Fragen sollen hier grundlegende Gütekriterien für die hermeneutische Bewertung der Transferqualität in der Online-Gesundheitskommunikation ermittelt werden. Diese Kriterien sollen die spätere Evaluation relevanter deutschsprachiger Gesundheits-Websites fundieren. Eine solche Evaluation muss zumindest drei Vorgehensstufen vorsehen:

1. Korpus erstellen: Ein exemplarisches Korpus relevanter deutschsprachiger Gesundheits-Websites wird erstellt.
2. Website-Qualitätsreports erstellen: Die Qualität der Websites wird hinsichtlich spezifischer Gütekriterien bestimmt und in Qualitätsreports dokumentiert.
3. Transferqualität bestimmen: Zur Bestimmung der Rezeptionswege innerhalb der Sites, der Transferqualität und des Transfererfolges muss im Rahmen explorativer Tiefeninterviews und kontrollierter Website-Begehungen das prärezeptive und das postrezeptive Wissen dokumentiert und analysiert werden.

Erst mit Hilfe einer solchen empirischen Studie, die auch die rezipientenseitigen Kommunikationsvoraussetzungen (z.B. Wissen, emotionale Situation, individuelle Bewertungen auf der Grundlage von Stereotypien) erfasst, wird es möglich, die tatsächliche Transferqualität und nicht nur die Usability (ISO 9241) von Websites zu erfassen.

Dazu müssen Erkenntnisse aus den Domänen *Medizin, Public Health* und *Web-Design* mit linguistischen Erkenntnissen zu einer Analyseheuristik zusammengeführt werden, die nicht nur text- und medienbezogene Qualitätskriterien in den Blick nimmt, sondern diese zu den rezipientenseitigen Voraussetzungen – insbesondere aus der Erforschung der Experten-Laien-Kommunikation bekannt[1] – in Beziehung setzt. Dieses Evaluationstableau dient dann im zweiten Schritt der hermeneutischen Evaluation der Website- und Transferqualität von Online-Gesundheitsinformationen.

2 Gesundheitsberichterstattung und Qualitätsberichterstattung

Die Gesundheitsberichterstattung in Deutschland muss um eine Qualitätsberichterstattung für Online-Gesundheitsinformationen ergänzt werden[2], die die tatsächlichen kommunikativen Vorgänge und die Qualität der Wissensvermittlung in der Online-Gesundheitskommunikation systematisch ermittelt. Ein solches Unternehmen steht dabei vor dem Hintergrund, dass Wissenskommunikation im Gesundheitswesen perspektivisch gebundene Kommunikation über Gesundheit und Krankheit ist.[3] Pathogenetische, salutogenetische und stereotype Perspektiven von Laienrezipienten müssen kommunikativ miteinander in Einklang gebracht werden. Diese Notwendigkeit wird auch im aktuellen Gesundheitsbericht für Deutschland betont. Im Kapitel *Laien- und Selbsthilfe* heißt es dazu:

---

1 Vgl. dazu Wichter 1994, 1995, 2001, 2003.

2 Zur Gesundheitsberichterstattung in Deutschland vgl. GBFD 1998.

3 Vgl. dazu Busch 1994, 1995, 1999, 2000, 2001.

> Laien- und Selbsthilfe haben in Deutschland eine lange Tradition. Dies zeigt sich am Beispiel der Deutschen Rheumaliga oder der Anonymen Alkoholiker für die Selbsthilfe und am Beispiel der Versorgung erkrankter oder pflegebedürftiger Familienmitglieder durch Angehörige des Laiensystems. Seit nahezu 25 Jahren wird das Phänomen „Selbsthilfe im Gesundheitswesen" unter den verschiedensten Aspekten nun auch intensiv öffentlich diskutiert. In der letzten Zeit gewinnt die Diskussion dadurch an Qualität, daß Wissenschaft und Politik versuchen, Leistungen der Selbsthilfe und des ehrenamtlichen Engagements in das bestehende „professionelle" Gesundheitswesen zu integrieren. Ziel ist die ganzheitliche Versorgung, wobei der ureigene Charakter der Selbst- und Laienhilfe erhalten bleiben soll (GBFD 98: 301).

Im Rahmen einer solchen Aufgabenstellung mit dem auch sozialpolitisch bedeutsamen Ziel, gesundheitliche Laien- und Expertensysteme im Rahmen gewachsener und neu zu entwickelnder Institutionen miteinander in Einklang zu bringen, müsste die Thematisierung der Qualität der Wissensvermittlung zentral sein. Dennoch sucht man im 554-seitigen Gesundheitsbericht die Wörter *Patienteninformation, Gesundheitskommunikation* oder *Informationsqualität* vergebens. Das verdeutlicht: Hier bleiben die Aspekte der Kommunikations- und Informationsqualität unbeachtet, obwohl die Zielstellung der Gesundheitsberichterstattung des Bundes diese umfasst, wie aus der Funktionsbestimmung des ersten bundesweiten Gesundheitsberichtes hervor geht:

> This Health Report presents the first overall picture of the complex health care system that has developed in Germany. The focus is on major trends, current problems and connections (GBFD 98: 1).

Die Stärkung der Patienten und Laien[4] durch unabhängige, anbieterexterne Bewertung der Inhalts- und Transferqualität von Gesundheitsinformationen für Patienten und Versicherte, eben eine Qualitätsberichterstattung, ist ein Desiderat bei der Erfassung der im Gesundheitsbericht angesprochenen „major trends, current problems and connections" (GBFD 98: 1).

Während sich für gedruckte, deutschsprachige Patienteninformationen das Qualitätssicherungsprojekt DISCERN auch in Deutschland etabliert hat[5], ist mit der Gründung des Aktionsforums Gesundheitsinformationssysteme (afgis) seit April 2002 auch eine Qualitätssicherungsinitiative für deutschsprachige Online-Gesundheitsinformationen – initiiert durch das Bundesgesundheitsministerium – im WWW verfügbar gemacht worden.[6]

---

4 Zum medizinischen Laiensystem vgl. Faltermaier/Kühnlein/Burda-Viering (1998) und Faltermaier (1994).

5 Vgl. Charnock (2000), Neugebauer (2000), Dierks/Lerch/Ollenschläger (1999) sowie die Informationen zum Discern-Instrument unter http://www.discern.de (15. Juni 2005) und der Ärztlichen Zentralstelle für Qualitätssicherung unter http://www.aezq.de (15. Juni 2005).

6 Vgl. www.afgis.de . Die Pilotphase endete am 31.7.2002. Dort findet sich auch eine Übersicht über weitere Qualitätssicherungsprojekte wie die Initiative Health on the net/HON (http://:www.hon.ch; 15. Juni 2005), MedCERTAIN (http://www.medcertain.org; 15. Juni

Dies war überfällig, denn die Attraktivität und Akzeptanz von Gesundheitsangeboten im Internet wächst auch in Deutschland mit dem rasanten Ansteigen der allgemeinen Internetnutzung: „Waren 1997 [...] gerade mal 6,5% der Bundesdeutschen online, nutzt inzwischen jeder zweite Erwachsene in Deutschland das Internet“ (van Eimeren/Gerhard/Frees 2002: 1), wie die ARD/ZDF-Online-Studie 2002 zeigt.

In den USA ist das Internet bereits zu einer der wichtigsten Informationsquellen für Gesundheitsinhalte geworden, wie Risk/Petersen im März 2002 betonen:

> With nearly 100 Million US-adults online and more than a half of them reportedly using the World Wide Web to access health-related content, the internet has undoubtedly become one of the most popular and frequently used sources of medical information (Risk/Petersen 2002: 2713).

Bereits Ende 1999 haben Eysenbach/Sa/Diepgen (1999: 1) das "millenium of cybermedicine" ausgerufen und festgestellt, dass zu diesem Zeitpunkt bereits mehr als 100.000 medizinbezogene Websites existierten und ein rapides Wachstum der Zahl von Online-Gesundheits- und Medizin-Websites prophezeit.

Ein zentrales Problem für die Rezipienten solcher Websites ist die Frage der Qualität der Inhalte.[7] Aus transferwissenschaftlicher Sicht und für eine kommunikative Qualitätsbewertung muss der Bogen der Analyse weit gespannt werden. Neben der Vertrauenswürdigkeit der angebotenen Informationen müssen auch die Transparenz, die durch die Usability der Site bestimmte Zugänglichkeit und die Verständlichkeit für Laienrezipienten untersucht werden.

3 Neutralität und Qualität von Online-Gesundheitsinformationen: Bewertungskriterien

Was wünscht sich der Informationssuchende von Gesundheitsinformationen nicht nur im Internet? In erster Linie unabhängige und qualitativ hochwertige Informationen zu Prävention, Gesundheitsförderung, bestimmten Erkrankungsbildern und ihrer Therapie. Empirische Bestandsaufnahmen zeigen aber, dass gerade an diesen Punkten viele Gesundheits- und Medizin-Websites ihre größten Schwächen aufweisen.

Gesundheitsinformationen für Patienten sind – online wie offline – häufig nicht unabhängig produziert. In keinem Bereich wird dies so deutlich wie bei den Bro-

---

2005), MedCIRCLE (http://www.medcircle.info; 15. Juni 2005), OMNI (http://omni.ac.uk/; 15. Juni 2005), American Accreditation HealthCare Commission (http://www.urac.org; 15. Juni 2005).

[7] Parallel zum rapiden Anwachsen der Zahl solcher Websites ist auch die Zahl der Qualitätssicherungsinitiativen und -instrumente gewachsen. Vgl. auch die Übersicht in Gagliardi/Jadad 2002. Kim et al. (2002) haben die Reliabilität und Validität solcher Instrumente untersucht und festgestellt, dass nur wenige solcher Instrumente tatsächlich ihren Zweck erfüllen.

schüren, die Patienten von Ärzten erhalten oder in deren Wartezimmern finden. Die schriftliche Patienteninformation in Arztpraxen stützt sich fast ausschließlich auf Material von Arzneimittelherstellern: 83 - 93% solcher Broschüren sind von der Pharmaindustrie produziert oder finanziert worden (vgl. Linden/Gothe/Ryser 1999).

Auch im Onlinebereich werden Medizin- oder Gesundheits-Websites selten unabhängig und qualitätsgesichert bereitgestellt, und so liegen derzeit neutrale Informationen zu Krankheiten,

> zu Möglichkeiten und Effektivität präventiver Maßnahmen, Vor- und Nachteilen therapeutischer Behandlungsmethoden sowie Entscheidungshilfen für operative Eingriffe [...] zur Zeit für den Patienten (und den Arzt) kaum vor (Dierks/Schwartz/Walter 2000: 158).

Auch die Qualität von Gesundheitsinformationen ist oft problematisch, so ist ein großer Teil des gedruckten Informationsmaterials „wissenschaftlich nicht fundiert, irreführend und/oder veraltet“ (Reichle/Lerch 1999 18).[8] Der Qualitätsstatus von Gesundheitsinformationen im Internet ist ebenfalls sehr unterschiedlich; häufig weisen sie erhebliche Qualitätsmängel auf und sind ungenau, unvollständig oder unverständlich.[9] Zu diesem Ergebnis kommen zahlreiche empirische Studien, in denen die Qualität von Gesundheits-Websites untersucht wurde: Eysenbach et al. (2002) haben 79 solcher Studien miteinander verglichen, in denen insgesamt 5941 Web Sites hinsichtlich 86 verschiedener Qualitätskriterien untersucht worden sind. Mit Blick auf die Inhaltsqualität der in den Studien untersuchten Websites stellen sie fest:

> In our review, most authors who evaluated content found significant problems, criticising lack of completeness, difficulty in finding high-quality sites and lack of accuracy, in particular if "accuracy" also implied "completeness". Five of eight studies reporting results on completeness found that around 90% of Web sites were "incomplete" (ebd.: 2696).

Das Kriterium der Vollständigkeit problematisieren Eysenbach et al. indes als möglicherweise nicht medienadäquat. Die Bedeutung des Vollständigkeits-Kriteriums schwinde im Internet, weil die Rezipienten immer nur wenige Klicks von zusätzlichen Informationen auf anderen Websites zum selben Thema entfernt seien. Besser sei es zu bewerten, ob die Sites ihrem Informationsversprechen nachkommen, also "weather materials cover the topics they claim to be discussing and if they are balanced" (ebd.).

Welches sind nun die Kriterien, mit denen Qualität von Online-Gesundheitsinformationen gemessen werden kann? Die Metaanalysen fördern ein breites Spektrum

---

[8] Vgl. dazu auch Risk/Petersen 2002 sowie die Bibliographie unter http://www.epi.mh-hannover.de/arbeitsschwerpunkte/as9/publikationen.htm (28. März 2003).

[9] Linden/Gothe/Ryser 1999. Vgl. auch Wyatt 1997.

solcher Kriterien zu Tage: Eysenbach et al. (2002) ermitteln in den 79 Studien, die sie untersucht haben, 86 verschiedene Kriterien, die zur Evaluation von Websites herangezogen worden sind. Sie lassen sich bündeln zu den Schlüsselkriterien: Transparenz, Web-Design, Lesbarkeit (Satzkomplexität und Wortlänge), Genauigkeit, Vollständigkeit.

Auch Kim et al. (1999) stellen in ihrer Analyse von 29 Qualitätssicherungsunternehmen und -instrumenten fest, dass sich die enthaltenen 165 Einzelkriterien zur Qualitätsmessung unter wenige Schlüsselkriterien subsumieren lassen. Die wichtigsten sind: Inhaltsqualität, Design und Ästhetik der Website, Transparenz hinsichtlich der Autorenschaft, Sponsoren und Entwickler, Aktualität der Information, fachliche Autorität der Quelle, Einfachheit der Benutzung, Zugänglichkeit und Verfügbarkeit.

Diese Metaanalysen zeigen, dass außer Fragen der Lesbarkeit, meist operationalisiert als Satzkomplexität und Wortlänge, sprachliche Qualitätskriterien oder gar hermeneutische Analysen kaum eine Rolle spielen. Werden dagegen die Laienrezipienten ihrerseits nach Ihren Ansprüchen an Gesundheits-Websites befragt, werden auch Laienverständlichkeit und so wenig Fachwortschatz wie möglich nachdrücklich eingefordert (vgl. Eysenbach/ Köhler 2002).

Für die Untersuchung der Transferprozesse ist die Berücksichtigung solcher Kriterien unerlässlich. Zusätzlich werden zur Ermittlung der Transferqualität Detailanalysen benötigt, die nicht nur die genannten Kriterien berücksichtigen, sondern auch die tatsächlichen Kommunikationsverhältnisse und die Wissensvoraussetzungen der Kommunikationspartner konstitutiv einbeziehen. Wenn die Wissensvermittlung das Ziel ist, spielen die Wissensvoraussetzungen und die Stereotypien der Laienrezipienten wie in jeder Experten-Laien-Kommunikation eine entscheidende Rolle für den Kommunikationserfolg.

Wie wenig sprachlich-kommunikative Kriterien bei der Bewertung der Qualität von Gesundheitsinformationen auch in großen deutschsprachigen Evaluationsunternehmen thematisiert werden, zeigt ein Blick auf die Kurzfassung der Kriterien, mit denen im Rahmen von afgis (Abb.1) und DISCERN (Abb. 2) gearbeitet wird:

Abb. 1: Kriterien zur Evaluation von Gesundheitsinformationen (agfis)

Was „Qualität von Gesundheitsinformationen“ bei afgis bedeutet.

In der Fülle von Gesundheitsinformationen im Internet kann der/die Informationssuchende heute nicht mehr beurteilen, wie hochwertig („gut“) eine Information ist. Neben hochwertigen sind auch viele „dubiose“ Gesundheitsinformationen zu finden, oft werden Produkte beworben, diese werden als „Gesundheitsinformationen“ angeboten. Hier setzt das Aktionsforum Gesundheitsinformationssystem (afgis) an. […] Zur Gewährleistung dieser Transparenz hat afgis die folgenden zehn Transparenzkriterien festgelegt:

1. Transparenz über den Anbieter (Angaben über Name, Sitz und Anschrift des Anbieters)
2. Transparenz über Ziel/Zweck und angesprochene Zielgruppen der Information (Angabe über die Zielgruppe, für die Informationen bereitgestellt werden)
3. Transparenz über die Autoren und Datenquellen der Information (Angaben zu den Autoren und den Datenquellen der Information)
4. Transparenz über die Aktualität der Daten (Angabe des Datums, an dem die Information eingestellt wurde)
5. Transparenz über die Möglichkeit für Rückmeldungen seitens der Nutzer (Bereitstellung der Möglichkeit, ein Feedback z.B. per E-Mail an die Bereitsteller der Informationen zu geben)
6. Transparenz über Verfahren der Qualitätssicherung (Angabe, wie die Qualität der Informationen sichergestellt wird)
7. Transparente Trennung von Werbung und redaktionellem Beitrag (beworbene Produkte und thematische Beiträge müssen klar getrennt sein)
8. Transparenz über Finanzierung und Sponsoren (Angaben zur finanziellen Vernetzung mit anderen Firmen und Organisationen)
9. Transparenz über Kooperationen und Vernetzung (Angaben zur Vernetzung aus politischen Gründen mit anderen Firmen und Organisationen, z.B. aus Gründen des Lobbyings)
10. Transparenz über Datenverwendung und Datenschutz (Angaben, ob und wie Informationen über den Nutzer gesammelt und verwandt werden)

Quelle: http://www.afgis.de/qualitaetssicherung.php (8. September 2002; inzwischen optimiert)

Abb. 2: Kriterien zur Evaluation von Gesundheitsinformationen (DISCERN)

Kurzübersicht über die DISCERN-Kriterien

Eine qualitativ gute Publikation über Behandlungsalternativen wird:

1. Klare Ziele haben
2. Ihre Ziele erreichen
3. Für den Nutzer bedeutsam sein
4. Ihre Informationsquellen klar benennen
5. Das Erstellungsdatum der Informationen klar benennen
6. Ausgewogen und unbeeinflusst sein

7. Zusätzliche Informationsquellen aufführen
8. Auf Bereiche von Unsicherheit hinweisen
9. Die Wirkungsweise eines Behandlungsverfahrens beschreiben
10. Den Nutzen eines Behandlungsverfahrens beschreiben
11. Die Risiken eines Behandlungsverfahrens beschreiben
12. Die Folgen einer Nicht-Behandlung beschreiben
13. Die Auswirkungen von Behandlungsverfahren auf die Lebensqualität beschreiben
14. Verdeutlichen, dass mehr als ein mögliches Behandlungsverfahren existieren könnte
15. Eine partnerschaftliche Entscheidungsfindung (shared-decision-making) unterstützen

Diese Kurzübersicht sollte erst verwendet werden, wenn Sie mit dem DISCERN-Instrument vollständig vertraut sind

Quelle: http://www.discern.de/kurz.htm (8. September 2002)

So praktikabel und hilfreich die genannten und programmatisch hergeleiteten Qualitätsaspekte sind, es ist deutlich erkennbar: Mit Qualität ist hier in erster Linie Transparenz und thematische Qualität gemeint. Kommunikative Qualität oder gar Sprachqualität können und sollen mit diesen Kriterien nicht erfasst werden. Eine Bewertung der Transferqualität in der Online-Gesundheitskommunikation kann aber auf die empirisch-hermeneutische Bewertung der kommunikativen Qualität für ein ausdifferenziertes Spektrum von Laienzielgruppen nicht verzichten.

4 Rezipientenorientierter Qualitätsbegriff für Online-Gesundheitsinformationen

Deshalb müssen eine transferwissenschaftliche Untersuchungsperspektive und eine Qualitätsberichterstattung von Online-Gesundheitsinformationen einen Qualitätsbegriff[10] zugrunde legen, der auch die rezipientenbezogenen Dimensionen und ihre kontinuierliche Überprüfung umfasst. Ein rezipientenorientierter Qualitätsbegriff muss seine Dimensionierung auch von der Rezipientenseite und ihrer Laienperspektivik her gewinnen. Einen Ausgangspunkt für einen solchen rezipientenseitig verankerten Begriff von Web-Qualität bietet ansatzweise die Definition von

---

10 Zur Qualität im Internet vgl. die Zusammenstellungen in Eppler/Snoy/Mathis (2001: 31-33) sowie Nielsen/Tahir (2002) und Nielsen (1996).

Website-Qualität für Informationsprodukte im Internet von Eppler/Snoy/Mathis (2001):

> Website-Qualität ist gegeben, wenn ein Internetangebot die Erwartungen der Benutzer […] konstant erfüllt oder übertrifft. Das kann erreicht werden, wenn eine Website hochwertige (d.h. korrekte, konsistente und kompakte), für Zielgruppen relevante (umfassende, verständliche, nützliche) Informationen in einem komfortablen und effizienten Prozess, auf einer schnellen und verlässlichen Infrastruktur zur Verfügung stellt (Eppler/Snoy/Mathis 2001: 8).

Noch deutlicher wird die grundsätzliche Bindung der Qualitätseinschätzung an die Rezipienten in der schlagwortartigen Pointierung der Autoren dieser Studie, in deren Rahmen 700 Internet-Nutzer zwischen 15 und 75 Jahren nach ihren Qualitätsanforderungen in der Online-Kommunikation befragt wurden: „Qualität ist die konsistente Erwartungserfüllung in verschiedenen Dimensionen" (ebd.).

Zur generellen Notwendigkeit konsequenter Rezipientenorientierung bei der Qualitätsbewertung von Informationsangeboten im Internet kommt bei der Bewertung der Transferprozesse in der Online-Gesundheitskommunikation hinzu, dass hier generell der Informationsbedarf und die rezipientenseitigen Voraussetzungen wie etwa Krankheitsstereotype (vgl. Busch 1999) den Grad und die Art der Wissensvermittlung weitgehend bestimmen.

Ein solches Prinzip der Rezipientenorientierung, wie es hier gefordert wird, ist im Gewand der Patientenorientierung auch an anderer Stelle bestimmend für unser Gesundheitswesen. Dieses Prinzip ist auch rechtlich fixiert, denn

> die zivile und strafrechtliche Rechtsprechung aller wichtigen Industrieländer hat konsequent das Prinzip der vorherigen Einwilligung des vollständig informierten Patienten als eine allgemein akzeptierte Voraussetzung für medizinische Behandlungen etabliert" (Dierks/Schwarz/Walter 2000: 153).

Die Forderung nach der „vorherigen Einwilligung des vollständig informierten Patienten" setzt die erfolgreiche Vermittlung des notwendigen Wissens zwingend voraus.

Welche Anforderungen stellen Laienrezipienten an Informationsangebote im WWW generell und an Online-Gesundheitsinformationen und -Websites im Besonderen?

Abb. 3: Anforderungen von Laienrezipienten an Informationsangebote im WWW

Rezipientenseitige Qualitätsanforderungen an Informationsangebote im WWW	Rezipientenseitige Qualitätsanforderungen an Gesundheits- und Medizin-Websites
- gesicherte Autorität der Quelle (und Qualifikationsnachweis der Autoren) - Aktualität - attraktives Site-Layout - Lesbarkeit, Verstehbarkeit - Laienverständlichkeit - Qualitätsgeprüfte Links auf andere Websites - keine Werbung, die die Glaubwürdigkeit der Site einschränkt - Bild des Siteinhabers - Kontaktmöglichkeit per E-Mail - Qualitätssiegel und Qualitätsprüfung durch vertrauenswürdige Dritte (vgl. Eysenbach/Köhler 2002)	- Vertrauenswürdigkeit - Aktualität - Übersichtlichkeit - Korrektheit - Geschwindigkeit - Vollständigkeit - Objektivität - Gestaltung nach Nutzerperspektive - Einfacher Aufbau - Gleichbleibendes Design - Rasche Ladezeiten - Funktionierende Links - Keine zeitraubenden Registrierungen (vgl. Eppler/Snoy/Mathis 2001)

Bündelt man diese Kriterien und kombiniert sie mit der rezipientenorientierten Perspektive lassen sich für eine hermeneutische Transferanalyse übergreifend die folgenden Untersuchungsdimensionen bestimmen:

Abb. 4: Dimensionen der hermeneutischen Transferanalyse

Prä- und postrezeptiv	Kommunikative und Website-Qualität
- Wissensschemata der Rezipienten - Erwartungen und Wünsche - Stereotype - Emotionale Situation	- Web-Design-Qualität - Inhaltsqualität - Zielgruppenpassung - Kommunikative Qualität - Thematische Gesamtvorstellung - Thema - Verständlichkeit - Pragmatischer Rahmen - Transparenz

Vor diesem Hintergrund lässt sich festhalten: Die Qualität des Wissenstransfers in der Online-Gesundheitskommunikation entsteht in der je spezifischen Konstellation von Website-Qualität bei Gesundheits- und Medizinangeboten im Internet und den Wissensvoraussetzungen, Erwartungen und Wünschen der Rezipienten sowie ihrer emotionalen Situation. Es ist Aufgabe einer hermeneutischen Analyse des Wissenstransfers, dieses Geflecht zu analysieren und die wechselseitigen Abhängigkeiten zu berücksichtigen, auch wenn dies methodisch aufwändiger und deutlich komplizierter ist als reine Usability-Analysen.

Literatur

Busch, Albert (1994): Laienkommunikation. Vertikalitätsuntersuchungen zu medizinischen Experten-Laien-Kommunikationen (= Germanistische Arbeiten zur Sprach- und Kulturgeschichte 26). Frankfurt a.M.

Busch, Albert (1995): Kurzfassung: Laienkommunikation. Vertikalitätsuntersuchungen zu medizinischen Experten-Laien-Kommunikationen. In: Jahrbuch für Internationale Germanistik. Reihe B. Germanistische Dissertationen in Kurzfassung 13, 43-52.

Busch, Albert (1999): Semantische Vertikalitätstypik und diskursive Grundkonzepte in der Gesundheitskommunikation. In: Kirsten Adamzik/Jürg Niederhauser (Hg.): Wissenschaftssprache und Umgangssprache (= Germanistische Arbeiten zu Sprache und Kulturgeschichte). Frankfurt a.M.

Busch, Albert (2000): Wissenstransfer und Kommunikation in Gesundheitszirkeln. In: Antos Gerd/Sigurd Wichter (2000): Wissenstransfer zwischen Experten und Laien. Umriss einer Transferwissenschaft. Frankfurt a.M., 85 - 103.

Busch, Albert (2001): Kommunikationssoziologische Dimensionen des Wissenstransfers: der diskursive Kontakt von Experten und Laien im Gesundheitswesen. In: Gerd Antos/Sigurd Wichter (2001): Wissenstransfer durch Sprache als gesellschaftliches Problem. Frankfurt a.M.

Charnock, Deborah (2000): Das DISCERN-Handbuch: Qualitätskriterien für Patienteninformationen über Behandlungsalternativen; Nutzerleitfaden und Schulungsmittel. München.

Dierks, Marie-Luise/Friedrich Wilhelm Schwartz/Ulla Walter (2000): Patienten als Kunden. Informationsbedarf und Qualität von Patienteninformationen aus Sicht der Public Health-Forschung. In: Dietmar Jazbinzek (Hg.): 151-163.

Dierks, Marie-Luise/Magnus Lerch (1999): DISCERN ein Instrument zur Bewertung der Qualität von Gesundheitsinforationen. In: Forum Public Health 26, 16-17.

Eppler, Martin/Rena Snoy/Hubert Mathis (2001): Qualität im Internet. Eine empirische Studie zu den Gütekriterien, Erfolgsfaktoren und Defiziten aus Sicht der Benutzer. St. Gallen.

Eimeren, Birgit van/Heinz Gerhard/Beate Frees (2002): Entwicklung der Online-Nutzung in Deutschland: Mehr Routine, weniger Entdeckerfreude. In: Media Perspektiven 8, 346-263.

Eysenbach, Gunther/Christian Köhler (2002): How do consumers search for and appraise health information on the world wide web? Qualitative study using focus groups, usability tests, and in-depth interviews. In: British Medical Journey 324. S. 573-577.

Eysenbach, Gunther/John Powell/Oliver Kuss/Eun-Ryoung Sa (2002): Empirical studies assessing the quality of health information for consumers on the World Wide Web. A systematic review. In: JAMA. The Journal of the American Medical Association 287 (20), 2691-2699.

Eysenbach, Gunther/Eun Ryung Sa/Thomas L. Diepgen (1999): Shopping around the internet today and tomorrow: towards the millenium of cybermedicine. In: British Medical Journey 319, 1-5.

Faltermaier, Toni (1994): Gesundheitsbewusstsein und Gesundheitshandeln. Über den Umgang mit Gesundheit im Alltag. Weinheim.

Faltermaier, Toni/Irene Kühnlein/Martina Burda-Viering (1998): Gesundheit im Alltag. Laienkompetenz in Gesundheitshandeln und Gesundheitsförderung. Berlin.

Gagliardi, Anna/Alejandro R. Jadad (2002): Examination of instruments used to rate quality of health information on the internet: chronicle of a voyage with an unclear destination. In British Medical Journal 342, 569-573.

GBFD 98 = Statistisches Bundesamt (Hg.)(1998): Gesundheitsbericht für Deutschland. Berlin.

Jazbinsek, Dietmar (Hg.)(2000): Gesundheitskommunikation. Opladen.

Kim, Paul/Thomas R. Eng/Mary Jo Deering/Andrew Maxfield (1999): Published criteria for evaluating health related web sites: review. In: British Medical Journal 318, 647-649.

Linden, Michael/Holger Gothe/Martin Ryser (1999): Umfrage zur Patienteninformation: „Was man schwarz auf weiß besitzt." In: Deutsches Ärzteblatt 96 (14), A-914.

Nielsen, Jakob (1996): Multimedia, Hypertext und Internet. Grundlagen und Praxis des elektronischen Publizierens. Braunschweig, Wiesbaden.

Nielsen, Jakob/Marie Tahir (2002): Homepage Usability. 50 enttarnte Websites. München.

Neugebauer, Stephanie (2000): Beurteilung der Qualität von Patienteninformationen zu Myoarthropathien des Kausystems im weltweiten Netz: eine Analyse mit Hilfe des DISCERN-Instrumentes. Freiburg (Breisgau). [Univ. Diss.]

Risk, Ahmad/Carolyn Petersen (2002): Health information on the internet. Quality issues and international initiatives. In: JAMA. The Journal of the American Medical Association 2002 (287), 2713-2715.

Wichter, Sigurd (1994): Experten- und Laienwortschätze. Umriss einer Lexikologie der Vertikalität (= Reihe Germanistische Linguistik 144). Tübingen.

Wichter, Sigurd (1995): Vertikalität von Wissen. Zur vergleichenden Untersuchung von Wissens- und insbesondere Wortschatzstrukturen bei Experten und Laien. In: Zeitschrift für germanistische Linguistik 23, 384-313.

Wichter, Sigurd (2003): Gesellschaftlicher Wissenstransfer. In: Helmut Henne/ Herbert-Ernst Wiegand/Horst Sitta (2003): Germanistische Linguistik – Konturen eines Faches nach 1945. Tübingen.

Wichter, Sigurd/Gerd Antos (2001): Wissenstransfer zwischen Experten und Laien. Umriss einer Transferwissenschaft. Frankfurt a.M.

Wyatt, Jeremy (1997): Commentary: measuring quality and impact of the world wide web. In: British Medical Journey 314, 1879.

Leistungen des *Comic*-Elements in der Frage der Transferqualität anhand von Beispielen aus dem japanischen medizinischen Bereich

Taeko Takayama-Wichter (Göttingen)

Abb. 1: Ausschnitt aus Ôwata 1969: 789

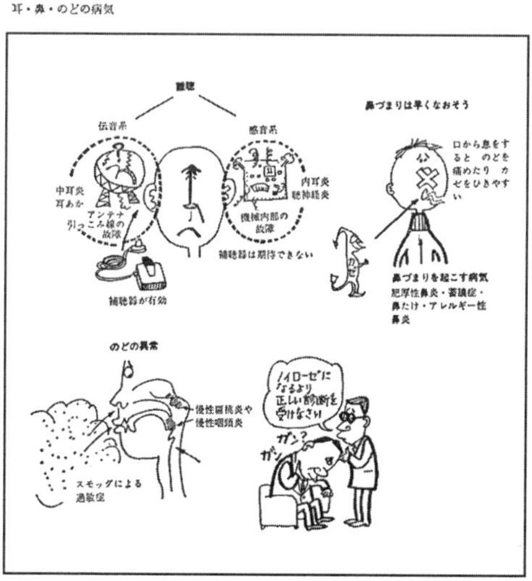

1 Einleitung: Fragestellungen und Vorüberlegungen

Trotz zunehmender internationaler Visualisierungstendenz in den Printmedien fällt die wissenschaftliche Behandlung des *Comic*-Elements (hier auch als *C*-Element bezeichnet) nach wie vor mangelhaft aus (Takayama-Wichter 2003), vor allem was seine eigenständige Position im Bereich der Text-Bild-Thematik angeht (vgl. etwa Strobel 1993), und nicht zuletzt im Gegensatz zur allgemeinen Comic- bzw. Manga-Forschung (Straßner 2002: 53-59).

Die linguistische Beschäftigung mit dem *Comic*-Element selbst fehlt in Japan sogar gänzlich, obwohl die Anwendungspraktiken beim *Comic*-Element in der Gesellschaft sehr ausgeprägt sind (hierzu vgl. Loveday/Chiba 1986 und Takayama-Wichter 2005).

Das *Comic*-Element besitzt – genau wie die anderen Comic-Formen (Takayama-Wichter 2003) – jenen Comic-Stil, der ihm u.a. durch die Überstilisierung eine „(Narren-)Freiheit" erlaubt, die wir für wesentlich charakteristisch für die Comic-Welt halten. Die Anwendung des dieser eigenwilligen Comic-Dimension zugehörigen *Comic*-Elements in einem Text-Bild-Komplex wird beim Transfer gerade in einer Fachkommunikation einen anderen Einfluss ausüben als die Anwendung der sonstigen Bildsorten dort (vgl. etwa Stegu 1989). Diese Annahme führt zu den folgenden Fragestellungen und Überlegungen.

Fragestellungen und Vorgehensweise:

Im vorliegenden Beitrag steht zu Beginn die Frage, wie die – mögliche – Leistung des *Comic*-Elements in Anbetracht der Transferqualität einzuschätzen ist.

Im Anschluss daran wird in Abschnitt 2 das *Übertext*-Modell[1] (Takayama-Wichter 2005) kurz erläutert, mit dessen Hilfe auch das *Comic*-Element analysiert wird. In Abschnitt 3 untersuchen wir dann in einem ersten Schritt anhand eines Beispiels (s.o. Abb. 1) die Funktionen der dort aufgeführten *Comic*-Elemente. Die so festgestellten Funktionen der *Comic*-Elemente werden schließlich auf ihre mögliche Leistung für die Transferqualität hin geprüft und festgehalten (Abschnitt 4).

1 Schema des *Übertext*-Modells mit *Comic*-Element (*C*-E) (modifizierte Version des Modells in Takayama-Wichter 2003, 2004):

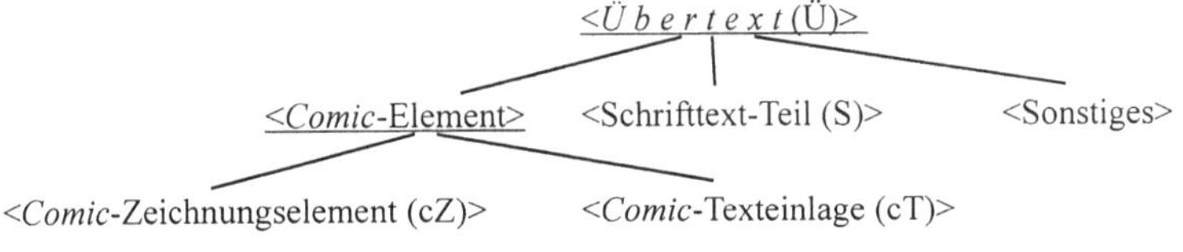

Das oben genannte Vorgehen wird insbesondere begleitet:

- durch die Frage, ob ein *Comic*-Element überhaupt einen Beitrag für die Transferqualität leisten kann
- durch die Frage, welche Leistungen im Fall des möglichen Beitrags vorliegen würden
- durch die für uns zentrale Frage, ob es sich bei dem Beitrag zur Transferqualität um eine spezifische, d.h. der Comic-Dimension eigene, Leistung handelt, also nicht nur um eine Leistung, die durch die Eigenschaft als Bild im Allgemeinen vermittelt wird.

Vorüberlegungen:

Nach den Ergebnissen bisheriger *C*-E-Untersuchungen der Verfasserin (vgl. Takayama-Wichter 2003, 2004, 2005) gehen wir bei der nachfolgenden Analyse u.a. von den folgenden zwei hypothetischen Überlegungen und Annahmen aus:

(a) Differenzierung des Transfers in zwei Transferklassen (vgl. Jung 2001: 276f.): in den Wissenstransfer und in den von uns so genannten *GesamtTransfer*[2] (Takayama-Wichter 2004):

Was das Qualitätsverständnis und auch die Qualitätsbewertung beim Transfer angeht, so halten wir es zumindest für sinnvoll, ggf. sogar für notwendig, dass die Frage nach der Transferqualität überhaupt in der Abhängigkeit von der *Klasse* des Transfers und dadurch dementsprechend differenziert formuliert werden sollte.

Wir unterscheiden nämlich beim Transfer zwei Klassen, zum einen die Klasse des Wissenstransfers und zum anderen die Klasse des GesamtTransfers, welcher den ersteren umfasst. Hierbei wird der Wissenstransfer als eine Teilmenge des GesamtTransfers verstanden. Das heißt: Die beiden Klassen stehen im Verhältnis von Überordnung bzw. Unterordnung (vgl. Felber/Budin 1989: 93) zueinander. Somit ergibt sich für uns das folgende Schema:

{GesamtTransfer (Überordnung) > Wissenstransfer (Unterordnung)}.

Der Wissenstransfer ist in unserem Verständnis also lediglich ein partieller Bestandteil des GesamtTransfers, der für die gesamte Denotation und Konnotation verantwortlich ist. Somit beeinflusst der Wissenstransfer wiederum seinerseits den ihn involvierenden GesamtTransfer.

Zur Analyse eines Text-Bild-Komplexes wird in Stöckl (1998) für eine Zweiteilung der Bild-Einbettungstypen plädiert.[3] Bei dieser Dichotomie wird der eine

---

[2] In Takayama-Wichter (2004) wird die Schreibung „Gesamttransfer", die von der vorliegenden abweicht, benutzt.

[3] Hierbei handelt es sich allerdings um das Bild im Allgemeinen, nicht spezifisch um das *Comic*-Element.

Einbettungstyp – unter der Bezeichnung *anchorage* (ebd.: 82) – als ein „bloßes Illustrationswerk“ (ebd.) verstanden, während der andere Typ unter der Bezeichnung *relay* (ebd.) für das steht, was darüber hinaus geht. Diese Zweiteilung wäre u.U. auf die Dichotomie *wissenstransferrelevant* vs *wissenstransferirrelevant* anwendbar, jedoch keinesfalls auf unsere oben genannte Konstellation *{GesamtTransfer > Wissenstransfer}*, also auf die Konstellation, in der der Wissenstransfer im Gesamt-Transfer integriert ist. Dort kann es ein „bloßes Illustrationswerk“ nicht geben.

Das Verhältnis zwischen den beiden Transferklassen ist nicht konstant: Es wird durch verschiedene Faktoren bestimmt, wie z. B. durch die Kommunikationsart, also etwa durch die Fachkommunikation (hierzu allgemein Wichter 1994) oder die Werbekommunikation. Darüber hinaus und in stärkerem Maße sind die Faktoren kulturbezogen.

Die Bedingungen des Transfers, somit auch die Bewertung der Transferqualität, sind ebenso kulturabhängig (vgl. Takayama-Wichter 2001: 162). Hier wird der Qualitätsmaßstab durch den dem Kulturkreis und dem gesellschaftlichen Kontext verbundenen *Übertext*-Produzenten bestimmt (zur allgemeineren Modellierung der gesellschaftlichen Kommunikation vgl. Wichter 2003). Die (im Vergleich zu Deutschland häufigere) Anwendung des *C*-Elements in der japanischen Fachkommunikation bietet dafür ein Beispiel[4] (vgl. Spillner 1996).

Das Bedürfnis, beim Transfer zwei Klassen zu differenzieren, ist für unsere nachfolgende Analyse grundlegend. Es rührt nicht zuletzt daher, dass unser Untersuchungsgegenstand, das *C*-Element, eine Bildkomponente (in Form eines *Comic*-Zeichnungselements) enthält. Das bedeutet, dass wir dadurch mit der Problematik der Bild-Funktionen in Berührung kommen, die sich im Allgemeinen nicht zwangsläufig im Feld des Wissenstransfers zu bewähren haben (vgl. etwa Braun 1981).

(b) Differenzierung der möglichen Leistungen des *Comic*-Elements:

Die Feststellung möglicher Leistungen des *C*-Elements beim Transfer setzt die Lokalisierung seines Einsatzes in den oben genannten Transferklassen voraus. Daraus ergibt sich folgender Analyseweg:

Zur Feststellung der Leistungen der (zu untersuchenden) *C*-Elemente werden die Funktionen der *C*-Elemente im diese umfassenden *Übertext* nach den (unten erläuterten) Kriterien herausgearbeitet. Die Feststellung der Leistungen der *C*-Elemente für die Transferqualität erfolgt dann differenziert je nach der Klasse des Transfers.

---

[4] Zur gesellschaftlichen Akzeptanz der Comic-Kultur in Japan, vgl. Takayama-Wichter (2003, 2004, 2005).

2 *Comic*-Element und *Übertext*-Konzept

Im Folgenden wird das für unsere Analyse des *C*-Elements grundlegende *Übertext*-Modell erläutert (vgl. das Schema in Fußnote 1).[5]

(1) *Übertext*-Konzept

Das *Übertext*-Modell dient ausschließlich dem pragmatischen Zweck der linguistischen Untersuchung des *C*-Elements: Ein *Übertext* ist ein Text-Bild-Komplex, der zumindest ein *Comic*-Element enthält.

Diesbezüglich wird beim *Übertext*-Modell eine auf der Comic-Dimension basierende Dichotomie gewählt, die sich von der allgemeinen Zweiteilung zwischen Bild und Text unterscheidet.

(2) *ElementarÜbertext* und *GesamtÜbertext*

Grundsätzlich sind zwei Arten von *Übertext* zu unterscheiden, nämlich ein *ElementarÜbertext* und ein *GesamtÜbertext*. Der erstere ist ein einzelner, für sich stehender *Übertext* und der letztere ein komplexer *Übertext*, der aus mehr als einem *ElementarÜbertext* besteht. (Hierzu vgl. Takayama-Wichter 2004, wo mit einem entsprechenden Beispiel auf diese Problematik eingegangen wird.)

(3) Innere Struktur eines *Übertexts*

- Es gibt zwei Teilbereiche[6], mit jeweiliger Dimensionszugehörigkeit: Ein *Übertext* (Ü) besteht zunächst aus zwei Teilbereichen, die zwei unterschiedlichen Dimensionen angehören. Der Comic-Dimension (= Comic-Welt) gehört der Zeichnung&Text-Teil (cZ&cT) an. Dieser Comic-Welt nicht zuzuordnen ist der Schrifttext-Teil (S). Insgesamt gilt: (Ü) = (cZ&cT) + (S).
- Es gibt zwei Bestandteile (cZ + cT) des ersteren Teilbereichs (cZ&cT) der Comic-Dimension:

Der Teilbereich (cZ&cT), also das *Comic*-Element selbst, besteht wiederum aus zwei Komponenten, nämlich aus dem *Comic*-Zeichnungselement (cZ), also aus einer oder mehreren *Comic*-Zeichnungen (cZ) selbst, und aus einer – fakultativen

---

5 Die Ausführung ist eine (knapp gehaltene) modifizierte Version der Ausführungen in Takayama-Wichter (2003, 2004) über das *Übertext*-Konzept bzw. das Übertext-Modell mit ausführlicher Diskussion. Was die genauere Ausarbeitung der Bestimmungskriterien des *Übertexts* angeht, so ist diese noch zu leisten.

6 Ein dritter Teilbereich, der aus anderen visuellen Mitteln wie z.B. Fotos oder Graphiken etc. besteht, ist je nach *Übertext* möglich. Seine dimensionale Zugehörigkeit ist nicht vorbestimmt (siehe <Sonstiges> im *Übertext*-Modell in Fußnote 1). Auf diese Problematik gehen wir jedoch nicht ein.

– *Comic*-Texteinlage (cT), d.h. aus einer sprachlichen Einlage im comic-typischen Stil vor allem in graphemischer Hinsicht (ggf. im comic-eigenen Stil auch in sprachlicher Hinsicht) (cZ&cT = cZ + cT). Die Bezeichnung *Comic-Texteinlage* (im Folgenden auch abgekürzt als *C-Texteinlage*) ist dabei als Sammelbegriff gemeint.

- Der zweite Teilbereich, der Schrifttext-Teil (S), außerhalb der Comic-Welt:

Er ist in etwa dem nur schriftlich fixierten sprachlichen Text gleichzusetzen und im graphemisch bzw. sprachstilistisch nicht-comic-typischen Stil gehalten.

(4) Interne Bezüge zwischen den Bestandteilen

Im *Übertext* bildet sich aus dem *Comic*-Element mit seinen zwei Bestandteilen und aus dem Schrifttext-Teil eine Dreierbeziehung. Die zwischen den oben genannten einzelnen Teilbereichen bzw. den Bestandteilen bestehenden Bezüge, die insgesamt den Kernaussageinhalt und den Gesamteindruck bzw. die Gesamtbotschaft des jeweiligen *Übertexts* bestimmen und somit letztendlich den Transfer an sich, sind jedoch vielfältiger.

Ihre Bestimmungen werden komplizierter je nach der Beschaffenheit der sonstigen Faktoren, d.h. je nach (a) dem Typ des *Comic*-Elements (*C*-E-Typ)[7], (b) den vorhandenen Erscheinungsformen der *Comic*-Texteinlage, (c) der Textsorte des Schrifttext-Teils, (d) der Art der Kommunikation (etwa der Werbe- oder Fachkommunikation bzw. der fachinternen oder fachexternen Kommunikation etc.), (e) dem Transferkonzept des *Übertext*-Produzenten bzw. des Text-Produzenten (der nicht immer mit dem ersteren identisch sein muss).

Zu berücksichtigen ist bei der Bestimmung die Kulturspezifik des Umfelds des Untersuchungsgegenstands und der Kommunikationsteilnehmer.

---

[7] Übersicht über die Typen des *Comic*-Elements; vgl. Takayama-Wichter 2003:
(a) *C*-E-Typ Ein-Panel-Manga
(b) *C*-E-Typ Vier-Panel-Manga in senkrechter Anordnung
(c) *C*-E-Typ Comic Strips in waagerechter Anordnung
(d) *C*-E-Typ Story-Manga/Comics
(e) *C*-E-Typ Mehr-Panel-Episodenmanga
(f) *C*-E-Typ Comicfigur
(g) *C*-E-Typ comic-Art
(h) *C*-E-Typ Foto-Comic
(i) *C*-E-Typ Witz
(j) *C*-E-Typ im freien Stil:
Der *C*-E-Typ im freien Stil ist dadurch gekennzeichnet, dass die angewandte *Comic*-Zeichnung keine Vorbilder in zeichnerischer Art und keine Einschränkung in der Gestaltung kennt, und dadurch in jeder Hinsicht frei ist. Er ist, nach meinem Corpus zu urteilen, der meistangewandte *C*-E-Typ in den (japanischen) Printmedien.

(5) *Comic*-Texteinlage, zur Aufspaltung des sprachlichen Teils

Im *Übertext*-Konzept wird der sprachliche Teil je nach der Zugehörigkeit zur betreffenden Dimension aufgeteilt, nämlich in die *C*-Texteinlage (als der Comic-Welt angehörend) und in den Schrifttext-Teil (als ihr nicht angehörend).

Der *C*-Texteinlage im vorliegenden *Übertext*-Konzept können die folgenden Elemente zugeordnet werden: (a) schrifttextlich vermittelte Inhalte der Sprech- bzw. Denkblasen im in sprachlicher, vor allem aber in graphemischer Hinsicht comic-typischen Stil (mit Blasen in runden oder eckigen Formen, oder aber auch als Gebilde ohne eine Umrandung in solch einer Form), (b) verschriftlichte primäre und sekundäre sowie tertiäre Onomatopoetika o.Ä. in typografischer und zeichnerischer Vielfalt im comic-typischen Stil, (c) Buchstabenfolgen: die sog. „Quasi-Onomatopoetika", d.h. die den Onomatopoetika nachempfundenen Buchstabenreihungen, oder solche, die durch eine – inkorrekte – Buchstabenkombination keine phonetische Größe darstellen, wie z. B. „xyvy..." (zur „Buchstabenfolge" vgl. Groß 1988: 191-198) oder aber auch (d) Schriftzeichenfolgen in der onomatopoetischen Form mit inkorrekten Zeichensetzungen, die im japanischen Manga angewandt werden, wie z. B. „あ゛".[8]

Ein weiteres Element (e), das kurze Erläuterungen umfasst, wie Über- bzw. Unterschriften, Untertitel o.Ä., kann ebenfalls der *Comic*-Texteinlage zugeordnet sein. Eine im comic-typischen Stil gehaltene Gestaltung erleichtert dabei die Zuordnung zur *C*-Texteinlage.[9] Es kann aber anders als die erstgenannten auch dem Schrifttext-Teil zugeordnet werden.

---

8 Die Motivation für den Einsatz solcher (inkorrekten, aber recht effektiven) Zeichen ist visueller Natur, da ihre phonetische Wiedergabe unmöglich ist.
Die Erscheinungsformen (b), (c) und (d) sind insbesondere für den japanischen *Übertext* von Bedeutung, da die Graphemik in der japanischen Kommunikation seit jeher eine wesentlich größere Rolle spielt als z.B. im Deutschen.

9 Der Inhalt der Sprechblase in *C*-Element (D) in Abbildung 2 ist handschriftlich gestaltet, was als comic-typischer Stil zu interpretieren ist. (Dagegen ist der nicht-handschriftliche Druckstil noch kein Indiz für seine Nicht-Zugehörigkeit zur Comic-Welt).

3 Analyse: Funktionen des *Comic*-Elements

3.1 Methoden und Materialien

Abb. 2: Vier *Comic*-Elemente im Kontext des *Übertexts*[10] (A-D)

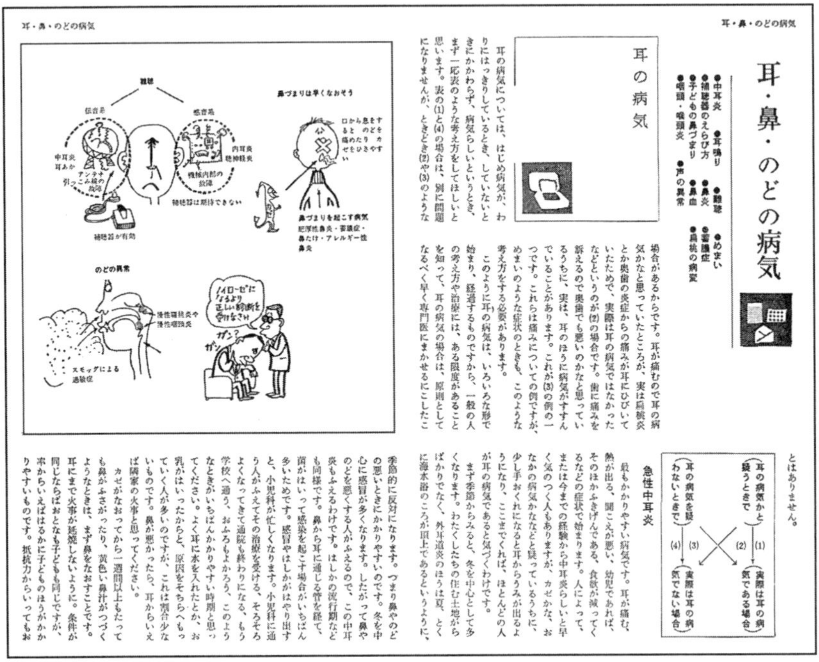

耳・鼻・のどの病気

季節的に反対になります。つまり鼻やのどの悪いときにかかりやすいのです。冬を中心に感冒が多くなります。したがって鼻やのどを悪くする人がふえるので、この中耳炎もふえるわけです。はしかの流行期なども同様です。鼻から耳に通じる管を経て、菌がはいって感染を起こす場合がいちばん多いためです。感冒やはしかがはやり出すと、小児科が忙しくなります。小児科に通う人がふえてその治療を受ける、そろそろよくなってきて通院も終わりになる、もう学校へ通う、おふろもよかろう、このようなときがいちばんかかりやすい時期と思ってください。よく耳に水を入れたとか、お乳がはいったからと、原因をそちらへもっていく人が多いのですが、これは割合少ないものです。鼻が悪かったら、耳からいえば隣家の火事と思ってください。

カゼがなおってから一週間以上もたっても鼻がふさがったり、黄色い鼻汁がつづくようなときは、まず鼻をなおすことです。耳にまで火事が延焼しないように。条件が同じならばおとなも子どもも同じですが、率からいえばはるかに子どものほうがかかりやすいものです。抵抗力からいってもお

耳・鼻・のどの病気

耳・鼻・のどの病気

●中耳炎 ●耳鳴り ●難聴 ●めまい
●補聴器のえらび方 ●鼻炎 ●蓄膿症
●子どもの鼻づまり ●鼻血 ●扁桃の病変
●咽頭・喉頭炎 ●声の異常

耳の病気

耳の病気については、はじめ病気が、わりにはっきりしているとき、していないときにかかわらず、病気らしいというとき、まず一応表のような考え方をしてほしいと思います。表の(1)と(4)の場合は、別に問題になりませんが、ときどき(2)や(3)のような場合があるからです。耳が痛むので耳の病気かなと思っていたところが、実は扁桃炎とか奥歯の炎症からの痛みが耳にひびいていたためで、実際は耳の病気ではなかったなどというのが(2)の場合です。歯に痛みを訴えるので奥歯でも悪いのかなと思っているうちに、実は、耳のほうに病気がすすんでいることがあります。これが(3)の例の一つです。これらは痛みについての例ですが、めまいのような症状のときも、このような考え方をする必要があります。

このように耳の病気は、いろいろな形で始まり、経過するものですから、一般の人の考え方や治療には、ある限度があることを知って、耳の病気の場合は、原則としてなるべく早く専門医にまかせるにこしたことはありません。

(耳の病気かと疑うときで) —(1)→ (実際は耳の病気である場合)
(耳の病気かと疑うときで) —(2)→ (実際は耳の病気でない場合)
(耳の病気を疑わないときで) —(3)→ (実際は耳の病気である場合)
(耳の病気を疑わないときで) —(4)→ (実際は耳の病気でない場合)

急性中耳炎

最もかかりやすい病気です。耳が痛む、熱が出る、聞こえが悪い、幼児であれば、そのほかふきげんである、食欲が減ってくるなどの症状で始まります。人によって、または今までの経験から中耳炎らしいと早く気のつく人もありますが、カゼかな、おなかの病気かななどと疑っているうちに、少し手おくれになると耳からうみが出るようになり、ここまでくれば、ほとんどの人が耳の病気であると気づくわけです。

まず季節からみると、冬を中心として多くなります。わたくしたちの住む土地からばかりでなく、外耳道炎のほうは夏、とくに海水浴のころが頂上であるというように、

Untersuchungsgegenstand:

Ausgewählt als Gegenstand der Untersuchung werden vier *C*-Elemente, die in einem Abschnitt eines umfangreichen japanischen Medizin-Handbuchs für Laien (Ôwata 1969) abgebildet sind.[11] Dieser Abschnitt stellt den vorliegenden komplexen *GesamtÜbertext* dar (vgl. Abschnitt 3.2.1), der außer den oben erwähnten vier

[10] Das Handbuch hat 1277 Seiten in DIN A 5 Format und ist im Jahr 1969 erschienen, die Zweitauflage erfolgte 1977. Das zurückliegende Publikationsdatum zeigt erneut, dass in Japan das *C*-Element – allerdings ohne solch eine Bezeichnung – seit längerem in der Fachkommunikation eingesetzt wird. Das Handbuch enthält übrigens nicht nur in diesem Abschnitt, sondern überhaupt zahlreiche *C*-Elemente.

[11] Abbildung 2 zeigt die Seiten 788 und S. 789 des Handbuchs (Ôwata 1969) und zugleich die ersten zwei Seiten des als *GesamtÜbertext* geltenden Abschnitts.

C-Elementen (in einer Zusammenstellung; s. links oben in Abb. 2) acht weitere vereinzelte *C*-Elemente enthält.[12]

Die oben genannten vier *C*-Elemente werden untersucht als Einheit, die dem *GesamtÜbertext* (der als solcher nicht im vollen Umfang abgebildet ist) zugehörig ist, und auch in dem Status als einzelne Größen, die wiederum jeweils einem *ElementarÜbertext*[13] angehören. Die vier *C*-Elemente sind gekennzeichnet als (A): oben links, (B): oben rechts, (C) unten links und als (D) unten rechts.[14]

Zur Untersuchungsmethode:

Die Funktionen der vier *C*-Elemente werden im Hinblick auf ihre Transferqualität untersucht. Zur Analyse wird, wie bereits erwähnt, das *Übertext*-Modell angewandt, einschließlich der dazugehörigen *Übertext*-Typenklassifikation[15] zuzüglich der oben genannten *C*-E-Typenklassifikation (vgl. Fußnote 7).

---

[12] Vgl. als Beispiel drei vereinzelte *C*-Elemente im Anhang in Abbildung 3 (Ôwata 1969: 795, 797) und Abbildung 4 (ebd.: 802). Auf diese und die anderen vereinzelten *C*-Elemente kann nicht eingegangen werden, da eine solche umfangreiche Diskussion den Rahmen des vorliegenden Beitrags überschreiten würde. Für eine ausführlichen Analyse des *GesamtÜbertexts* selbst ist der Miteinbezug aller *C*-Elemente – zusammen mit den sonstigen visuellen Mitteln – unentbehrlich.

[13] Er ist als solcher ebenso nicht im vollen Umfang abgebildet, da jeweils das *Comic*-Element und der Schrifttext-Teil weit auseinander liegend platziert sind.

[14] Zur Wahl der Untersuchungsmaterialien: Die Motivation dafür, Materialien aus dem Bereich der Fachkommunikation und nicht aus der Werbekommunikation zu nehmen, ist folgende: Der Einsatz des *C*-Elements ist nach meiner Beobachtung und nach meinem Corpus nicht nur in Deutschland, sondern auch in Japan in der Werbekommunikation intensiver als in der Fachkommunikation (hierzu vgl. Takayama-Wichter 2004). In der Fachkommunikation selbst ist die Anwendung des *C*-Elements in Deutschland vergleichsweise noch sehr zögernd, während in Japan eine Tendenz zum aktiven Einsatz seit längerem zu registrieren ist.

Daher scheint es uns zweckmäßiger, gerade im Bereich der Fachkommunikation der Frage nach den Gründen der Verwendung des *C*-Elements nachzugehen, um so leichter die Schlüsselfrage nach der damit verbundenen Transferqualität stellen zu können.

Die Gründe, keine deutschen Materialien zu nehmen, sind weder beliebig noch zufällig: Es gibt für das vorliegende Thema – zumindest in meinem Corpus (überwiegend gesammelt im Zeitraum zwischen 1999 und 2003) – keine adäquaten deutschen Materialien.

[15] Typen bzw. Subtypen des *Übertexts* (Vgl. Takayama-Wichter 2003, 2004):

A. Übersicht über die Typen des *Übertexts*:

(0) Ü-Typ 0: <*Comic*-Element [ø*]> + <Schrifttext-Teil>: {Keine Beziehung}

(1) Ü-Typ 1: <*Comic*-Element> + <Schrifttext-Teil [dominant]>: {additiv}

(2) Ü-Typ 2: <*Comic*-Element> + <Schrifttext-Teil>: {redundant}

(3) Ü-Typ 3: <*Comic*-Element> + <Schrifttext-Teil>: {komplementär}

(4) Ü-Typ 4: <*Comic*-Element [dominant]> + <Schrifttext-Teil>: {additiv}

(5) Ü-Typ 5: <*Comic*-Element> + <Schrifttext-Teil [ø]>: {Keine Beziehung}

Die Diskussion soll dazu dienen, zwei der gundlegenden Funktionstypen des *C*-Elements herauszukristallisieren, deren Funktionsweise jeweils in der Transferklasse verankert zu sein scheint:[16]

Bei dem einen Grundfunktionstyp ist anzunehmen, dass er als Leistungsträger direkt für die Qualität des Wissenstransfers funktional ist. (Wobei diese Leistung im Sinne der oben genannten Konstellation im Endeffekt auch die Qualität des GesamtTransfers tangiert.) Demgegenüber scheint der andere Funktionstyp nicht primär und nur in indirekter Weise für die Qualität des Wissenstransfers zuständig zu sein: Er erscheint von vorne herein für die Qualität des GesamtTransfers gedacht.

3.2 Analyse der *Comic*-Elemente

Analysiert werden die oben genannten vier *C*-Elemente in den folgenden drei Gruppierungen: (1) als eine Einheit, die im Folgenden als *C*-E-Zusammenstellung bezeichnet ist (3.2.1). Die weiteren Gruppierungen folgen aus diesen vier *C*-Elementen, die in zwei Gruppen aufgeteilt werden: (2) die eine Gruppe mit (A), (B) und (C) (3.2.2) und (3) die andere mit (D) (3.2.3). Die letztere Aufteilung ist in erster Linie bedingt durch die noch zu besprechenden unterschiedlichen Zweckbestimmungen der *C*-Elemente und weiterhin durch unterschiedliche Erscheinungsformen der verwendeten *C*-Texteinlagen.

B. Übersicht über die Subtypen des *Übertexts*:
(1) Ü-Subtyp 1a: <*C*-E mit Texteinlage> + <Schrifttext-Teil [dominant]>: {additiv}
(2) Ü-Subtyp 1b: <*C*-E ohne Texteinlage> + <Schrifttext-Teil [dominant]>: {additiv}
(3) Ü-Subtyp 2a: <*C*-E mit Texteinlage>+ <Schrifttext-Teil>: {redundant}
(4) Ü-Subtyp 2b: <*C*-E ohne Texteinlage> + <Schrifttext-Teil>: {redundant}
(5) Ü-Subtyp 3a: <*C*-E mit Texteinlage> + <Schrifttext-Teil>: {komplementär}
(6) Ü-Subtyp 3b: <*C*-E ohne Texteinlage> + <Schrifttext-Teil>: {komplementär}
(7) Ü-Subtyp 4a: <*C*-E mit Texteinlage [dominant]> + <Schrifttext-Teil>: {additiv}
(8) Ü-Subtyp 4b: <*C*-E ohne Texteinlage [dominant]> + <Schrifttext-Teil>: {additiv}
(9) Ü-Subtyp 5a: <*C*-E mit Texteinlage> + <Schrifttext-Teil [ø]>: {Keine Beziehung}
(10) Ü-Subtyp 5b: <*C*-E ohne Texteinlage> + <Schrifttext-Teil [ø]>: {Keine Beziehung}.
* Das Zeichen ø zeigt das Nicht-Vorhandensein an.

[16] Die hier herausgearbeitete Zweiteilung der Leistungstypen schließt nicht automatisch sonstige mögliche Leistungsgrundtypen aus, was, bedingt durch die Themenauswahl im vorliegenden Beitrag, nicht weiter verfolgt wird.

3.2.1 Die *C*-E-Zusammenstellung

Beschaffenheit:

- Die durch eine Umrandung in Abbildung 2 als solche erkennbare *C*-E-Zusammenstellung besteht, wie bereits erwähnt, aus vier voneinander unabhängigen *Comic*-Elementen: Diese sind alle dem *C*-E-Typ im freien Stil (vgl. Fußnote 7) zuzuordnen.
- Die *C*-E-Zusammenstellung stellt sich als eine Ansammlung von vier ausgewählten Themen dar, die jeweils im *ElementarÜbertext* (innerhalb des *GesamtÜbertexts*) besprochen werden. Die Gründe der jeweiligen Auswahl sind dabei – außer bei *C*-Element (D) – nicht zu erkennen.

Zum zuständigen *GesamtÜbertext* (im Allgemeinen):

- Inhalt: Der vorliegende *GesamtÜbertext* entspricht dem Abschnitt „[Krankheiten in den Hals-Nasen-Ohren-Bereichen]“[17] des Medizin-Handbuchs. Der Abschnitt besteht aus insgesamt 34 Seiten (Ôwata 1989: 788-821).
- Anordnung: Der *GesamtÜbertext* ist in drei Teilbereiche aufgeteilt, die jeweils durch eine umrandete Überschrift markiert sind (wie z. B. durch die Überschrift zum Bereich *Ohren* rechts oben in Abb. 2, oder zum Bereich *Nase* in Abb. 4 im Anhang). Die Aufteilung erfolgt nach drei Krankheitsbereichen: Teilbereich *Ohren* (Ôwata 1989: 788-802), Teilbereich *Nase* (ebd.: 803-813) und Teilbereich *Hals* (ebd.: 814-821).
- Der Gestaltungsmodus: Er ist in den drei Teilbereichen prinzipiell gleich. Es gibt neben dem Schrifttext-Teil die vereinzelten *C*-Elemente, die Funktionszeichnungen (wie z.B. in Abb. 4) und die „Notiz“ genannten, umrahmten Hinweise der Redaktion (wie z.B. in Abb. 3 oder Abb. 5 im Anhang).

Das quantitative Verhältnis zwischen vereinzeltem *C*-Element und Funktionszeichnung ist jedoch je nach dem Unterabschnitt unterschiedlich: Im Teilbereich *Ohren*

---

[17] Bedingt durch das Aufschlagen und Durchblättern japanischer Bücher nach rechts stehen die Abschnittsüberschrift (in den größten Schriftzeichen rechts außen in Abb. 2, Ôwata 1969: 788) und die dazugehörigen Schlüsselwörter (in kleineren Schriftzeichen, hervorgehoben durch Fettdruck sowie mit Punkten versehen links neben der Überschrift) auf der rechten Seite (jeweils in der Anordnung von oben nach unten), so dass die großflächige *C*-E-Zusammenstellung in Umrandung (s. Abb. 2 linke Seite oben, Ôwata 1969: 789) anscheinend keinen Platz auf dieser rechten, somit „eigentlichen“ Seite, fand.

ist das Verhältnis 1 : 5 (d.h. es kommt ein Funktionszeichnung auf fünf vereinzelte *C*-Elemente), im Teilbereich *Nase* 4 : 2 und im Teilbereich *Hals* 1 : 2.

- Die Kommunikation: Die Kommunikation ist als fachexterne Kommunikation der „Achse: Experte ↔ Laie" (Takayama-Wichter 2001: 160) zuzuordnen. Allerdings steht sie außerhalb der Kundenkommunikation.[18] Es ist auffällig, dass generell in der Kommunikation von vielfältigen visuellen Mitteln Gebrauch gemacht wird.

Zum Schrifttext-Teil[19] des *GesamtÜbertexts* (im Überblick):

- Die Sprache insgesamt: Die Sprache ist m.E. (nicht nur im vorliegenden *GesamtÜbertext* allein, sondern auch durch das ganze Handbuch hindurch) an sich verständlich.[20] Die Vertextung ist jedoch je nach dem Autor des Teilabschnitts sehr unterschiedlich. Während bei denTeilbereichen *Ohren* und *Hals* der Schwerpunkt weniger auf der fachlichen Information liegt, ist die Intensität der Fachaufklärung im Teilbereich *Nase* sehr signifikant. Die detaillierte Erklärung hier vermittelt den Eindruck einer fachinternen Kommunikation, etwa von Lehrendem zu Lernendem.
- Die Syntax: Sie ist zwar einfach[21], aber die Sätze sind manchmal (zu) lang.
- Der Sprachstil: Er ist im „persönlich ansprechenden", im so genannten Gesprächsstil gehalten, in Anwendung z.B. von *desu* und *masu* (affirmativ)/*masen*(negativ) etc.[22] Der Ton ist dabei der eines Experten, der seine Kenntnisse und Ratschläge wohlwollend, aber bestimmt weitergibt.

---

18 Diese Feststellung ist im japanischen Kontext von Bedeutung. Dass es sich um keine Kundenkommunikation handelt, zeigt sich sprachlich in der fehlenden Anwendung der Höflichkeitspräfixe „*o*" und „*go*", die in jeglicher japanischen Kundenkommunikation unvermeidlich sind. Der Text-Produzent bzw. der *Übertext*-Produzent steht in unserem Fall ohne Berücksichtigung des Kunden- bzw. Abnehmerverhaltens einer breiten, aus Laien bestehenden *Übertext*-Empfängerschaft gegenüber.

19 Die Textanordnung des *Schrifttext*-Teils erfolgt – anders als bei der *C*-Texteinlage in der umrandeten *C*-E-Zusammenstellung – von rechts nach links, während die Leseanordnung von oben nach unten verläuft.

20 Der Textproduzent des jeweiligen Unterabschnitts, der nicht dem *Übertext*-Produzent gleichzusetzen ist, ist ein namentlich erwähnter Facharzt. Die Textstile dieser Unterabschnitte sind unterschiedlich.

21 Vgl. hierzu die Ausführungen über die Syntax des japanischen Beipackzettels in Takayama-Wichter (2001: 163).

22 Der Text des Vorwortes des Handbuchs ist im Vergleich zu den Texten im Buchinneren durchgehend im „steifen" schriftsprachlichen Stil verfasst, in Anwendung etwa von *de aru*, was der Form *desu* semantisch gleichwertig ist (vgl. Ôwata 1969: 27-29). Vgl. zum Sprachstil Takayama-Wichter (2000: 9ff.).

Der Sprachstil ist allerdings vor allem beim Teilbereich *Ohren* auch durch eine gewisse Weitschweifigkeit, durch eine langatmige Erzählweise gekennzeichnet. Eine Laien-Annäherung zeigt sich eindeutig im sehr bemühten alltagsbezogenen Plauderton insbesondere beim Teilbereich *Ohren*, dagegen kaum beim Teilbereich *Nase*.

- Das System des Schrifttext-Teils: Das System ist nur bedingt übersichtlich, was für alle drei Teilbereiche gilt. Der jeweilige Teilbereich ist je nach dem ein- bis dreigliedrig aufgeteilt. Der Name der zu erläuternden Krankeit wird dabei oft als Überschrift vorangestellt (wie z.B. in Abb. 2 im untersten Abschnitt). Die Untergliederung bzw. (kleinere) Abschnittüberschriften o.Ä. sind nicht immer nummeriert, was für die erwähnte Langatmigkeit der Ausführung mitverantwortlich sein kann.

Die Gliederung ist nicht systematisch, da die Sachinformationen bzw. der Wissensbereich mit seinem Transfer einerseits und die Fachempfehlungen, Ratschläge o.Ä. andererseits vermischt ausgeführt sind.

- Der Wortschatz: Er ist je nach dem Teilbereich unterschiedlich. Vor allem die Anwendungshäufigkeit bzw. -intensität der Fachtermini ist sehr unterschiedlich. Während im Teilbereich *Ohren* der Gebrauch der Fachtermini bis auf die unvermeidlichen, wie z.B. „*den'on-kei*", weitestgehend reduziert ist, ist die ständige Anwendung der Fachtermini im Teilbereich Nase sehr auffällig.[23]
- Die Erzählweise: Die Erläuterungen sind häufiger durch den nahen Bezug auf das alltägliche Leben gekennzeichnet, was sich u.a. in der Schilderung konkreter, im Alltag beobachtbarer Krankheitssymptome zeigt. (Der nahe Bezug ist beim Bereich *Ohren* am meisten zu beobachten, beim Bereich *Hals* von mittlerer Häufigkeit und beim Bereich *Nase* eher selten.)
- Alltagsmetaphern bzw. -vergleich: Sie werden im Teilbereich *Ohren* und im Teilbereich *Hals* oft verwendet. Zum Beispiel ist die Mandel (im Hals) „[eine Festung, mit der man sich den Feinden von außen (Bakterien oder

[23] Die Intensität des Gebrauchs der Fachtermini ist bereits dem kursorischen Blick durch die Anhäufung der für die Fachtermini unentbehrlichen *kanji*-Schriftzeichen (im Kompositum) sichtbar (vgl. Anhang, Abb. 4 linke Seite, Ôwata 1969: 803).

Die Frage, ob ein Zusammenhang besteht zwischen dem häufigen Gebrauch der Fachtermini einerseits und der Vielzahl der Funktionszeichnungen, der geringeren Zahl der verwendeten *C*-Elemente sowie dem Verzicht auf Alltagsmetaphern andererseits, sei hier lediglich aufgeworfen. Der Teilbereich *Nase* mit ständigem Gebrauch der Fachtermini enthält nämlich, wie bereits erwähnt, nur zwei vereinzelte *C*-Elemente und dafür vier Funktionszeichnungen sowie keine Alltagsmetapher, während der Teilbereich *Ohren* mit sehr zurückhaltendem Fachtermini-Gebrauch nur eine Funktionszeichnung und dafür fünf vereinzelte *C*-Elemente enthält.

Staub) entgegenstemmt]" (Ôwata 1969: 814). Sogar im Teilbereich Nase mit dem eher sachlichen Erzählmodus ist ein Vergleich in der Art: „[wie bei einem Teppich]" anzutreffen (ebd.: 803; s. Abb. 4 im Anhang).

- Bezug auf Kinder (als Patient): In jedem Teilbereich werden verhältnismäßig ausführlich die im Alltag leicht beobachtbaren Krankheitssymptome bei Kindern beschrieben und dazu die möglichen selbst durchführbaren Maßnahmen als Erste Hilfe empfohlen.[24]

3.2.2 Die *Comic*-Elemente (A), (B), (C)

Beschaffenheit:

Jedes *C*-Element ist einem der oben genannten Krankheitsbereiche zuzuordnen: (A) dem Bereich der Ohrenkrankheiten, (B) dem Bereich der Nasenkrankheiten, (C) dem Bereich der Halskrankheiten. Allen *C*-Elementen in der Gruppe ist gemeinsam, dass die Transferinhalte in ihrer Zweckbestimmung direkt auf die Krankheiten bzw. Kranheitssymptome gerichtet sind.[25]

Innenbezug zwischen *Comic*-Zeichnungselement und *Comic*-Texteinlage:[26]

Die Inhalte der jeweiligen *C*-Texteinlage bei dieser Gruppe sind direkt mit den Krankheiten bzw. den Krankheitssymptomen verbunden. Obwohl die Erscheinungsformen der *C*-Texteinlage bei jedem *C*-Element variieren, ist die jeweilige Beziehung zwischen der *Comic*-Zeichnung und der *C*-Texteinlage im Grunde genommen gleich.

---

[24] Daher ist zu vermuten, dass der eigentliche Adressat des Handbuchs, somit der Rezipient des *GesamtÜbertexts*, eine Person ist, die sich um die Gesundheit der Familie kümmert. Das legt auch der Titel des betreffenden Handbuchs „[Medizin für die Familie]" nahe.

[25] Eine Ausnahme: Durch die mit der „-*ô*"-Verb-Endung formulierte Empfehlung in der Überschrift bei *C*-Element (B): „... *naosô* [Sie sollten]" ist der *GesamtÜbertext*-Rezipient angesprochen (vgl. Fußnote 29).

[26] Anmerkungen zur Übersetzung der *Comic*-Texteinlage bzw. des Schrifttext-Teils:

- Die Übersetzung in der Fußnote erfolgt durch die Verfasserin T.T.-W. ohne Anführungszeichen und ohne eine Übersetzungskennzeichnung wie [ ].
- Die *Comic*-Texteinlagen (Abb. 2) werden alle von links nach rechts (und in der Text-Anordnung von oben nach unten) gelesen, während im Schrifttext-Teil von oben nach unten (und in der Text-Anordnung von rechts nach links) gelesen wird.

• Bei *C*-Element (A)[27]:

Die Erscheinungsformen der *C*-Texteinlage sind: eine Überschrift zum Thema, die Verschriftlichung der Krankheiten (in Auswahl), Kurzbeschreibungen mit Alltagsvergleichen, Kurzkommentare als Schlussfolgerung.

Die Fachtermini und die Krankheitsnamen werden nicht in einem *Comic*-Zeichnungselement dargestellt.

Außer dem Menschengesicht in der Mitte werden nur die Vergleiche in einer alltäglichen Bildmetapher dargestellt.

• Bei *C*-Element (B):[28]

Die Erscheinungsformen der *C*-Texteinlage sind: eine Überschrift in der Form einer Empfehlung: „[Sie sollten [...]]", eine Aussage, Beschriftung der Teufelsfigur: „*kaze* [Erkältung]", die Verschriftlichung der Benennung der Krankheiten, die das in der Überschrift thematisierte Symptom *Nasenverstopfung* mitverursachen.

Der Bezug ist nicht intensiv: Das *Comic*-Zeichnungselement und die *Comic*-Texteinlage stehen voneinander isoliert, was auch auf die geringe Ausdrucksleistung des *C*-Zeichnungselement selbst zurückzuführen sein kann. Die „[Nasenverstopfung]" wird durch das kreuzförmige Pflaster, das die Nase verdeckt, ausgedrückt, was auf Anhieb nicht im gemeinten Sinn verständlich ist. Die durch einen Pfeil hergestellte Verbindung zwischen dem Teufel (als Erkältung) und dem geöffneten Mund soll dem Teil der Aussage: „[Durch Einatmung durch den Mund [-] kann man sich leicht erkälten]" entsprechen (obwohl „die Erkältung" an sich natürlich nicht durch den Mund den Körper sozusagen betritt).

---

27 Übersetzung der *Comic*-Texteinlage bei *C*-Element (A):

Schwerhörigkeit

Typ *den-on:*	Typ *kan-on:*
Mittelohrentzündung	Labyrinthentzündung
Ohrenschmalz	Gehörnervenentzündung
Defekt bei der Außenantenne/Nebenkabel	Defekt des Inneren der Maschine
Ein Hörgerät ermöglicht Besserung	Keine Besserungserwartung durch ein Hörgerät

28 Übersetzung der *Comic*-Texteinlage bei *C*-Element (B):

Sie sollten [bzw. Man sollte/Wir wollen ...] die Nasenverstopfung so bald wie möglich beseitigen.

Erkältung:

Durch Einatmung durch den Mund beschädigt man den Hals, oder aber man kann sich leicht erkälten.

Krankheiten, die die Nasenverstopfung verursachen:

Nasenverdickungsentzündung; Nasennebenhöhlenentzündung; Polypen; allergiebedingte Nasenentzündung.

Die Anwendung einer Teufelsfigur als Konkretisierung der Erkältung in einem comic-typischen Stil ist fast schon konventionalisiert (wobei die Verkörperungsobjekte solch einer Figur variieren, wie im Beispiel einer personifizierten Visualisierung einer Bakterie).

Die Namen der Krankheiten, die das Symptom hervorrufen, werden ohne jeglichen Bezug zum *Comic*-Zeichnungselement, auch ohne Verweis durch einen Pfeil o.Ä. aufgeführt.

- Bei *C*-Element (C):[29]

Die Erscheinungsformen der *C*-Texteinlage sind: eine Überschrift, Benennung eines Krankheitssymptoms, die Benennung von zwei Krankheiten.

Die Bezüge bei diesem *C*-Element sind jeweils durch die Verweisfunktion der *Comic*-Texteinlage gekennzeichnet. Die Benennung eines Krankheitssymptoms dient zugleich als Beschreibung eines Teils der *Comic*-Zeichnung „[Smog]"; die Benennung von zwei Krankheiten, die zugleich jeweils durch einen Pfeil mit den zwei erkrankten Körperteilen in der *C*-Zeichung verbunden sind, trägt somit zur Präzisierung bei.

C-Element (C) ist unter den zu analysierenden *C*-Elementen am wenigsten als Comic-Form motiviert. (Eine Funktionszeichnung würde – bis auf den gezeichneten „Smog" – auch die erforderliche Funktion erfüllen.)

Bezug zwischen *Comic*-Element (A) und Schrifttext-Teil (A):[30]

Der Schrifttext-Teil[31] befindet sich im kleinen Unterabschnitt „[Schwerhörigkeit]" (s. die gepunktete Umrandung in Abb. 3 im Anhang; Ôwata 1969: 394-396; Umrandung durch T.T.-W.).

In diesem umfangreicheren Abschnitt ist der *ElementarÜbertext* dem Ü-Typ 1: <*Comic*-Element> + <Schrifttext-Teil [dominant]>: {additiv}, mit Spezifizierung als Ü-Subtyp 1a, zuzuordnen.

---

29 Übersetzung der *Comic*-Texteinlage bei *C*-Element (C):
Anomalität im Hals
← Chronische Mandelentzündung
← Chronische Kehlkopfentzündung
Allergie durch den Smog

30 Was den Bezug zwischen *Comic*-Element und Schrifttext-Teil angeht, wird exemplarisch lediglich der Fall von *C*-Element (A) analysiert.

31 Übersetzung des Schrifttext-Teils (A). Die Passagen, die mit dem betreffenden *C*-Element korrespondieren, sind durch Hervorhebung markiert:
Die Schwerhörigkeit kann grob in zwei Typen aufgeteilt werden: Der eine ist der **den'on-Typ**, bei dem **Mittelohrentzündung**, Mittelohrkatarrh oder **Ohrenschmalz** etc. die Ursachen

Allerdings korrespondiert eine Passage hierin (s. die gestrichelte Umrandung in Abb. 3; ebd.: 795f.; Umrandung durch T.T.-W.) unmittelbar mit *C*-Element (A), das mit der gleichlautenden Überschrift versehen ist. In dieser partiellen Ordnung stellt sich der *ElementarÜbertext* zum Ü-Typ 2: <*Comic*-Element> + <Schrifttext-Teil>: {redundant}, mit Spezifizierung als Ü-Subtyp 2a.

3.2.3 Das *Comic*-Element (D)

Beschaffenheit:

C-Element (D) ist dem Bereich Hals zugeordnet. Es unterscheidet sich in seiner Einsatzbestimmung eindeutig von den anderen *C*-Elementen: Bei *C*-Element (D) geht es um eine Empfehlung zur ärztlichen Konsultation, nicht um die Krankheit oder um die Krankheitssymptome selbst, was daraus ersichtlich wird, dass der wohl im Schrifttext-Teil präzise erwähnte Krankheitsname „Kehlkopfkrebs" in keiner Weise thematisiert ist. Hier findet kein Wissenstransfer statt.

Innenbezug zwischen *Comic*-Zeichnungselement und *Comic*-Texteinlage:

- Die Erscheinungsformen der *C*-Texteinlage sind: ein durch die Verschriftlichung vermittelter Inhalt der Sprechblase im in graphemischer Hinsicht comic-typischen Stil (mit einer Sprechblase in Wolkenform), die Verschriftlichung des nur allgemein gehaltenen Krankheitsnamens in Wiederholung „*gan gan*"[Krebs, Krebs], ein Fragezeichen.
- Das *C*-Element zeigt zwei Figuren jeweils mit der *Comic*-Texteinlage. Gerade bei der linken Figur ist der enge Bezug zwischen dem *C*-Zeichnungselement und den Elementen der *C*-Texteinlage sichtbar.

---

sind, und der andere der **kan'on-Typ**, bei dem **Labyrinthentzündung** oder Entzündung der Hörnerven usw. verantwortlich sind. Vielleicht ist das leichter zu verstehen, wenn wir den ersteren Typ mit dem **Defekt der Antennen oder des Nebenkabels beim TV** vergleichen und den letzteren mit dem **Defekt des komplizierten Innenteils einer Maschine**. Die Schwerhörigkeit, die durch die adenoide Vegetation entsteht, gehört auch zum ersten Typ. Während es beim ersteren Typ eher Krankheiten gibt, die leichter zu kurieren sind, gehören die Krankheiten beim letzteren Typ im Allgemeinen oft zu den schwer behandelbaren. Es ist dennoch selbstverständlich nicht richtig zu denken, dass man sich bei einer Mittelohrentzündung keine Sorge zu machen bräuchte, weil sie nun zum *den'on*-Typ gehört. Da das Ohr wie eine Feinmechanik ist, kann das Innenohr durch eine leichtfertige Behandlung der Mittelohrentzündung in Mitleidenschaft gezogen werden, was schließlich zur irreparablen Schwerhörigkeit führen kann. [...] Die Beschwerden beim *kan'on*-Typ, bei dem die fieberhaften Krankheiten ([...]) oder die Arzneivergiftung ([...]) die Ursache ist, sind nicht nur schwer kurierbar, sondern können sich oft auch noch verschlechtern. **Bei diesem Typ hilft ein Hörgerät** im Vergleich **zum anderen Typ, dem den'on-Typ, weniger**, obwohl beim Hörgerät in letzter Zeit ein enormer Fortschritt zu verzeichnen ist (Ôwata 1969: 794-796; Übersetzung T.T.-W.).

Die linke Figur zeigt einen offenbar niedergeschlagenen Mann (im mittleren Alter). Dieser beschäftigt sich mit der Frage, ob er *gan* [Krebs] hat oder nicht, worauf das Fragezeichen hindeutet. Seine entsprechende Gemütslage wird ferner mit Hilfe des einfachen Mittels der *Comic*-Texteinlage eindringlich dargestellt: durch die Verschriftlichung des Krankheitsnamens, die verstärkt wird durch die Wiederholung „*gan gan*"[Krebs, Krebs]. Dies ist sozusagen seine (fortwährend ihn begleitende, und ihn „von hinterrücks" bedrückende) Denkstimme, in der Manier der verschriftlichten Onomatopoetika.

- Der Sprechblaseninhalt der zweiten Figur (rechts) besagt: „[Sie sollten sich besser richtig untersuchen lassen als neurotisch zu werden]".

Bezug zwischen *Comic*-Element (D) und Schrifttext-Teil (D):[32]

- Der Schrifttext-Teil entspricht dem Unterabschnitt „[Kehlkopfneurose (Krebs-Angstneurose)]" (s. Abb. 5 links in der Mitte; Ôwata 1969: 821; Umrandung durch T.T.-W.).
- Der entsprechende *ElementarÜbertext* (D) ist dem Ü-Typ 2: <*Comic*-Element> + <Schrifttext-Teil>: {redundant}, mit Spezifizierung als Ü-Subtyp 2a zuzuordnen.
- Der Bezug von *Comic*-Element (D) zu Schrifttext-Teil (D) ist nicht nur sehr partiell, sondern auch äußerst selektiv. Der Bezug ist auf einen Bruchteil der Arztkonsultation eingeschränkt. Dafür intensiver ist aber die Beziehung zwischen *C*-Element (D) und der damit korrespondierenden Passage des Schrifttext-Teils.

---

32 Übersetzung des Schrifttext-Teils (D). Die Passagen, die mit dem betreffenden *C*-Element korrespondieren, werden durch Hervorhebung markiert:

Kehlkopfneurose (**Krebs-Angstneurose**): Es ist normal, wenn man **beim Verdacht auf Krebs** sicherheitshalber **einen Arzt konsultiert**. Dagegen ist es **krankhaft neurotisch**, wenn man zwanghaft oft Ärzte wechselt, obwohl keine ärztliche krebs-positive Diagnose vorliegt. In letzter Zeit gibt es immer mehr solche Menschen. Bei den meisten Patienten, die klagen: „Es ist komisch im Hals" oder „Ich habe das Gefühl, dass etwas im Hals steckt", handelt es sich um eine chronische Mandelentzündung oder um eine chronische Kehlkopfentzündung, die durch eine allergische Reaktion auf Smog etc. verursacht worden ist. Beim frühesten Krankheitsstadium kann sogar ein Arzt mit gutem Ruf erst nach einer bestimmten Beobachtungszeit seine Diagnose stellen. Daher genügt es, wenn man sich nur alle zwei bis drei Wochen untersuchen lässt. Das ist auch nicht zu spät. Es ist daher nicht nötig, dass **man sich allein darüber Sorgen macht**. Wichtig ist jedoch, dass man alles einem vertrauenswürdigen **Arzt anvertraut**. Alles, was man dabei als Patient braucht, ist eine medizinische Allgemeinkenntnis, mit deren Hilfe man einen Arzt auswählen kann (Ôwata 1969: 821; Übersetzung T.T.-W.).

3.3 Funktionen der *Comic*-Elemente

Im Folgenden werden die Funktionen der oben untersuchten *Comic*-Elemente differenziert festgehalten: *C*-Element (A), (B), (C) und (D) insgesamt (3.3.1), *C*-Element (A), (B), (C) und (D) als Einheit (= *C*-E-Zusammenstellung) (3.3.2), *C*-Element (A) (3.3.3) und *C*-Element (D) (3.3.4).

3.3.1 Funktionen der *C*-Elemente: (A), (B), (C), (D) insgesamt

- Funktion als „Aufmerksamkeitslenker" (vgl. Takayama-Wichter 2004): In dieser Funktion dienen sie zum besseren Bewussthalten des Inhalts des Schrifttext-Teils. Es ist nicht feststellbar, ob diese Funktion durch ihre Eigenschaft als Bild oder als Comic-Form getragen wird.
- Trivialisierungsfunktion: Diese Funktion ist zum größten Teil auf die Eigenschaft als Comic-Form zurückzuführen. Die Trivialisierung soll für den – japanischen – Laien den Zugang zur Fachkommunikation erleichtern; sie gibt zugleich ein „Anti-Lesestress-Signal" (ebd.). Diese Funktion muss jedoch kulturkontextuell relativiert werden (vgl. die Diskussion ebd.).
- Funktion als „Stichwortgeber": Die *C*-Elemente (A), (B), (C) wirken auch dadurch, dass sie dem Sachthema jeweils vorangestellt sind, wohl auch nach dem Muster einer Topik-Komment-Aussage. Somit können sie als Vorbereitung bzw. Einladung zum Lesen des Schrifttext-Teils dienen.

3.3.2 Funktionen der *C*-E-Zusammenstellung als solcher

- Funktion als Blickfänger
- Funktion als „Untertitel": Die Umrandung selbst deutet die primäre Funktion der *C*-E-Zusammenstellung als „Untertitel" an. (Die Zusammenstellung stellt aber keine Zusammenfassung dar.)

3.3.3 Funktion des *C*-Elements (A)

- Funktion als Kurzzusammenfassung: *C*-Element (A) fungiert als eine Art Kurzzusammenfassung eines ausgewählten Teils aus dem Schrifttext-Teil. Dabei wird der Aussage eines sprachlichen Wissenstransfers durch ein weiteres Mittel, also durch ein *C*-Element, zusätzlich Ausdruck verliehen. *C*-Element (A) besitzt – wenn auch in bescheidenem Maße – eine durchaus klare „Gliederung" und vermittelt somit eine mit ihm verbundene Gedankenführung, die für Laien leicht zugänglich ist. Diese Gedankenführung besteht in der Reihenfolge: Problembenennung,

Ursachentypisierung, Beispiele, Vergleiche durch Alltagsmetapher und Schlussfolgerung. Das Beispiel von *C*-Element (A) zeigt, dass die Leistung eines *Comic*-Elements nicht als bloße Illustration unterschätzt werden sollte.

3.3.4 Funktionen des *C*-Elements (D)

- Funktion der Betonung: Die oben genannte klare Selektion einer Passage des Schrifttext-Teils lässt die Annahme dieser Funktion zu. Hier ist die Transferintention des *GesamtÜbertext*-Produzenten ersichtlich: die Empfehlung der Arztkonsultation.
- Funktion der Emotionalisierung: Diese Funktion zielt auf ein persönliches Ansprechen des *GesamtÜbertext*-Rezipienten ab (vor allem in seiner Rolle als möglicher Patient). Gerade in dieser Funktion unterscheidet sich das *C*-Element (D) von den übrigen deutlich: Die Figur in *C*-Element (D) ist nämlich als eine Person (übrigens in einer verhältnismäßig „realistischen" Art) dargestellt im Gegensatz zu den anderen Figuren, die „unrealistisch abstrakt" bloß dazu dienen, erkrankte Körperteile zu zeigen. Die Bewertung dieser Funktion hängt wie bei der Trivialisierungsfunktion vom Kulturkontext ab.

4 Fazit: Leistungen des *Comic*-Elements für die Transferqualität

Die festgestellten Funktionen der analysierten *Comic*-Elemente sind je nach dem einzelnen *C*-Element und auch durch die Art ihrer Zusammenstellung unterschiedlich. Dementsprechend ist das Leistungsniveau unterschiedlich.

Was den Transfer anbelangt, so können alle *C*-Elemente als Leistungsträger für den Transfer betrachtet werden. Differenziert nach der Transferklasse beurteilt, dienen die *C*-Elemente (A), (B) und (C) jeweils als Leistungsträger primär dem Wissenstransfer, im Gegensatz zu *C*-Element (D), dessen Zuständigkeit dem *GesamtTransfer* zuzuordnen ist, wobei die Anwendungsmotivation je nach dem einzelnen *C*-Element unterschiedlich ausfällt.

Unterschiedlich ist folglich auch die Transferqualität der einzelnen *C*-Elemente. Während beim *C*-Element (A) die eigentümliche Leistung eines *C*-Elements unverkennbar ist, ist bei *C*-Element (B) und vor allem bei (C) kein ausgeprägter Grund für den an einem Wissenstransfer orientierten Einsatz ersichtlich. Die *C*-Elemente (B) und (C) gewinnen jedoch zumindest in der *C*-E-Zusammenstellung ihre Legitimation als Leistungsträger für den Wissenstransfer.

Die in Abschnitt 1 gestellten drei Fragen nach der Leistung des *C*-Elements für die Transferqualität können wie folgt beantwortet werden:

Frage 1: Kann ein *Comic*-Element für die Transferqualität überhaupt einen Beitrag leisten?

Die Frage ist grundsätzlich mit einem eindeutigen *Ja* zu beantworten: Das Transferpotenzial des *Comic*-Elements ist gegeben; dies gilt für die beiden Transferklassen. Es muss jedoch im Einzelfall geprüft werden, ob ein *C*-Element tatsächlich einen Beitrag zur positiven Transferqualität leistet.

Frage 2: Welche Leistungen liegen vor?

Es gibt Leistungen des *C*-Elements im Allgemeinen als Bild und in spezifischer Weise als Comic-Form. Die Analyse hat gezeigt, dass die Leistung des *C*-Elements nicht automatisch auf seiner Comic-Eigenschaft beruht. (Da bei der Untersuchung nur der *C*-E-Typ im freien Stil vorhanden war, stellt sich hierzu eine weitere Frage, nämlich die, ob die anderen *C*-E-Typen andere Funktionen ausüben, somit zur Transferqualität auch mit anderen Qualitäten beitragen).

Frage 3: Handelt es sich um eine spezifische, d.h. der Comic-Dimension eigenen Leistung?

Die Frage ist je nach Perspektive zu beantworten. Einerseits liegt im vorliegenden Fall, wie oben angedeutet, eine eher kleinere Leistung durch die Eigentümlichkeit als Comic-Form vor, was insbesondere beim Wissenstransfer auffällt im Vergleich zum *GesamtTransfer*. Andererseits ist solch eine eigentümliche Leistung, wenn sie zur Geltung kommt, gerade dann beim Wissenstransfer umso bemerkenswerter.

Allerdings müssen die oben gestellten Fragen in Berücksichtigung kultureller Differenzen für den deutschen Kontext erneut gestellt werden.

Das vorhandene Transferpotenzial des *Comic*-Elements allein entscheidet nicht über die Transferqualität. Unsere Feststellung des Potenzials des *C*-Elements für die Transferqualität im japanischen Kontext ist das eine. Andererseits steht aber noch offen, ob sich das *Comic*-Element auch im deutschen Kontext bewährt angesichts der geringen Comic-Erfahrung in der Fachkommunikation und der geringen Comic-Präsenz in der Gesellschaft, zumal angesichts der geringen Comic-Akzeptanz überhaupt.

Abschließend sei bemerkt: Die vorliegende Analyse konnte und wollte die Transferqualität der untersuchten *C*-Elemente nicht messen, da ein geeignetes Bewertungsinstrument fehlt. Ohne eine Kontrolle und ohne eine Rückmeldung bleibt eine Diskussion der Transferqualität aber unbefriedigend. Mit dieser Problematik beschäftigte sich das 5. Kolloquium *Transferwissenschaft* 2003 (Göttingen) mit seinem Thema: „Wissenstransfer – Erfolgskontrolle und Rückmeldungen aus der Praxis".

Quelle

Ôwata, H. (Hg.) (1969): Hokendôjin: Katei no igaku. Shin-*akahon*. Me de miru kyûkyûbako [Hokendôjin: Medizin für die Familie. Neues *akahon*. Ein visueller Erste-Hilfe-Kasten]. Tokyo: Hokendôjinsha.

Literatur

Braun, Gerhard (1981): Präsentation versus Repräsentation. Zur Beziehung zwischen Zeichen und Objekt in der visuellen Kommunikation. In: Zeitschrift für Semiotik 3 (2/3), 143-170.

Felber, Helmut/Gerhard Budin (1989): Terminologie in Theorie und Praxis (= Forum für Fachsprachen-Forschung 9). Tübingen.

Groß, Michael (1988): Zur linguistischen Problematisierung des Onomatopoetischen (= FORUM PHONETIKUM 42). Hamburg.

Jung, Matthias (2001): Unsystematischer Wissenstransfer über die Medien. In: Sigurd Wichter/Gerd Antos (Hg.): Wissenstransfer zwischen Experten und Laien. Umriss einer Transferwissenschaft (= Transferwissenschaften 1). Frankfurt a.M., 275-286.

Loveday, Leo/Satomi Chiba (1986): Aspects of the development toward a visual culture in respect of comics: Japan. In: Alphons Silbermann/H.-D. Dyroff (eds.): Comics and visual culture. Research studies from 10 countries/La bande dessinée et la culture visuelle/Comics und visuelle Kultur. München etc., 158-184.

Spillner, Bernd (1996): Interlinguale Stilkontraste in Fachsprachen. In: ders. (Hg.): Stil in Fachsprachen. Frankfurt a.M., 105-137.

Stegu, Martin (1989): Text und Bild in der Fachkommunikation. In: Wolfgang U. Dressler/Ruth Wodak (Hg.): Fachsprache und Kommunikation. Experten im sprachchen Umgang mit Laien. Wien, 30-46.

Straßner, Erich (2002): Text-Bild-Kommunikation. Bild-Text-Kommunikation (= Grundlagen der Medienkommunikation 13). Tübingen.

Strobel, Ricarda (1993): Text und Bild im Comic. In: Klaus Dirscherl (Hg.): Bild und Text im Dialog (= Passauer Interdisziplinäre Kolloquien 3). Passau, 377-395.

Takayama-Wichter, Taeko (2000): Lernerleistungen in der Übersetzung Deutsch-Japanisch in der japanologischen Sprachausbildung. In: Lebende Sprachen 1/2000, 8-14.

Takayama-Wichter, Taeko (2001): Kulturspezifik des Wissenstransfers: Experten und ihre Laieneinschätzung im deutsch-japanischen Vergleich am Beispiel der Textsorte Beipackzettel. In: Sigurd Wichter/Gerd Antos (Hg.): Wissenstransfer zwischen Experten und Laien. Umriss einer Transferwissenschaft (= Transferwissenschaften 1). Frankfurt a.M., 159-191.

Takayama-Wichter, Taeko (2003): *Comic*-Elemente und Text-Bild-Komplex *Übertext*. Klassifikationen anhand von deutschen und japanischen Beispielen. In: Göttinger Beiträge zur Sprachwissenschaft Heft 9, 55-104.

Takayama-Wichter, Taeko (2004): *Comic*-Element im Text-Bild-Ensemble beim Wissenstransfer – am Beispiel der japanischen Textsorte Beipackzettel. In: Sigurd Wichter/Oliver Stenschke (Hg.): Theorie, Steuerung und Medien des Wissenstransfers (= Transferwissenschaften 2). Frankfurt a.M., 321-345.

Takayama-Wichter, Taeko (2005): Das *Comic*-Element beim Wissenstransfer – sein Stellenwert in der japanischen Gesellschaft und seine Intertextualität. In: Gerd Antos/Sigurd Wichter (Hg.): Wissenstransfer durch Sprache als gesellschaftliches Problem (= Transferwissenschaften 3). Frankfurt a.M., 203-230.

Wichter, Sigurd (1994): Experten- und Laienwortschätze. Umriß einer Lexikologie der Vertikalität (= Reihe Germanistische Linguistik 144). Tübingen.

Wichter, Sigurd (2003): Gesellschaftliche Kommunikation als linguistischer Gegenstand. In: H. Henne/H. Sitta/H.-E. Wiegand (Hg.): Germanistische Linguistik: Konturen eines Fachs (= Reihe Germanistische Linguistik 240). Tübingen, 67-95.

Anhang

Abb. 3 Unterabschnitt *Schwerhörigkeit*

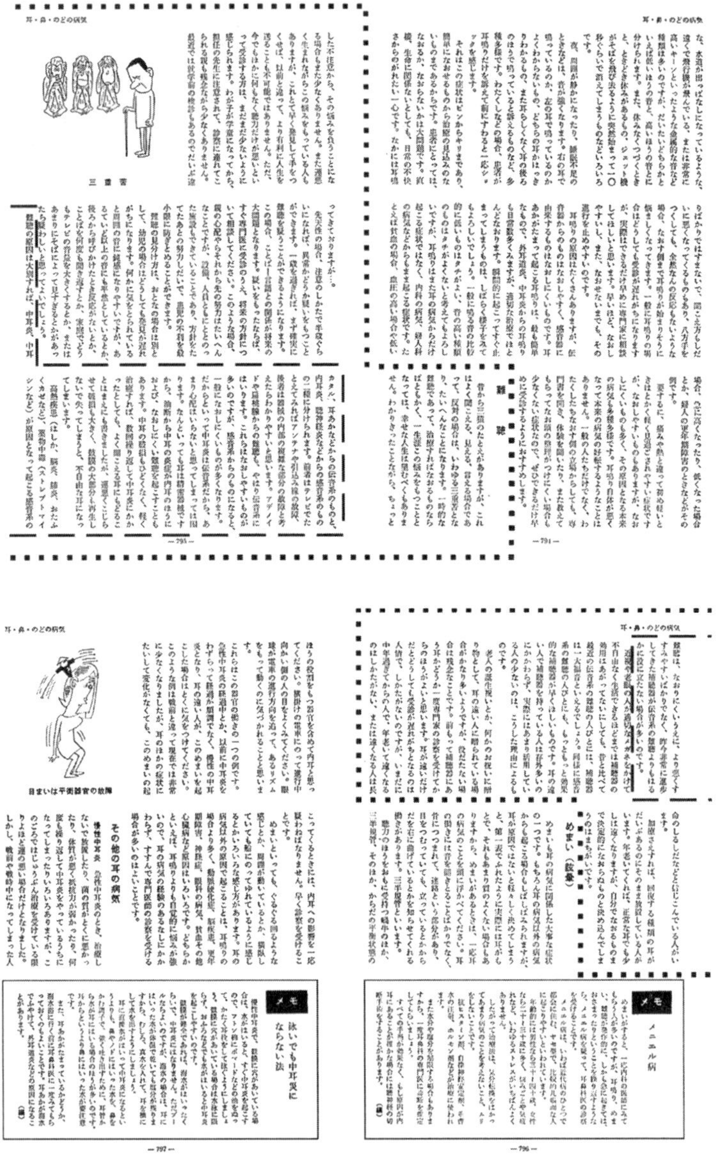

Abb. 4 Bereich *Nase*

したがって、本人が不足しているところを選択的に適切に増幅していってくれなければ効果的でないということです。

音楽をきいて楽しむとなるとますます発展していきますが、耳の不自由な人びとの悩みはまず言語ということになります。この言語そのものの中にも一様にしゃべったことばの中に聞きとりやすいもの、聞きとりにくいことばがあります。正常耳でもそうなのですから難聴耳ではこれがますます複雑化してきます。

前記の語音明瞭度検査はこれらのことばのいろいろな組合わせを使ってしらべられる検査です。そのほか楽器や声の音色の問題もあり、こうなると聴力というより聴感ということばをわたくしは使いたいと思います。

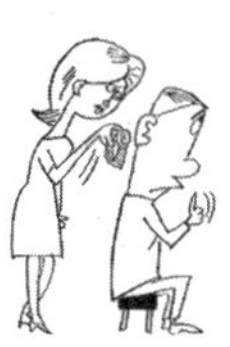

時計で難聴のテスト

要するにこの問題はまず用いる難聴耳の性質をたしかめることと、補聴器の今後の開発ということになります。例をあげますとわたくし自身の耳の聴力検査をしますと、自分では全く正常と思っていたのに反し、右耳が四、〇〇〇サイクルで三五デシベルとほかの部分は正常なのにここだけ落ちています。もともと音楽は好きで楽しみますが、考えてみると右耳にはこのへんの音は不満足にしかはいっていないことになります。

また、音の高さの例をとりますと、男性の会話音は一〇八サイクルから一六二サイクルの範囲であり、女性や小児のは二二七サイクルから三三五サイクルとされています。

ですから、音の周波数帯は毎秒一二五振動から二、〇〇〇振動ぐらいまで、欲をいえば四、〇〇〇振動ぐらいまで凸凹なしに聴取できれば日常生活に不自由はなくなります。

したがって将来補聴器がますます改良されて、使用者の不足している部分を自動的につかんでくれてその不足部分一帯をできるだけ選択補足してくれるようになれば恩恵をこうむる人がずっとふえることになります。難聴耳自体の問題はわたくしどもの領域でたくさん残りますが。（田口正義）

【耳の病気の漢方】

中耳炎　まず実証の場合、急性のときは葛根湯です。耳が痛んで、くびの後ろが非常にこっているような場合に効果があります。

慢性の場合、臭いうみが出て困ることがよくありますが、これは大柴胡湯または小柴胡湯です。

口の中が苦くて粘つき、また、おなかをみると季肋部に抵抗、ならびに圧痛があるような慢性の中耳炎で、便秘の傾向がある場合には、大柴胡湯、便秘の傾向がなければ小柴胡湯です。だいたいこの二つでなおる場合が非常に多いのです。

虚証では柴胡桂枝湯です。これも、よく用いられますが、やはり中耳炎があって体力は前よりやや劣り、寝汗が出やすく食欲がやや落ちているような人に効果があります。

鼻の病気

鼻の構造と機能

鼻の構造を大きく分けると鼻腔と副鼻腔になります。機能としては呼吸器の門戸として特殊な機能をもっていると同時に嗅覚の機能をもっています。鼻腔の構造は図1に示すように顔面骨のまん中で鼻孔から咽頭までの空洞ですが、その機能を果たすために複雑な構造をしています。鼻腔の外側壁は鼻甲介と称する前後に長い粘膜の隆起があって三つの棚のようになっています。これを上から上鼻介、中鼻介、下鼻介といっており、その間の溝をそれぞれ上・中・下の鼻道といいます。粘膜は上皮下組織が豊富でスポンジのように伸縮性に富み、血管や分泌腺が豊富で外界の変化によく反応して適応するような構造をもっています。

また、上皮には線毛があって、ちょうどじゅうたんのようで、その線毛全体がつねに一定方向に運動して分泌物などを鼻咽腔のほうへ送りこんでいます。このような構造は、吸気が気管に送られるまでに、塵埃や細菌を除き、適当な温度と湿度を与えるためで、性能のよい浄化装置と温度と湿度の調節機であるといえます。このことは鼻で呼吸しているかぎり、寒い冬でも咽頭が寒く感じないこと、空気が乾燥していても咽頭が乾燥することがないことでもわかると思います。

また鼻腔は鼻中隔という隔壁で左右に仕切られており、鼻孔も鼻腔も左右対称的になっていますが鼻咽腔でいっしょになって咽頭に移行します。鼻中隔と鼻腔側壁とは上方が非常に狭く裂隙状になっています。この部を嗅裂といって鼻腔の天蓋の篩骨篩板というところから嗅神経がすだれのように多数下がって分布しています。ここがにおいを感ずる部位です。

副鼻腔は鼻腔の周囲にできた腔洞で、図2のように眼窩の下にあるのが上顎洞、眼窩の内側にある多数の骨の腔洞が篩骨洞、目の上前額部にあるのが前頭洞で、篩骨洞の後方深部にあるのが蝶形骨洞です。それぞれ対称的になっています。これらの副鼻腔はいずれも鼻腔の交通孔（自然孔）をもっており、中鼻道、上鼻道に開口しています。図1〜3副鼻腔の粘膜はやはり線毛上皮で分泌物や異物を自然孔から排せつするように運動をしています。また呼吸で空気が鼻腔を往復するときには、この自然孔を

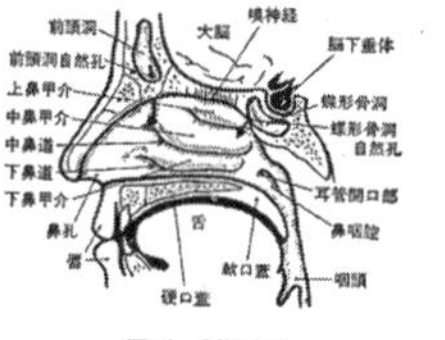

（図 1）鼻腔の構造

Abb. 5 Kehlkopfneurose (Krebs-Angstneurose)

模倣はないかどうかも注意してください。

タンパク同化ホルモンによる声の男性化　タンパク同化ホルモンとは、太るクスリといわれている男性ホルモンと同系のクスリです。効能書には男性化作用はほとんどないとは書いてありますが、近ごろこれを不注意に使う医師がふえたせいか、若い娘さんで高い声が出なくなったとか、声が低くなって困っているという人がよくあります。

これは全くこのクスリを使ったせいであって、男のような声変わりがあるていど起こってしまったので、もとへはもどりません。耳鼻科の医師でも、こういう病気が近ごろ増加していることを知らないと、診断を誤ります。こういうクスリの使用は、声を犠牲にしてもやむを得ないときだけに限るとよいと思います。使用する医師も声の障害を起こす可能性があることを知らない場合が多いようです。

声変わり障害　思春期の少年が、声変わりが始まってから二～三年経ってもおとなの声になりきらず、いつまでも中途半端な声を出しているのをいいます。これは、男性ホルモン不足という原因が考えられ、性腺刺激ホルモン（脳下垂体前葉ホルモンの一種）の使用によって、声変わりが完成します。家庭療法はムリです。

声帯ポリープ　慢性喉頭炎の一種と考えてもよく、声を出すときには左右の声帯が互いに激しくぶつかり合うのですが、最も激しくぶつかり合う部分に、靴ずれのような水ぶくれやいぼができるのです。そのために声は前より劣ります。声の出し方が悪いのも原因ですが、それに体質的な素因も加わって、こういう状態になるようです。

声を使うと悪くなり、声を休ませるといくらかよくなります。軽い場合は声の養生だけでもなおりますが、二～三週間黙っていてもはかばかしくない場合は、手術に踏み切ることを考えてもよいでしょう。ただしこの手術には熟練した医師を選ぶことが必要です。

喉頭ガン　喉頭ガンは声帯に初発することが多く、最初に声の異常という症候で始まる場合が多いのです。つまり初期に自覚しやすく、しかも見やすい場所にあるので、早期発見、早期治療のできるガンのひとつです。しかもこの時期なら放射線治療だけで一〇〇%なおりますから、ガンの宣告を恐れて受診をためらうことは、全くナンセンスです。実際には、ガン[illegible]の人の声の異常は、大部分は[illegible]ポリープなのですから、なおさらです。

声帯マヒ（反回神経マヒ）　[illegible]

その他ののどの病気

咽頭・喉頭ジフテリア　予防注射をきちんとしておれば、ジフテリアになる心配はありません。今はほとんどなくなった病気のひとつです。[illegible]

咽頭ガン　このガンも、[illegible]くびのリンパ腺にうつった転移によって、はじめて咽頭ガンが発見されることがあいのです。もし急にくびに痛くないはれものができて大きくなってきたら、外科よりも先に耳鼻科へ行くほうが、ガンの場合は早く見つかります。その時期ならまだかなりよくなおります。

咽喉頭神経症（ガンおそれ）　ガンではないかと思って[illegible]検査をうけるのは、ふつうの精神状態です。そうでないといわれても心配でたまらず、医師を転々と回らずにはおれないというのはノイローゼです。こういう人が[illegible]ふえています。

「のどが変だ」「のどに何かつかえる」という人の大部分は、[illegible]

[illegible]

また、そうしていても、けっして手おくれになることもありません。要は、信頼できる医師にすべてをまかせることで、患者に必要なのは医師を選択するのに役だてるための医学的な知識です。[illegible]

メモ

耳わる音痴とのどわる音痴

日本人の中には音楽の話になると、「生まれつき音痴でして」という人がいますが、自分では、意識しないで、宴会などに自慢の歌を聞かせて得意になっている人もいます。

音痴には、耳わる音痴と、のどわる音痴があります。

耳わるのほうは、音の高低を聞き分ける能力がない感覚性の音痴です。

のどわるのほうは、運動性の音痴で、声帯が思うように働いてくれないのです。耳わると違って他人の音痴も、ピアノのミスタッチもよくわかります。

またリズムを正しくとれないリズム音痴、速さの不安定なテンポ音痴、音の強弱がわからない強弱音痴があります。

声が大きいのも、あまり自慢になりません。さしずめ、強弱音痴かもしれません。

このような音痴は、手をたたいてリズムをとったり、筋肉運動などによって、たいていなおるといわれています。

音痴が先天的なものかどうかははっきりしませんが、子どものころ家庭が音楽的に恵まれなかったというケースが多いようです。

[illegible]

Analyse von Websites. Heuristiken zur Beurteilung von Unternehmensauftritten im Internet

Markus Nickl (Erlangen)

1 Vorbemerkung

Dass Linguisten als Linguisten in Industrie und Wirtschaft tätig sind, ist leider immer noch ein Ausnahmefall. Und noch seltener ist es der Fall, dass diese Linguisten die Erkenntnisse, die sie in ihrer Praxistätigkeit gewonnen haben, wieder einem wissenschaftlichen Publikum zur Verfügung stellen. Aus diesem Grund mag es vielleicht sinnvoll sein, dem Leser kurz ein wenig zu meinem beruflichen Hintergrund zu schildern und zu der Basis auf der die folgenden Ausführungen beruhen.

Bereits 1992 bin ich als Doktorand der germanistischen Linguistik mit dem (damals noch weitgehend unbekannten) Internet in Kontakt gekommen und war schnell von den sprachlichen Möglichkeiten dieses Mediums fasziniert. Schon bald begann ich, auf freiberuflicher Basis zu sprachlichen Problemstellungen im Internet zu beraten. 1998 gründete ich zusammen mit einer Computerlinguistin und einem Informatiker das Unternehmen doctima, das spezialisiert ist auf Technische Kommunikation, Wissensmanagement und linguistische Beratung. Doctima beschäftigt mittlerweile (Juni 2005) 20 Mitarbeiter. Die folgenden Erfahrungsberichte, Erkenntnisse und Überlegungen sind das Ergebnis diverser Projekte, die wir bei doctima durchgeführt haben.

2 Themenmotivation

Ein neuer Leitgedanke beherrscht die Diskussion im Webdesign. Standen bisher technische und ästhetische Aspekte im Vordergrund, so setzt sich nun zunehmend die Erkenntnis durch, dass bei der Konzeption von Websites die Usability im Fokus der Aufmerksamkeit stehen sollte. Aus linguistischer Sicht stellt dies einen Perspektivenwechsel dar, weg von einem produzentenorientierten Textmodell hin zu einer rezipientenorientierten Sichtweise. Versucht man die Verständlichkeit von Websites zu erhöhen, so stellt das mit Sicherheit die richtige Entscheidung dar. Gleichzeitig hinterlässt dieser Perspektivenwechsel aber bei den Produzenten Ratlosigkeit (vgl. Zimmermann 2001: 22). Webredakteure sind in ihrem Beruf häufig Quereinsteiger; dementsprechend verfügen sie oft über wenig journalistische Erfahrung und geringe linguistische Kenntnisse. Meist ist ihnen deshalb nicht bewusst, welche Faktoren für die Benutzbarkeit einer Website ausschlaggebend sind und wie sich diese Faktoren objektiv messen lassen. Mit welchen Mitteln wird also bisher versucht, das Problem der Usability von Websites in den Griff zu bekommen und wie kann ein unaufwändiges, linguistisch fundiertes Verfahren dazu aussehen?

3 Problemstellung

Bei der handwerklichen Fertigung von Produkten nahm die Benutzbarkeit der Erzeugnisse (neben der Verfügbarkeit und den Kosten der verwendeten Materialien) schon immer einen hohen Stellenwert ein. Im industriellen Bereich wurden Überlegungen zur Ergonomie der Produkte spätestens mit den designerischen Überlegungen des Bauhauses zu einem festen Bestandteil des Entwicklungsprozesses. Im materiellen Bereich spielt demzufolge die Ergonomie (bzw. Usability) seit langem eine wichtige Rolle, was sich auch in verschiedenen Forschungstraditionen, z.B. in der Psychologie (vgl. Norman 1988) widerspiegelt.

Doch auch für den Aufbau und die Gestaltung von Programmen gibt es bereits seit geraumer Zeit Bestrebungen, den Umgang mit Software zu vereinfachen. Insbesondere die Normen DIN EN ISO 9241 und DIN EN ISO 13407 enthalten wichtige Ergonomierichtlinien für die Gestaltung von Software. Verständlicherweise sind die dort getroffenen Aussagen eher allgemeiner Natur, denn unterschiedliche Programme können sich stark voneinander unterscheiden (vgl. Wiegand 2003: 224) bezüglich Thematik (z.B. Warenwirtschaftssystem vs. Computerspiel), Zielgruppe (Sprachlernsoftware vs. Maschinen-Steuerungsprogramm) und Plattform (Waschmaschine vs. Großrechenanlage). Dementsprechend fordert z.B. die DIN EN ISO 13407 von einer Software lediglich folgende globale Eigenschaften:

- Aufgabenangemessenheit
- Selbstbeschreibungsfähigkeit
- Steuerbarkeit
- Erwartungskonformität
- Fehlertoleranz
- Individualisierbarkeit
- Lernförderlichkeit.

Berücksichtigt man die vielen Ähnlichkeiten zwischen Software und Websites, insbesondere den starken Handlungscharakter dieses neuen Mediums (vgl. Nickl 1996: 393), so sollte man annehmen, dass diese Normen auch im Webdesign starke Beachtung finden.

Erstaunlicherweise wird dieser Vergleich aber nur selten gezogen. Denn Websites werden noch immer in erster Linie als Text verstanden. Das wäre zunächst einmal auch gar nicht so verkehrt. Fatal wird diese Sichtweise erst durch den naiven Textbegriff, dem viele Webdesigner anhängen.

Für sie sind Texte, in Anlehnung an das Kommunikationsmodell von Shannon und Weaver (1949), zunächst einmal ein Transportmedium, das dazu dient Information „in die Köpfe der Leser" zu bekommen. Lesen wird von Laien immer noch als eine weitgehend passive Tätigkeit verstanden. Vernachlässigt werden die interaktiven Anteile des Textverstehens wie sie in der kognitiven Linguistik und insbesondere in der Leseforschung seit langem bekannt sind. Danach ist davon auszugehen, dass „Textverstehen nicht als passive Rezeption, sondern mehr als kognitiv aktive, konstruktive Verarbeitung von Textsemantik" (Groeben 1982: 8) zu verstehen ist und dass „das Verstehen von Texten immer als Interaktion, d.h. als ein Prozeß des Austausches, der Wechselwirkung zwischen Leser und Text anzusehen ist" (Groeben 1982: 8f.).

Obwohl die Interaktivität von Hypertexten den Autoren zwar durchaus bewusst ist und in diversen Publikationen als innovatives Merkmal von Websites gerne beschworen wird, bleibt diese Eigenschaft für die Optimierungsanstrengungen wegen einer ungenügenden Konzeptualisierung von Kommunikation und Texten ohne Konsequenz.

Gleichzeitig wird das Schreiben von Texten aber auch unter einem starken Kunstanspruch gesehen, verbunden mit dem Postulat, dass man für das Verfassen von Websites eine Begabung brauche. Über diese Begabung verfügt man entweder oder eben auch nicht. Optimierungstechniken treten als rein handwerkliche Verfahren dementsprechend in den Hintergrund und dienen nur dazu, Begabungspotenziale auszureizen. Oft wird sogar bezweifelt, dass sich durch erlernbare Techniken die Qualität einer Website steigern lässt.

Denn Verfahren aus der Textoptimierung und Verständlichkeitsforschung, die den Handlungscharakter von Texten bereits seit langem berücksichtigen, sind diesen Laien oft nicht bekannt. Dabei gibt es durchaus Tätigkeitsfelder, in denen solche Verfahren verwendet werden, etwa in der Technischen Dokumentation oder beim Design von didaktischen Materialien. Mit diesen Tätigkeitsfeldern haben jedoch die meisten Webredakteure nur wenig Berührungspunkte, da sie sich eher an journalistischen oder designerischen Tätigkeiten orientieren.

Fazit: Die Ergonomie ist bereits seit geraumer Zeit ein wichtiges Element beim Entwerfen von Produkten; das gilt auch für Software. Man könnte nun erwarten, dass die Verfahren aus diesen Bereichen auch auf das Webdesign übertragen werden. Tatsächlich findet ein solcher Transfer jedoch nur zum Teil statt. In vielen Fällen sind die Ergebnisse zudem entweder zu aufwändig oder nur bedingt aussagekräftig.

Der Grund dafür liegt höchstwahrscheinlich in einem ungenügenden Konzept von Textproduktion, -rezeption und von Sprache allgemein. Obwohl die Mehrheit der Webdesigner mittlerweile eine hohe Ergonomie als durchaus wünschenswert erkannt hat, gilt deshalb immer noch Benedikt Lutz' Analyse der Lage, die er bereits 1996 formuliert hat:

> Die beiden Bereiche Hypertext-Forschung und Usability Engineering sind teilweise miteinander verwoben (auch personell, etwa durch Ben Shneiderman und Jakob Nielsen), nehmen jedenfalls ihre Forschungsergebnisse gegenseitig wahr; sprachliche Aspekte allerdings und insbesondere Aspekte der Textstrukturen sind m.E. bisher unterbelichtet [!] (Lutz 1996: 90).

In einigen Bereichen der Usabilityforschung existieren dagegen auch für die sprachliche Qualitätssteigerung etablierte Verfahren, die bisher jedoch noch kaum in der Usability-Debatte der Webszene wahrgenommen werden (vgl. aber Dreikorn 2001). Doch wie sehen diese Verfahren aus?

4 Etablierte Methoden

Grundsätzlich rekrutieren sich die Verfahren zur Optimierung von Websites aus drei Bereichen:

- aus der Betriebswirtschaftslehre, insbesondere der Meinungsforschung
- aus der informatischen Datenrecherche
- aus psychologischen Testverfahren.

An Testverfahren zur Bestimmung der Usability eines Webauftritts gibt es also keinen Mangel. Doch jedes dieser Verfahren hat neben seinen Vorteilen auch Nachteile, auf die im Folgenden einzugehen sein wird.

4.1 Verfahren der klassischen Meinungsforschung

In der klassischen Meinungsforschung gibt es seit langem etablierte Verfahren, wie man aussagekräftige Umfragen durchführt (vgl. Noelle-Neumann/Petersen 2000; Möhring/Schlütz 2003). Doch sind mit Befragungen zu Websites einige spezielle Anforderungen verbunden, die nicht leicht zu umgehen sind. Denn auch den Benutzern einer Website ist nicht unbedingt bewusst, warum sie gerade diese Website bevorzugen. Testet man nun in einer Umfrage auf die Bekanntheit oder Beliebtheit eines Internetangebots, so ist die Gefahr relativ hoch, dass die Antworten durch interferierende Faktoren verfälscht werden, wie etwa die Bekanntheit einer Marke oder eine reißerische Aufmachung, die nur einen kurzfristigen Effekt erreicht.

Zu den Nachteilen klassischer Meinungsforschungsmethoden gehören natürlich auch die hohen Kosten, die dadurch entstehen. Denn durch den potenziell großen Rezipientenkreis wird es für den Analysierenden schwierig, eine statistisch relevante Auswahl zu treffen; hohe Kosten in der Datenerhebung sind dadurch bereits vorprogrammiert.

4.2 Psychologische Verfahren

Auch den psychologisch-empirischen Verfahren mangelt es nicht an Fallstricken. Denn oft lassen sie sich nur mit einigem Aufwand an Geräten durchführen, wie etwa bei Blickverlaufsaufzeichnungen, bei denen mit einer Kamera, die der Benutzer auf dem Kopf trägt, erfasst wird, wohin er seinen Blick beim Besuch einer Website der Reihe nach richtet (Vogt 2002: 180ff). Gerade wenn man nur gelegentlich die Qualität einer Website messen will, wird man vor diesem technischen Aufwand zurückscheuen und sich vielleicht auf eine einfache Benutzerbeobachtung verlassen. Bei diesem Verfahren beobachtet man, an welchen Stellen Benutzer einer Website beim Lösen von bestimmten Aufgaben auf Probleme stoßen (Wiegand 2003: 224f.). Dabei kann mit der Methode des lauten Denkens (Frommann 2002) gearbeitet werden, um zu ermitteln welche Motivationen hinter den Lösungsstrategien des Users stecken. Solche Untersuchungen können zwar relevante Erkenntnisse für die Optimierung einer Website erbringen, sie sind jedoch sehr zeitaufwändig, insbesondere wenn man sie in statistisch relevantem Umfang durchführen will.

Problematisch ist bei psychologisch-empirischen Verfahren auch, dass sie zwar Aussagen über die perzeptorische Prominenz von Einheiten der Website zulassen, aber nicht ermitteln, worin diese begründet liegt. Erfahrungsgemäß widmen Benutzer aber Dingen, die sie stören, etwa Werbung, mindestens genauso viel Aufmerksamkeit wie Inhalten, die sie interessieren. Aufmerksamkeitswerte allein lassen deshalb noch keine Schlüsse darauf zu, ob eine Website auch wirklich Erfolg hat und was die Erfolgsfaktoren dieser Website sind.

4.3 Informatische Verfahren

Ebenfalls wenig aussagekräftig sind informatische Verfahren wie etwa Klickpfadanalysen, bei denen der Server aufzeichnet, welche Internetseiten nacheinander angesteuert wurden, welches die beliebtesten Startpunkte sind und woher der Besucher zu dem eigenen Webangebot gekommen ist (vgl. Heindl 2003). Denn ähnlich wie Blickverlaufsuntersuchungen sagen auch Klickpfadanalysen nichts über die Motivationen der Benutzer aus. So bleibt dann auch unklar, ob ein bestimmter Weg durch den Hypertext gewählt wurde, weil man sein Leseinteresse strukturiert befriedigen konnte oder weil man sich völlig verwirrt durch das Internetangebot getastet hat. Dass die Software für solche Auswerteverfahren durchaus auch einen nicht unerheblichen Kostenfaktor darstellen kann, sei hier nur am Rande erwähnt.

Automatische Auswertungen in der Art von Klickpfadanalysen lassen sich übrigens erweitern zu ganzen Benutzerprofilen, bei denen die Vorlieben einzelner Benutzer und Benutzergruppen erfasst und gespeichert werden. Obwohl aus der Sicht des Anbieters solche Analysen hoch interessant sind, um das Internetangebot auf die Bedürfnisse unterschiedlicher Benutzer zuzuschneiden, führen solche Auswertungen in der Praxis zu erheblichen rechtlichen Problemen. Da hier persönliche Daten erhoben und gespeichert werden, darf dies aus Datenschutzgründen nur mit der schriftlichen Erlaubnis der Benutzer geschehen. Dazu werden aber nur die wenigsten Besucher einer Website bereit sein.

4.4 Zwischenfazit

Wie schon oben angedeutet, haben die gängigen Verfahren zur Optimierung von Websites diverse Nachteile. Insbesondere sind viele der Methoden aufwändig, kostenintensiv und teilweise auch nur bedingt aussagekräftig. Hinzu kommt, dass nur wenige Dienstleistungsunternehmen bei Usability-Analysen und bei der Optimierung der Webergonomie behilflich sein können. Dieses Problem stellt sich sogar noch gravierender dar, wenn man den klassischen Unternehmens-Webauftritt einmal außen vor lässt. Sollen die Inhalte einer Website weniger werblicher Natur sein, sondern mehr informierend oder handlungsleitend, dann ist kompetente Hilfe nur schwer zu finden.

Werbeagenturen sind oft immer noch stärker auf das Design von Printprodukten ausgerichtet. Dementsprechend versuchen sie, das neue Medium Internet in altbekannter Weise zu nutzen. Die Folge sind die sattsam bekannten grafisch überladenen Webseiten der Endneunziger. Softwaredienstleister haben oft zu stark die technische Seite eines Webprojekts im Blick und konzentrieren sich zu wenig auf die Bedürfnisse der Benutzer.

Dadurch ist es gerade für kleine und mittlere Unternehmen schwer, Optimierungspotenziale in Ihren Internetangeboten aufzudecken. Diese Firmen – sofern dort überhaupt ein entsprechendes Problembewusstsein besteht – wünschen sich stattdessen eine schlanke, unaufwändige Lösung, die schnell zu einem Ergebnis kommt. Gleichzeitig sollten die Ergebnisse einer solchen Methode aber deutlich zuverlässiger sein als einfache *Ich finde, das muss alles viel bunter werden*-Aussagen.

5 Checklisten

5.1 Probleme bestehender Verfahren

Doch wie kann ein zuverlässiges, kostengünstiges und zeitsparendes Verfahren aussehen? Auffällig ist bei den oben genannten Methoden, dass sie bei der Analyse der Verständlichkeit ausschließlich auf der Seite des Rezipienten ansetzen. Das ist zunächst natürlich eine nachvollziehbare Sichtweise, denn wo könnte man die Verständlichkeit eines Textes besser messen, als bei dem, der den Text auch wirklich verstehen soll. Gleichzeitig hat eine solche rezipientenorientierte Sicht aber auch einen großen Nachteil: Die Benutzer von Websites sind in aussagekräftigem Umfang meist nur schwer zu erreichen, ihre Beobachtung ist mit hohem organisatorischen Aufwand verbunden und über ihre Absichten und Motivationen lässt sich nur schwer Auskunft bekommen.

Als Ausweg bietet sich hier an, den Fokus von einer rezipientenorientierten Sicht hin zu einer produzenten- und produktorientierten zu verlagern. Insbesondere gilt es dabei, die Fachkenntnis von Usability-Experten zu nutzen und das Textprodukt nach Schwachstellen zu untersuchen. Denn dadurch verliert man zwar den direkten Zugang zum Leser und zu den Verständnisproblemen, die sich ihm stellen, gleichzeitig sinkt aber der Aufwand ganz immens.

Doch kann eine solche Sichtweise überhaupt zuverlässige Aussagen zur Verständlichkeit erzielen? Die Probleme, die sich bei einer solchen Herangehensweise stellen, sind nur allzu offensichtlich. Wer garantiert einen entsprechenden Kenntnisstand der analysierenden Fachleute? Je nach fachlicher Herkunft wird der Blick des Testers wohl immer entweder stärker auf den technischen Rahmenbedingungen, auf Gestaltung und Design oder auf der inhaltlich-sprachlichen Qualität liegen.

Die Reliabilität der Ergebnisse lässt bei einfachen Analysen durch Fachleute ebenfalls zu wünschen übrig. Je nach der jeweiligen Tagesform wird ein und derselbe Tester unterschiedliche Ergebnisse erzielen. Zudem ändern sich die Wissensvoraussetzungen bei den Testern, so dass Websites mit zunehmender Erfahrung unterschiedlich beurteilt werden. Und noch gravierender wird die Situation, wenn eine Website von verschiedenen Fachleuten untersucht wird.

Auch bei der Organisation des Analyseprozesses lassen ungesteuerte Expertenbegutachtungen zu wünschen übrig. Allzu leicht wird eine wichtige Facette bei der Analyse der Benutzbarkeit übersehen. Oder die einzelnen Analyseschritte müssen zu Projektbeginn stets neu zusammengetragen werden, was den Zeit- und damit auch den Kostenaufwand für die Tests unnötig erhöht.

Schließlich stellt sich auch die Frage (oder vielmehr wird diese Frage leider noch viel zu selten gestellt), wie die Qualität des Analyseergebnisses geprüft werden kann. Denn für ein wirklich aussagekräftiges Ergebnis reicht es nicht aus, lediglich mit fundierten Methoden zu analysieren. Mindestens ebenso wichtig ist es, das Ergebnis einer gezielten Qualitätssicherung unterziehen zu können.

Das Mittel der Wahl, um diese Probleme so weit wie möglich in den Griff zu bekommen, sind Checklisten, die ein Kondensat wissenschaftlicher Ergebnisse und früherer Erfahrungen bilden. Durch die Erkenntnisse aus früheren Projekten, zu denen ja meist auch Benutzerfeedback gehört, beziehen Checklisten sogar indirekt die Rezipientensicht mit ein. Sie konzentrieren sich aber, wie oben gefordert, bei der Optimierung der Usability auf die Möglichkeiten des Autors und auf das Textprodukt und schaffen so einen unaufwändigen Zugang für die Optimierung der Usability.

5.2 Vorbilder

In der Industrie finden Checklisten in vielen Bereichen ihre Verwendung. An herausragender Stelle wären hier die Bereiche Projektkoordination und Qualitätsmanagement zu nennen. Auch in der Technischen Dokumentation sind Checklisten weit verbreitet, entweder als reine Checkliste (Hutfless 2002) oder auch – in erweiterter Form – als umfangreicher Leitfaden (Oehmig 2002). Da dieser Unternehmensbereich als eine der zentralen Kommunikationsabteilungen des Unternehmens auch vielfältige Bezüge zur Website-Entwicklung aufweist, will ich im Folgenden kurz darauf eingehen, wie Checklisten hier genutzt werden.

Gebrauchsanleitungen und andere produktbegleitende Texte zu erstellen, ist eine komplexe Aufgabe, bei der es unterschiedlichste Rahmenbedingungen zu berücksichtigen gilt (Nickl 1997). Gleichzeitig trägt der Redakteur eine hohe Verantwortung, dient doch die Gebrauchsanleitung dazu, Sach- und Personenschäden zu verhindern und Kosten durch eine möglichst effiziente Einarbeitung in das Produkt zu senken.

Checklisten finden deshalb gleich in mehrfacher Funktion Anwendung im Dokumentationsprozess. Ein erster Typus dient dazu, den Schreibprozess von Anfang an zu strukturieren und so Sicherheit bei der Projektdurchführung zu geben (Hutfless 2002: 21). In der Endkontrolle der Dokumentation findet ein zweiter Typus seine Anwendung (Hutfless 2002: 22). Er dient der Qualitätssicherung durch den Redakteur oder durch eine dritte Instanz, also etwa den Produktentwickler, Proofreader oder auch den Vorgesetzten.

Obwohl Checklisten zunächst einmal den Schreibprozess standardisieren und normieren, wird von den Redakteuren an ihnen besonders ihre Flexibilität geschätzt. Denn sie entlasten den Redaktionsprozess von lästigen Standardaufgaben und schaffen dadurch Freiraum für kreative Problemlösungen und die inhaltliche Verbesserung von Gebrauchsanleitungen (Hutfless 2002: 23).

5.3 Was kann eine Checkliste leisten?

Dass die Vorteile, derentwegen Checklisten in der Technischen Dokumentation zum Tragen kommen, auch bei der Erstellung und Analyse von Websites relevant sind, dürfte vor dem Hintergrund des oben Ausgeführten offensichtlich sein. Vereinzelt wurden deshalb die Vorzüge von Checklisten schon von einigen Autoren (vgl. Keevil 1998; Harms/Schweibenz 2002; Harms u.a. 2002; Schweibenz 2002) erkannt, die jedoch bezeichnenderweise alle eine enge Affinität zur Technischen Dokumentation aufweisen.

Das Hauptargument für die Verwendung von Checklisten liegt mit Sicherheit in der höheren Strukturierung, die sie einem Analyseprojekt bietet. Dadurch verläuft der Analyseprozess zielgerichtet, wichtige Prozessschritte können nicht übersehen werden und gleichzeitig ist gewährleistet, dass die unterschiedlichen Kriterien (technisch, designerisch, sprachlich-inhaltlich) im jeweils angemessenen Umfang berücksichtigt werden.

Auf der Qualitätsseite gewinnen die Analysen an Reliabilität: Checklisten gewährleisten, dass die Analyseergebnisse von unterschiedlichen Testern zu unterschiedlichen Zeitpunkten homogener werden. Dadurch können z.B. bei größeren Projekten mehrere Tester an unterschiedlichen Teilen derselben Website arbeiten. Oder man kann die Usability einer Website über einen längeren Zeitraum beobachten, ohne dass man befürchten muss, dass die Ergebnisse durch Untersuchungsartefakte (wie etwa die Tagesform des Testers oder Lerneffekte) über Gebühr verfälscht werden. Zusätzlich können Checklisten auch zur Qualitätssicherung verwendet werden und zwar sowohl im Vorfeld der Analyse als auch in der Zwischen- und Abschlussprüfung. Bei der Qualitätssicherung in der Zwischen- und Endphase, sind Checklisten sowohl dafür geeignet, dass ein Tester seine Ergebnisse selbst überprüft, als auch dafür, dass sie handlungsleitend für einen Dritten als Prüfer werden.

Checklisten dienen aber nicht nur zur Qualitätssicherung bei den eigentlichen Analysen. Im Vorfeld dienen sie auch dazu, zu entscheiden, ob ein Tester über die für das Analyseprojekt notwendigen Kompetenzen verfügt. Die einzelnen Positionen der Checkliste können hier bei der Personalauswahl helfen, indem sie differenziert die Anforderungen an die Analyse festlegen und damit auch frühzeitig etwaigen Schulungsbedarf anzeigen. Checklisten leisten somit auch einen Beitrag für die Personalentwicklung, z.B. für die Einarbeitung neuer Mitarbeiter.

Wie so oft liegt auch bei den Stärken der Checklisten eine Schwäche verborgen: Die starke Strukturierung, die Checklisten dem Analyseprozess verleihen, kann in einigen wenigen Fällen der Website nicht angemessen sein. Ein rigides Verfahren kann ungewöhnlichen Seiten (z.B. Hyperfiction, experimentelle Websites) nicht gerecht werden. Allerdings stellt sich in diesen Fällen ohnehin die Frage, ob Usability hier ein wünschenswertes Element der Seite ist oder ob nicht gerade durch ein ungewohntes und zunächst schwer eingängiges Benutzungskonzept ein wichtiger künstlerischer Effekt erzielt wird.

5.4 Wie muss eine Checkliste aufgebaut sein?

Es dürfte offensichtlich sein, dass die Qualität einer Analyse ganz entscheidend von der Qualität der verwendeten Checkliste beeinflusst wird. Doch welche Faktoren spielen eine Rolle, wenn es darum geht, eine möglichst gute Checkliste zu entwerfen?

Bereits oben war davon die Rede, dass die Rigidität von Checklisten eine gewisse Gefahr für den Analyseprozess darstellt. Checklisten sollten dieser Gefahr Rechnung tragen, indem sie weitgehend modular aufgebaut sind. Dadurch bleiben sie auch für unterschiedliche Einsatzfelder und für zukünftige Anforderungen leicht erweiterbar.

Als Modularisierungsbasis eignet sich dabei die Thematik der Website. So lassen sich für Unternehmens-Homepages andere Analysefragen anlegen als z.B. für institutionelle Webauftritte oder für die Supportwebsite eines Softwareherstellers. Abhängig davon werden dann bestimmte Fragenkomplexe ausgeblendet oder stärker gewichtet.

Als Gegenpol zu der grundsätzlichen Modularität der Checklisten sollte man auch berücksichtigen, welche Analyseperspektive man in den Vordergrund stellen will. Je nach den jeweiligen Vorlieben wird hier – jeweils mit guten Begründungen – entweder die technische oder designerische Umsetzung in den Vordergrund gestellt, gelegentlich auch die Textqualität. Wir bei doctima haben hier einen anderen Weg gewählt. Das Problem mit all diesen Schwerpunktsetzungen liegt darin, dass eine zentrale Frage vernachlässigt wird. Denn die Frage nach der technischen, designerischen oder textlichen Güte einer Website impliziert immer eine noch tiefer liegende Frage: „Gut für wen?" Qualität lässt sich nicht als Absolutum begreifen, sie muss immer in Beziehung zum Rezipienten gesetzt werden. Da Checklisten aus Praktikabilitätsgründen auf der Seite des Produzenten und des Produkts ansetzen, ist es deshalb unumgänglich, dass die Basis der Analyse wieder versucht, diese Rezipientenperspektive mit einzubringen. Bevor man sich deshalb mit technischen, designerischen oder textlichen Fragen befasst, sollte man ermitteln, an welche Zielgruppen sich ein Webauftritt wendet und wie deren Kommunikationsbedürfnisse aussehen.

Aus den Kommunikationsbedürfnissen der Zielgruppe ergeben sich dann auch relativ zwanglos Kriterien für die grundlegende Architektur der Website. So sollte man z.B. bei einem Onlineshop einen thematisch zentrierten Ansatz wählen, d.h. der Warenkatalog sollte im Vordergrund stehen, redaktionelle Inhalte sollten weitgehend ausgeblendet sein, und von jedem Produkt muss es einen bequemen Zugang zur Warenkorbfunktion geben. Bei Unternehmensauftritten lohnt dagegen ein polythematischer Einstieg, d.h. schon auf der obersten Ebene gilt es die unterschiedliche Zielgruppen (Kunden, Lieferanten, Presse, Stellensuchende usw.) zu berücksichtigen und deren unterschiedliche Kommunikationsbedürfnisse (Produktinformationen, Ansprechpartner, Neuigkeiten ermitteln, Supportanfragen stellen usw.) möglichst ohne Umwege zu bedienen. Für andere Websitetypen sind jeweils wieder andere Grundarchitekturen sinnvoll.

Unberücksichtigt bleibt bei Webanalysen auch häufig die Autorenseite. Doch gerade hier liegen die Gründe für viele Usability-Schwächen. Wenn irgend möglich sollten deshalb auch Fragen geklärt werden wie etwa folgende:

- Wer erstellt den Content der Seite (Vorbildung, Erfahrung usw.)?
- Mit welcher technischen Unterstützung arbeiten die Autoren (Datenbanken, Content-Management-Systeme, HTML-Editoren)?
- Gibt es einen definierten Redaktionsprozess (Freigabeverfahren, Redaktionsrichtlinien, Qualitätssicherungsmechanismen usw.)?

Erst auf der Basis der drei oben genannten Gesichtspunkte lassen sich dann fundierte Analysen zu technischen, designerischen und sprachlichen Aspekten durchführen. Insgesamt bietet sich für die Struktur der Checkliste damit folgendes Bild:

Abb. 1 Aspekte, die bei der Erstellung von Checklisten zur Usability von Websites zur berücksichtigen sind

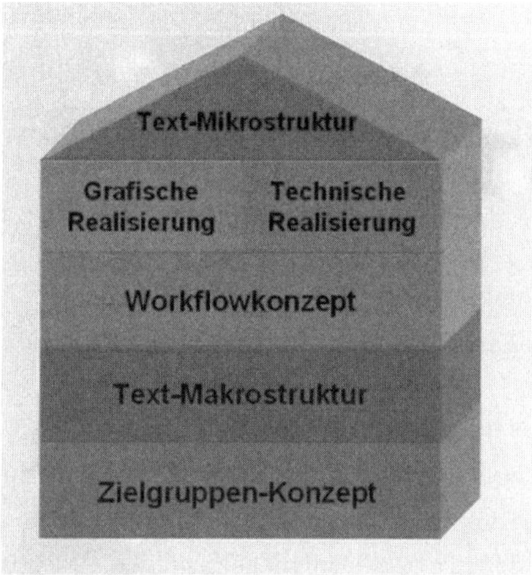

6 Quo vadis, Checkliste?

Checklisten zur Analyse von Websites einzusetzen, dürfte in den nächsten Jahren zu einer Standardtechnik werden, denn der geringe Aufwand steht einem ungemein hohen Nutzen gegenüber. Dass ihr dabei nicht nur die Rolle des „Usabilityinstruments des armen Mannes" zukommt, ist hochwahrscheinlich. Denn neben den Kostenfaktoren spricht ihre Flexibilität, die zuverlässige Analysequalität und der geringe Zeitaufwand bei der Erstellung und beim Einsatz der Checkliste dafür, sie auch in großen Unternehmen als einen Baustein der Ergonomieplanung von Webprojekten einzusetzen.

Des weiteren werden Checklisten auch bei der Erstellung von Websites eine stärkere Rolle spielen als bisher. Ausschlaggebend für den Erfolg dieses Usabilityinstruments wird aber immer die Qualität der Checklisten sein. Eine gute Mischung aus praktischen Erfahrungswerten einerseits und wissenschaftlichen, insbesondere linguistischen, Ergebnissen andererseits, ist dafür die Voraussetzung. Es bleibt zu hoffen, dass dieser Brückenschlag gelingt und dadurch auch in der wirtschaftlichen Praxis zu einer höheren Transferqualität im Wissensprozess führen wird.

Literatur

Dreikorn, Johannes (2001): Der Reiz des Besonderen. Tipps zum Schreiben von Online-Texten. In: technische kommunikation 23(5), 23-26.

Frommann, Uwe (2002): Leitfaden „Lautes Denken". http://platon.afh.etc.tu-bs.de/afh/online/publikationen/Leitfaden_Lautes_Denken.pdf (24. Februar 2004).

Groeben, Norbert (1982): Leserpsychologie: Textverständnis – Textverständlichkeit. Münster.

Harms, Ilse/Werner Schweibenz (2002): Evaluating the usability of a museum web site. http://www.archimuse.com/mw2001/papers/schweibenz/schweibenz.html (24. Februar 2004).

Harms, Ilse, et al. (2002): Usability Evaluation von Webangeboten mit dem Web Usability Index. In: Proceedings der 24. DGI-Online-Tagung 2002 – Content in Context. Frankfurt a.M., 283-292.

Heindl, Eduard (2003): Logfiles richtig nutzen. Webstatistiken erstellen und auswerten. Bonn.

Hutfless, Claudia (2002): Qualitätssicherung mit Checklisten. Arten, Konzeption und Einsatzmöglichkeiten. In: technische kommunikation 24(4), 18-23.

Keevil, Benjamin (1998): Measuring the usability index of your web site. In: Annual ACM conference on systems documentation. Proceedings of the sixteenth annual international conference on computer documentation. Quebec/New York, 271-277.

Lutz, Benedikt (1996): Zur Anwendungsfreundlichkeit computerbasierter Technischer Dokumentation: Die Textlinguistik als missing link zwischen Hypertext-Forschung und Usability Engineering? In: Titus Ensink/Christoph Sauer (eds.): Researching technical documents. Groningen, 87-110.

Möhring, Wiebke/Daniela Schlütz (2003): Die Befragung in der Medien- und Kommunikationswissenschaft. Opladen.

Nickl, Markus (1996): Web Sites – Die Entstehung neuer Textstrukturen. In: Stefan Bollmann/Christiane Heibach (Hg.): Kursbuch Internet. Anschlüsse an Wirtschaft und Politik, Wissenschaft und Kultur. Mannheim, 389-400.

Nickl, Markus (1997): Norm und Normierung in der Technischen Dokumenta tion. In: Klaus J. Mattheier (Hg.): Norm und Variation. Tagungsband zur 27. Jahrestagung der GAL. Frankfurt a.M., 137-150.

Noelle-Neumann, Elisabeth/Thomas Petersen (2000): Alle, nicht jeder. Einführung in die Methoden der Demoskopie. Berlin, Heidelberg.

Norman, Donald A. (1988): The psychology of everyday things. New York.

Oehmig, Peter (2002): Reglement für die Redaktion. Über Konzeption und Realisierung eines Leitfadens. In: technische kommunikation 24(4), 14-17.

Web-Test. Die Methode des Rankings (2002). In: manager-magazin online. http://www.manager-magazin.de/ebusiness/webtest/0,2828,168035,00.html (24. Februar 2004).

Schweibenz, Werner (2002): Heuristische Evaluation von Web-Sites. In: Horst Oberquelle/Reinhard Oppermann (Hg.): Mensch und Computer 2001. Proceedings der 1. fachübergreifenden Konferenz (= Berichte des German Chapter of the ACM 55). Stuttgart, 391-392.

Shannon, Claude Elwood/Warren Weaver (1949): The mathematical theory of communication. Urbana.

Vogt, Petra (2002): Dem Surfer auf der Spur. Untersuchungen zur Benutzerfreundlichkeit von Websites. In: c't – magazin für computertechnik 14/2002, 180-183.

Wiegand, Dorothee (2003): Wohlfühlsoftware. Der mühsame Weg zur ergonomischen Bedienoberfläche. In: c't – magazin für computertechnik 6/2003, 224-230.

Zimmermann, Hans-Jörg (2001): Web-Usability – Pflicht oder Kür? Anforderungen, Zielgruppen, menschliche Wahrnehmung. In: technische kommunikation 23(5), 17-22.

Zwischen Vielfalt und Vertiefung
Zum Unterhaltungswert von Trainings in der Wirtschaft

Katharina J. Rohlfing (Bielefeld)

Abstract

Für die Wirtschaft Trainings anzubieten bedeutet einerseits, die Inhalte des Seminars für die Zielgruppe vielfältig zu gestalten. Ein zu einseitiger Aufbau des Trainings – inhaltlich wie methodisch gesehen – bringt die Gefahr mit sich, dass die Teilnehmerinnen und Teilnehmer mit dem Ablauf des Trainings unzufrieden sind. Andererseits bedeutet aber eine sinnvolle Vorbereitung, dass im Training eine inhaltliche Tiefe gewährleistet ist, damit die Teilnehmerinnen und Teilnehmer nicht nur an Einsichten, sondern auch an Kompetenzen gewinnen können.

In diesem Beitrag berichte ich aus meinen Erfahrungen als Trainerin, vor allem für Siemens Business Services, über diesen Balanceakt.

1 Einführung: der Rahmen

Siemens Business Services bietet sowohl Mitarbeitern von Siemens als auch anderen Unternehmen die Möglichkeit, im Rahmen eines Abendkollegs an einem abwechslungsreichen Weiterbildungsprogramm teilzunehmen. Das Motto des Abendkollegs heißt „Am Abend für morgen lernen“, was bedeutet, dass die Mitarbeiter nach ihrem Berufsalltag (am Abend oder am Wochenende) das Angebot an Weiterbildungskursen wahrnehmen. In nahezu allen Weiterbildungskursen kommen sehr heterogene Gruppen zustande. Die Heterogenität betrifft sowohl das Vorwissen, das die Teilnehmer über bestimmte Inhalte mitbringen, die Schulbildung die sie erfuhren, aber auch das Alter, welches von 20 bis 60 Lebensjahren variieren kann. Jede Trainerin und jeder Trainer muss sich also mit der Heterogenität der Kurse auseinandersetzen und eine passende Lösung für die eigenen Kurse finden. Das Kursangebot des Weiterbildungsprogramms erstreckt sich von der Benutzung unterschiedlicher Software und Projektmanagement über Sprach- und internationale Kulturkompetenzen bis hin zu Personal Skills. Der Bereich Personal Skills soll hier im Vordergrund stehen, da dort angewandtes linguistisches Wissen am offensichtlichsten vermittelt werden kann.

2 Spezifizierung der Inhalte

Im Vergleich zum Kursprogramm im ersten Halbjahr 2002 ist das folgende Angebot im Hinblick auf den Bereich Personal Skills erheblich erweitert worden (Siemens Business Services 2002). Dieser umfasst jetzt nicht nur *klassische* Kursangebote wie Rhetorik, sondern auch neu konzipierte Trainings zu den Themen *Optimierung der Lernfähigkeit, Vernetzt denken und handeln, Kommunizieren unter Einsatz von Körpersprache, Effiziente Gesprächsführung* usw. Weiterhin fällt auf, dass die unterschiedlichen Themenbereiche bereits im Titel spezifiziert werden. So wird der Kurstitel *Rhetorik* umbenannt in *Rhetorik – mehr als sprachliche Kommunikation* genauso wie *Moderation* genauer beschrieben wird durch *Moderation – Gruppenprozesse managen* oder *Einspruch ist kein Widerspruch – Konfliktlösung.* In der Spezifizierung der Themenbereiche sehe ich eine Entwicklung, die zum einen ein Themengebiet kurz beschreibt, was die Auswahl des Angebots erleichtert. Zum anderen wird durch die Spezifizierung ein roter Faden des Kurses vorgegeben, was dazu führen kann, dass die später im Kurs angesprochen Themen nah an einem bestimmten Fokus bleiben, z.B. der Frage, warum Rhetorik mehr ist als sprachliche Kommunikation oder warum in der Konfliktlösung ein Einspruch keinen Widerspruch darstellen muss. Im Folgenden möchte ich näher darauf eingehen, warum ich eine Spezifizierung des Themas eines Kurses nicht nur im Titel, sondern auch in der Durchführung für notwendig halte.

Die unterschiedlichen Themen des Bereichs *Personal Skills* sind in den letzten Jahren nicht zuletzt durch zahlreiche Publikationen komplex geworden. Manche Themengebiete sind auch mit neuen Ansprüchen, die sich im Berufsleben stellen, gewachsen. Allein im Themengebiet der Rhetorik gibt es nicht nur verschiedene *Bausteine* die etwa Stimmhygiene, Körpersprache, Argumentation, Redeangst betreffen und in einem Kurs berücksichtigt werden können. Dieses Gebiet ist auch stark in Richtung des Dialogs erweitert worden; denn nach einem Vortrag folgt üblicherweise eine Diskussion, in der nicht nur sprachliche Rhetorik, sondern auch zum Beispiel Verhandlungsgeschick benötigt wird. Eine Trainerin oder ein Trainer steht also in der Phase der Kurskonzipierung vor der Schwierigkeit, die Inhalte einerseits den neuen Anforderungen anzupassen und sie andererseits so zu gestalten, dass sie mit Erfolg vermittelt werden können.

3 Gutes Gefühl: Trainingsevaluation

Auf den Erfolg eines Trainings wird in der Wirtschaft angesichts der schwierigen wirtschaftlichen Lage besonderer Wert gelegt. Viele Kurse werden durch die Teilnehmer in einer schriftlichen Befragung evaluiert. Es ist also wichtig, dafür zu sorgen, dass die Teilnehmer selbst das Gefühl haben, im Training etwas für die Alltags- und Berufspraxis gelernt zu haben. Tatsächlich bleibt es häufig lediglich ein Gefühl, das die Teilnehmer schwer konkretisieren können, weil ihnen nicht selten ein Vergleich zu ähnlichen Trainings fehlt oder sie keine Übung im Evaluieren haben. Das Unternehmen Siemens Business Services lässt die Teilnehmer kurz vor dem Seminarende – in einer Abschlussrunde – befragen und stellt dafür einen Fragebogen zur Verfügung. Dieser enthält zunächst Fragen zum Kursablauf und lässt die Teilnehmer auf einer semantischen Differentialskala (9 bedeutet „sehr gut“, 1 bedeutet „sehr schlecht“) die fachliche Information, Wissensvermittlung und individuelle Unterstützung einschätzen. Es folgen Fragen zum Inhalt des Kurses, z.B. ob die Stoffmenge in Proportion zu den Übungen richtig war. Hierzu finden die Teilnehmer drei Checkboxen, in die sie ihre Meinung einordnen („zu viel“, „richtig“, „zu wenig“). Nach Fragen zur Bewertung von Lernunterlagen und Kursumfeld wird in die Gesamtbewertung des Kurses eingeführt. Auch hier können alle Teilnehmer ein Kreuz auf einer 9-stufigen Skala machen. Die Anzahl der Kästchen ermöglicht auch einen mittleren Wert (5) und somit eine neutrale Aussage. Die Frage „Würden Sie den Kurs weiterempfehlen?“ rundet den Fragebogen ab. Für die Antwort stehen zwei Checkboxen mit „ja“ oder „nein“ zur Auswahl. Sowohl nach meiner eigenen Praxiserfahrung wie auch der von Kollegen ist die Abschlussfrage diejenige, die uns das Ergebnis unseres Erfolges vermittelt, weil sie direkt auf das Gefühl der Teilnehmer zielt. Wie schon oben angesprochen, fehlt den Teilnehmern häufig die Übung und der Vergleich, auf einer langen Skala die richtige Bewertung bezüglich z.B. des Informationsgehaltes abzugeben – dafür müssten sie das Gebiet selbst kennen. Die Unsicherheit der Teilnehmer im Bewerten spiegelt sich darin wider, dass sie die ‚goldene Mitte’ auf der Skala nehmen oder sich scheuen, ein Extrem (die 1 oder die 9) anzukreuzen.

Um am Ende eines Trainings ein gutes Gefühl entstehen zu lassen, ist die gängige Praxis, den Teilnehmern möglichst viel zu bieten. Die Abwechslung im Inhalt, aber auch in der Methode wird dann positiv empfunden. Diese Beobachtung bestätigt Wagner (2001) in seiner Untersuchung zu modernen Methoden der Sprechwissenschaft. Die Ergebnisse seiner Studie entstanden an der Pädagogischen Hochschule Heidelberg in 9 unterschiedlichen Seminargruppen bei 43 Lehrveranstaltungen. Insgesamt gingen 926 Fragebögen aus der Studie hervor. Auch wenn Wagner einräumt, dass die Ergebnisse nur bedingt vergleichbar sind, weil die Übungen unter verschiedenen Bedingungen stattfanden, so zeichnet sich eine Tendenz ab. Der Tendenz nach werden Nützlichkeit und Unterhaltung häufig zusammen gesehen (Wagner 2001). Dabei ist Unterhaltung als Methoden- und Inhaltsabwechslung zu verstehen. Die Abwechslung soll dabei mit der Alltäglichkeit positiv kontrastieren. Wagner (persönliche Kommunikation, 10. Februar 2002) erläutert dementsprechend die Unterhaltung im Sinne von Unterhaltsamkeit als angenehmen Zeitvertreib.

Über den Unterhaltungswert und die Nützlichkeit eines Seminars hinaus stellt Wagner (2001) fest, dass ein hohes Engagement der Lehrkraft besonders stark mit der Kompetenz- und Nützlichkeitseinschätzung korreliert. Wie das Seminar empfunden wird, hängt also stark von der Art der Vermittlung und der Persönlichkeit der Trainerin, des Trainers ab. Diese subjektiven Variablen machen den Erfolg eines Trainings schwer objektivierbar. In der Praxis wird der Ratschlag „du musst das, was du tust, überzeugend tun" gegeben. Zu bezweifeln ist jedoch, dass allein solche Ratschläge langfristig für eine gute Qualität eines Trainings sorgen können. Ebenso bleibt es zu bezweifeln, ob allein Methoden- und Inhaltsabwechslung ein Seminar erfolgreich machen. Wagners (2001) Ergebnisse deuten in dieser Hinsicht darauf hin, dass Übungen, die unbegründet gestellt werden, negative Bewertungen in den Bereichen Nützlichkeit und Kompetenz der Lehrkraft bekommen. Natürlich kann ein Spiel zwischendurch die Kursatmosphäre lockern, und man kann es mit der Begründung einführen, dass nicht nur die rechte, analytische Gehirnhälfte beansprucht werden soll, sondern auch die linke, kreative, die bei einem Spiel besonders zum Einsatz kommt. Nach meiner Meinung jedoch wird in einem solchen Moment nicht nur ein zu simples Wissen über die kognitiven Vorgänge vermittelt, sondern es findet auch eine unnötige Veränderung der Inhalte statt. Interessant wäre in diesem Zusammenhang, zu untersuchen, inwieweit Teilnehmer sich auch mit einer scheinbar zutreffenden Begründung zufrieden geben und wie unterschiedlich ihre Toleranz für unbegründete, aber unterhaltsame Übungen in unterschiedlichen Gruppen (Teilnehmer an Hochschulseminaren, Volkshochschulseminaren oder beruflicher Weiterbildung) ist.

Für eine ernsthaft betriebene Wissensvermittlung zählt der langfristige Kurserfolg, der sich dadurch charakterisieren lässt, dass die Teilnehmer nicht nur unmittelbar nach dem Training einen Effekt spüren, sondern auch langfristig von den Informationen und Übungen profitieren können. Optimalerweise spüren die Teilnehmer, dass sie im Laufe des Kurses Expertenwissen über bestimmte Inhalte erworben haben. Für die Evaluation gibt es daher bereits Versuche, die Teilnehmer auf dem Postweg, einige Zeit nach dem Kurs zum Verlauf zu befragen. Für die Konzipierung eines erfolgreichen Kurses möchte ich im Folgenden die inhaltliche Ebene beleuchten und dafür argumentieren, dass das positive Gefühl der Teilnehmer nach einem Training langfristig nicht dadurch erreicht werden kann, dass im Training ein breites Spektrum des Themengebiets präsentiert wird. Vielmehr plädiere ich für einen kleinen Ausschnitt, der für ein Thema zentral, aber erlernbar ist.

4 Auswahl der themenzentrierten Inhalte

Die Art und Weise, wie man Wissen anwendbar macht, hängt vom Ziel ab, das man mit der Anwendung verfolgt. In Rohlfing (2002) gehe ich darauf ein, wie wissenschaftliche Erkenntnisse für ein wissenschaftsinteressiertes Publikum aufbereitet werden können. Ziel ist es dabei, die Interessierten zu informieren. Im Training dagegen steht mindestens ein weiteres Ziel im Vordergrund. Es geht darum, „Handlungsempfehlungen" (Becker-Mrotzek/Brünner 1998) auszusprechen und Situationen zu schaffen, in denen diese Empfehlungen umgesetzt werden können. Die Handlungsempfehlungen machen es geradezu notwendig, das Wissen so zu formulieren, dass es in bestimmten Situationen anwendbar ist. Dieses Ziel geht somit über das bloße Informieren hinaus.

Einen Einblick darin, wie in der Wirtschaft das Ziel der Wissensvermittlung gesehen wird, gibt die Einleitung zum neuen Programm des Abendkollegs:

> Wir sind davon überzeugt, dass eigeninitiatives Handeln ein ganz entscheidender Faktor für Erfolg ist. Untersuchungen zeigen es: Die Wissensflut und die rasche Veralterung des Wissens verlangt den Mitgliedern der Informationsgesellschaft mehr Selbstverantwortung bei der Konzeption ihrer Lernstrategien ab. Wie lässt sich mit der Entwicklung Schritt halten, gar ihr voraus sein?
>
> Auch wir vom Abendkolleg begreifen Lernen als kontinuierlichen, eigenmotivierten Prozess. Mit unserem breiten Spektrum beruflicher, zielorientierter Themen möchten wir Ihnen neue Perspektiven und Chancen eröffnen. Abend- und Wochenendveranstaltungen außerhalb Ihrer regulären Arbeitszeit erlauben es Ihnen, Ihre Kompetenz beständig durch Lernen zu erweitern und dies, ohne die Leistung am Arbeitsplatz einschränken zu müssen. Ein Argumentationsvorteil, der nicht zuletzt in Zeiten der allgemeinen Verknappung der Ressourcen Ausschlag gibt und hohe Anerkennung findet [...] (Siemens Business Services 2002).

Im Folgenden gehe ich auf Wissensvermittlung, die mit Handlungsempfehlungen verbunden ist, näher ein. Welche Ziele für Wissensvermittlung innerhalb eines Abendkollegkurses gewählt werden können, zeige ich am Beispiel von „Rhetorik für Anfänger". Im Abendkolleg umfasst ein solcher Kurs 18 Unterrichtsstunden an zwei Wochenenden. Folgende Kursinhalte sind dabei vorgesehen:

- Grundlagen der Kommunikation
- Körpersprache (Bewegung, Haltung, Gestik und Mimik, Erscheinungsbild)
- Sprechweise (Stimme und Atmung, Modulation und Artikulation, Pausen, Sprechtempo, Satzmelodie)
- Aufbau einer Rede (Ziele und Zielgruppe, Struktur, Argumentation und Dialektik)
- Umgang mit positiven und negativen Publikumsreaktionen
- Freies Sprechen.

Angesichts der knappen Stundenzahl für die vorgesehene Vielfalt an Inhalten, ist ein Fokussieren bestimmter Themen notwendig. Ein Buch, das gut zu meiner Themenauswahl passt, ist Scheerer (2000), das den Teilnehmern als Kursunterlage dient. Der Inhalt des Buches besteht aus Themenkomplexen, die ich als Bausteine für das Training einsetze. Das Ziel des Kurses sehe ich dabei darin, die Teilnehmer für eine Redesituation sensibel zu machen. Die Sensibilisierung für eine bestimmte kommunikative Situation wird bereits von Becker-Mrotzek und Brünner hervorgehoben:

> Eine Sensibilisierung für kommunikative Zusammenhänge ist erforderlich, um Handlungsempfehlungen umsetzen zu können. Denn Empfehlungen, gleichgültig ob rezeptologisch oder differenziert formuliert, können nur dann wirksam werden, wenn die Handelnden einschätzen können, wann eine Anwendungssituation vorliegt (Becker-Mrotzek/Brünner 1998: 16 f.).

Die Autoren sprechen sich jedoch dafür aus, die Sensibilisierung hauptsächlich mit Hilfe „reflexionsbezogener Methoden" (Wagner 2003) wie Gesprächsaufzeichnungen und darauf folgender gemeinsamer Analyse (Becker-Mrotzek/Brünner 1998: 17) zu erreichen. Vergleichbarerweise würde diese Methode für einen Rhetorikkurs bedeuten, dass Redeaufzeichnungen analysiert würden. Diese Vorgehensweise mag mit einem fachinteressierten Publikum funktionieren, kann in der Trainingspraxis aber lediglich *einen* Methodenweg darstellen, da auf diese Weise die Teilnehmer als handelnde Menschen zu kurz kommen. Was fehlt, ist ein Forum, in dem das Erarbeitete (oder schlicht: die neue Handlungsempfehlung) ausprobiert werden kann, und nicht zuletzt eine Situation, in der die Teilnehmer ein besseres Verständnis und Gefühl für die Handlung bekommen. Wagner (2003) zählt diese übungsorientierte Vorgehensweise zu handlungsbezogenen Methoden.

5 Methodenvielfalt

Es sei an dieser Stelle betont, dass keine der drei Methodenarten, die Wagner (2003) einführt, im Schatten der anderen stehen soll. Methodenvielfalt bedeutet, dass sowohl reflexionsbezogene Methoden (wie die Analyse von Transkripten oder die Anwendung von Kommunikationsmodellen), handlungsbezogene Methoden (wie eine Diskussion) wie auch präskriptionsbezogene Methoden (wie Schulung der Logik) eingesetzt werden können. Ungeübte Teilnehmer tun sich jedoch schwer damit, Handlungen zu beschreiben und bestimmten Handlungsmustern zuzuordnen und nicht bewertend zu analysieren. Schwierigkeiten können sich z.B. ergeben, wenn Teilnehmer ein bestimmtes komplexes Kommunikationsmodell wie das von Schulz von Thun (1981) anwenden sollen. Diese Beobachtung unterstützt auch Wagner:

> In der Praxis können wir davon ausgehen, dass jeder normale Mensch bereits über Vorstellungen von „Kommunikation" verfügt. Bestimmte Modelle können diese stützen, andere können je nach Gesprächssituation sowohl erhellend wie irritierend wirken [...] (Wagner 2003).

Hinzu kommen Schwierigkeiten, die sich aus der Heterogenität einer Gruppe ergeben. Manche Teilnehmer mögen mit einem Thema oder einem Modell besser zurechtkommen als andere. Damit der Übung genug Platz im Kurs eingeräumt werden kann, müssen die Inhalte auf wenige wichtige Punkte beschränkt werden, aus denen bestimmte Handlungsempfehlungen folgen. Bei diesem Vorgehen ist die Sorge berechtigt, ob durch die Vertiefung lediglich bestimmter Inhalte die Konzentration der Teilnehmer zu sehr strapaziert wird, was zu schneller Ermüdung und Themensättigung führen kann. Auch an dieser Stelle kann Methodenabwechslung helfen, indem sie eine unterschiedliche Arbeitsweise von Teilnehmern fordert und die Themenbehandlung durch unterschiedliche Perspektiven festigt.

Die themenzentrierte Auswahl der Inhalte und die durch unterschiedliche Methoden wiederholte Darstellung dieser Inhalte ist ein Faktor, der sich auf die Heterogenität einer Gruppe positiv auswirken kann. Durch die Methodenabwechslung haben die Teilnehmer die Möglichkeit, gemeinsam Erfahrungen zu machen und dadurch ihr Wissen und die erworbenen Informationen zu vernetzen. Im Falle des Rhetorikkurses konzentrieren sich die Themen auf die Wirkung der eigenen Person, die Interaktionsbereitschaft signalisieren soll. Die Bausteine „Zuhören“ und „zuhörerorientiertes freies Reden“ stehen dabei im Vordergrund. Beim Baustein „Zuhören“ geht es nicht nur darum, die Teilnehmer für die Inhalte, sondern auch für die Empfindungen des Kommunikationspartners sensibel zu machen. Beim Baustein „Körpersprache“ spielt besonders der Blickkontakt mit dem Publikum eine große Rolle. Die Methoden, die zum Einsatz kommen, reichen vom zehnminütigen Frontalvortrag über Spiele, mit denen Inhalte fokussiert werden, bis hin zu Gruppen- und Einzelübungen, bei denen die eigene Handlung eine Rückmeldung bekommt. Die Inhalte bauen aufeinander auf, so dass das Zuhören, das relativ am Anfang eingeführt wird, immer wieder von Bedeutung ist. Durch das Wiederholen verfestigen sich die Inhalte, und die späteren Themen können ausreichend komplex dargestellt werden. Bei dieser Vorgehensweise wird bewusst auf viele mögliche Rhetorik-Bausteine verzichtet. Zum Beispiel werden nur die Aspekte der Stimmbildung angesprochen, die die Teilnehmer in der Kürze des Seminars ausprobieren können, d.h. die Einhaltung der Pausen und die damit verbundene Stimmmelodie. Auch die Argumentation und Dialektik finden im Anfängerkurs weniger Beachtung. Es wird lediglich auf die Argumentationsstruktur hingewiesen, ohne unterschiedliche Argumentationstypen einzuüben. Erfahrungsgemäß sind diese Bausteine besser in einem Fortgeschrittenenkurs platziert, wo die Teilnehmer ihnen mehr Interesse entgegen bringen.

Von der linguistischen Seite her, ist bei aller Reduktion der Inhalte darauf zu achten, dass das von Becker-Mrotzek/Brünner (1998: 16) formulierte Prinzip der Komplexität eingehalten wird: Die Vieldimensionalität und Widersprüchlichkeit der kommunikativen Wirklichkeit soll beachtet werden, so dass die Teilnehmer nicht mit vorgefertigten und situationsentbundenen Rezepten (vgl. ebd.) den Kurs beenden. Wünschenswert ist, dass am Ende des Kurses für die Teilnehmer ein kleiner aber komplexer Ausschnitt der Kommunikation beleuchtet worden ist.

6 Zusammenfassung

Methodenvielfalt in der Erwachsenenbildung ist notwendig, vor allem, wenn sich Mitarbeiter für eine Weiterbildung nach ihrem anstrengenden Berufsalltag entscheiden. Der Wechsel der Methoden verursacht auch einen Wechsel in der Aufmerksamkeit, da die Wahrnehmung mit einer neuen Perspektive konfrontiert wird. Dadurch wird die Konzentration gefördert. Wichtig ist allerdings, diese frei gewordenen Kapazitäten für die Vertiefung des Inhaltes zu nutzen, und somit für eine hohe Behaltungswahrscheinlichkeit zu sorgen.

Die Forderung, die Inhalte zu spezifizieren, mag für pädagogisch ausgebildete Trainer an eine Selbstverständlichkeit grenzen. Sie kann aber für die Linguisten ein wichtiger Hinweis sein, für die die Informationsvermittlung in ihrer Komplexität im Vordergrund steht. Umgekehrt jedoch ist die Forderung der Linguisten berechtigt, in Trainings im Bereich der Personal Skills auf den aktuellen linguistischen Inhalt zu achten und die Vieldimensionalität und Widersprüchlichkeit der kommunikativen Wirklichkeit darzustellen. Die Wahl und zugleich die Reduzierung der Kursinhalte bleibt eine Herausforderung im Leben einer Trainerin, eines Trainers, die sich um Wissenstransfer bemühen.

Literatur

Becker-Mrotzek, Michael/Gisela Brünner (1998): Kommunizieren im Beruf – Gesprächsforschung für die Praxis. In: Sprachreport 4, 13-18.

Rohlfing, Katharina J. (2002): Wissenschaft verständlicher. Ein Seminarkonzept und Praxisbericht. In: Hans Strohner/Roselore Brose (Hg.): Kommunikationsoptimierung. Tübingen.

Scheerer, Harald (2000): Reden müsste man können (= EditionErfolg). Offenbach.

Schulz von Thun, Friedmann (1981): Miteinander Reden 1. Reinbek.

Siemens Business Services (2002): Abendkolleg, Programm ab dem 1. Oktober 2002 (http://www.abendkolleg.de, 10. September 2002).

Wagner, Roland W. (2001): Moderne Methoden – mehr Mündlichkeit? Vortrag und Handout auf der 32. Jahrestagung der Gesellschaft für Angewandte Linguistik, Passau.

Wagner, Roland W. (2003): Methoden des Unterrichts in mündlicher Kommunikation. In: Ursula Bredel/Hartmut Günther/Peter Glotz/Jakob Ossner/Gesa Siebert-Ott (Hg.): Didaktik der deutschen Sprache – ein Handbuch. Paderborn.

Qualitätssicherung für die Beratungspraxis im naturwissenschaftlich-technischen Arbeitsfeld

Carsten Schultze (Hagen)/Erhard Kühnle (Göttingen)

1 Das Qualitätsdilemma der Beratung

Der Qualitätsbegriff ist traditionell durch die Qualität technischer Produkte im naturwissenschaftlich-technischen Arbeitsbereich bestimmt. Und auch hier beeinflusst Beratungskommunikation in erheblichem Maße den Produktivitätskreislauf. In der technischen Produktion ist sie dem Produktionsprozess als Kundenberatung vorangestellt oder in der Reklamationsbearbeitung nachgestellt. Erheblichen Einfluss auf die Geschäftsziele hat sie im produktionsfreien Dienstleistungssektor oder im Verwaltungssektor.

Beratungskommunikation ist die direkte Schnittstellenkommunikation zwischen dem System einer naturwissenschaftlich-technischen Einrichtung und ihren Kunden. Beratungskommunikation ist deshalb ein einflussreicher Organisationsbestandteil im naturwissenschaftlich-technischen Arbeitsfeld. Die Anforderung an gelungene Beratungskommunikation besteht darin, dass sie strategische Ziele einer Einrichtung umsetzt: Ziele der Rentabilität, Kundenorientierung, Prozessoptimierung und Mitarbeiterorientierung.

Während solche Qualitätsziele für den technischen Produktionsprozess seit langem aufgestellt werden, wird Beratungskommunikation bislang kaum unter Qualitätsgesichtspunkten durchgeführt. In der Praxis treten wiederkehrend Probleme in der Beratungskommunikation und Beratungsorganisation auf. Die direkten Folgen sind: Beratungswiderstand und Beratungsangst auf Mitarbeiterseite, Kritik und Abwendung von Kunden und Klienten, Barrieren im Produktivitätskreislauf, schließlich

Ressourcen- und Imageverlust. Das Qualitätsdilemma der Beratung besteht darin, dass sie von Zielen und Verbesserungsstandards der Qualitätssicherung entkoppelt ist, die für andere Bereiche des naturwissenschaftlich-technischen Arbeitsfeldes grundlegend sind.

Im Folgenden soll ein Modell vorgestellt werden, mit dem Probleme der Beratungskommunikation und Beratungsorganisation in der mündlichen Fachberatung verortet werden können (Schultze/Kühnle 2001). Das Modell ist aus der Supervision der eigenen Beratungstätigkeit des Göttinger Umwelt-Labors heraus entstanden. Die Anwendung des Modells ermöglicht eine Qualitätssicherung der Beratungskommunikation.

2 Die Fachberatung im naturwissenschaftlich-technischen Anwendungsbereich Umwelt und Gesundheit

Beratungskommunikation findet im naturwissenschaftlich-technischen Arbeitsfeld von Umwelt und Gesundheit in vielfältigen Formen statt. Als Umweltberatung in kommunalen Umweltämtern, als Sanierungsberatung in einem Ingenieurbüro, als Giftberatung in einer öffentlichen Notrufzentrale, als Schadstoffberatung am Bürgertelefon eines Verbandes, als Abfallberatung in der Hotline einer Stadtreinigung. Dieser Beitrag basiert auf der Zusammenarbeit mit ausgewählten Einrichtungen dieses Spektrums, die eine Qualitätssicherung der Beratung fördern. Ihm liegen die Supervisionsergebnisse von Beratungsgesprächen dieser Einrichtungen zugrunde, die 2002 in einem Modellvorhaben gewonnen wurden. Sie beziehen zudem die Erfahrung aus den jährlich ca. 1500 Beratungskontakten der telefonischen Schadstoffberatung des Göttinger Umwelt-Labors ein.

Beratungskommunikation lässt sich auch im naturwissenschaftlich-technischen Anwendungsbereich ohne weiteres vielfältig untergliedern. Ein Kriterium ist die jeweils dominierende und institutionengebundene Intention, z.B. das Aufklären über die Toxizität eines Medikaments oder das Verkaufen einer Bauleistung. Beratungen unterscheiden sich ferner hinsichtlich ihrer Beratungsgegenstände: zum einen produktorientierte Beratung im Ingenieurbüro, zum anderen die themenorientierte Beratung in der Informationszentrale. Weitere Gliederungsmerkmale können die Vermittlungsform sein, der Umfang der Beratung, die Art des Beratungsergebnisses. Schließlich lässt sich Beratungskommunikation nach Typen von Adressaten untergliedern und der Art des Beratungskontakts zwischen Beratern und Beratenen.

Für die Modellierung einer qualifizierten Beratungskommunikation sind jedoch zunächst übereinstimmende Merkmale von Beratungen relevant, die für weitreichende Anwendungsbereiche gelten und ihre Zugehörigkeit in einem Modell zur Qualitätssicherung der Beratungspraxis ermöglichen. Die o.g. Beispiele veranschaulichen bei unterschiedlicher Herkunft eine Beratungskommunikation, die typisch für den naturwissenschaftlich-technischen Anwendungsbereich ist: die mündliche

Fachberatung. Mit ihr liegt eine Schnittstellenkommunikation vor. Die Rollen des Beraters und des Beratenen lassen sich als Experte und Laie charakterisieren. Die Beratung erfolgt *inbound* auf Initiative des Anrufers; Berater und Beratener befinden sich im Erstkontakt. In mündlicher Vermittlung findet ein Transfer naturwissenschaftlich-technischer Sachverhalte statt. Für die weiteren Ziele der Einrichtung ist der Transfererfolg maßgeblich, seien es die Durchsetzung hoheitlicher Ziele in Kommunen, das Erreichen wirtschaftlicher Ziele im privatwirtschaftlichen Betrieb, die Legitimation von Verbandszielen oder die Auftragserfüllung ministerieller Auftraggeber.

3 Praxisprobleme in der Fachberatung: Qualitätsmängel der Beratungsorganisation und der Beratungskommunikation

Die mündliche Fachberatung zeigt exemplarisch diverse Probleme, denen Qualitätsmängel der Beratungsorganisation zugrunde liegen. Sie sind repräsentiert in der Beratungskommunikation.

3.1 Probleme der Beratungskommunikation

(1) In der Beratung bewegen sich Experten zur Lösung der geschilderten Sachverhalte im Bezugsrahmen ihrer eigenen Expertendomäne. Unterschiedliche Perspektiven der Beteiligten führen zu einem Beratungsdilemma: Für den Laien besteht das Problem, dass seine Schadenssituation zunächst komplexer und er dadurch nicht entlastet wird. Für den Experten besteht das Problem, dass er über einen komplexen Sachverhalt aufklären muss, ohne dessen Komplexität reduzieren zu dürfen oder ihn gar zu verfälschen.

So bedeutet z.B. die Erfüllung des typischen Laienwunschs eines gesundheitsgefährdeten Beratungsklienten „Können sie mal messen kommen, was uns krank macht", in der Praxis der Experten ein situativ abgestimmtes mehrstufiges Untersuchungsverfahren, ca. ½-jährige umfangreiche Messprozeduren und Kosten in Höhe von ca. 10.000 € .

(2) Die Beratung wird seitens der Experten und seitens der Laien nach einem Quizmuster geführt: Auf eine Laienfrage folgt eine Expertenantwort und umgekehrt. In diesem Muster ist ein prozedurales und interaktives Schema nicht vorgesehen. Es erfolgt keine Aushandlung des Beratungsauftrags, keine gemeinsame Erarbeitung des Problems und keine gemeinsame Erarbeitung der Lösung in den Grenzen der Beratungsmöglichkeiten. Die dialogische Potenz kann sich so in der mündlichen Beratung nicht entfalten.

Hierfür steht das gängige Beispiel aus der Praxis eines Umweltlabors. Hinter dem Auftrag, nach einer Probenahme durch einen Laien extern einen Schimmelpilz zu befunden, verbirgt sich, dass die Kundin allergisch ist und Regressforderungen an eine Sanierungsfirma geltend machen möchte. Ein hierauf abgestimmtes Auftragsverfahren wäre für das Sachverständigenbüro und die Kundin erfolgreicher gewesen.

(3) In der Beratung übertragen Experten Merkmale des Experten-Experten-Dialogs auf den Experten-Laien-Dialog. In vollständiger Verantwortungsübernahme recherchieren sie im kognitiven Suchpfad das fachliche Problem. Sie übermitteln die Beratungsinformation nach dem Schema eines Lexikoneintrages. Eine verkürzte Informationsvermittlung vermeidet Begründungen und Erläuterungen, die an den Wissensstatus des Beratenen angepasst sind. Die Nachvollziehbarkeit der Information und ihre erfolgreiche Wissensverarbeitung ist damit nicht gewährleistet.

In der Praxis wird dies repräsentiert durch das folgende typische Beispiel:

> Klient: „Alles neue Fenster und jetzt haben wir trotzdem Schimmel, wieso?“
>
> Berater: „Tja, Taupunkt verlagert sich.“

(4) In der Beratung werden selten gesprächsstrukturierende Handlungen eingesetzt, die das Gespräch gliedern können. Experten werden zum „Beratungsopfer“ von Laien: Schleifenbildungen, beratungsinadäquate Nebenthemen, monologische Selbstexplorationen können oftmals nicht analysiert und bearbeitet werden.

In der Beratungspraxis ist diese Klientenhaltung in Umwelt- und Gesundheitsberatungen häufig dadurch begründet, dass bei den Betroffenen eine lange Prozesskarriere oder eine ärztliche Behandlungskarriere vorliegt. Von den Beratern wird erwartet, vollständige Kenntnis von einer langen Entwicklungsgeschichte zu nehmen. Sie trifft auf die Schwäche, dass Experten kaum Entscheidungen für Gesprächshandlungen fällen können, die den Typ ihrer Fachberatung konstituieren sollen. Das Gesprächsmanagement wird dadurch beiderseits personenabhängig.

(5) Angriffe auf ihre Beraterrolle stellen konfrontative Erlebnisse der Experten dar, die diese selten angemessen handhaben können. Dies ist ein besonderes Problem im Bürger-Verwaltung-Diskurs. Beratern wird eine Rolle zugeschrieben, die nicht mit ihrem Selbstbild übereinstimmt. Andererseits agieren sie als Repräsentanten der Verwaltung.

Belastend ist deshalb das Aufklärungsgespräch zwischen Schutzbehörden und Bürgern, das indirekt dem Schutz des Gemeinwesens dient, aber in der Praxis von Ordnungswidrigen als persönliche Abstrafung erlebt wird. Aber auch hierfür steht den Beratern kein Handlungsschema zur Verfügung.

Überraschend sind zum anderen plötzliche Wechsel der Motivlagen von Beratenen. Denn häufig sind mit Umwelt- und Gesundheitsproblemen psychische, soziale und besonders finanzielle Probleme verbunden. Entwickelt sich eine Vertrauensbeziehung, wird der Aufklärungsprozess von den Laien um sachfremde Beratungsanforderungen erweitert. Der Berater erstarrt dann in seiner sachorientierten Expertenrolle oder er begibt sich verständnisvoll auf privates Beratungsterrain.

3.2 Probleme der Beratungsorganisation

(1) Naturwissenschaftlich-technische Experten sind aufgrund ihrer Ausbildungserfahrung auch in der Beratungssituation traditionell „einsame Wölfe“. Die Arbeitsstruktur der Spezialisierung führt häufig zu einer Verinselung in größeren Arbeitseinheiten. Absichernde Rückkopplungen und Feedbacks von Beratenen und Kollegen sind häufig nicht vorgesehen und auch selten institutionalisiert.

(2) Experten analysieren Probleme der Beratungskommunikation häufig als Unzulänglichkeiten ihres Expertenwissen. Probleme der Beratungskommunikation können aufgrund fehlender analytischer Perspektive nicht als solche wahrgenommen werden. Auch Bestätigungskreisläufe erfolgen aus fachwissenschaftlicher Sicht.

(3) Experten als „end of the pipe“ sind selten über vollständige Prozesskreisläufe und Faktoren mit Einfluss auf den Erfolg ihrer Beratungen unterrichtet. Die Notwendigkeit, sich an unterschiedliche Kunden- und Kliententypen anpassen zu müssen, ist ihnen in Bezug auf ihre Beratungsanforderung selten bewusst.

(4) Der Erwerb der Beratungskompetenz wird selten seitens der Institutionen reflektiert. So greifen Experten auf informelle Beratungsmuster zurück oder sie „lernen am Modell“, in das sie meist nur informell eingewiesen werden.

Die Beratungsanforderungen werden von Experten häufig mit individualisierten Kompetenzen erfüllt. Die Praxis der Beratungskommunikation und Beratungsorganisation ist häufig von den Zielen einer Einrichtung entkoppelt. Einer Steuerung des Beratungserfolgs entspricht dieses Vorgehen nicht.

4 Das Modell zur Qualitätssicherung der Beratungspraxis

Qualitätssicherung wird betrieben, um den Standard von Arbeitsbereichen, Produkten und Betriebsprozessen abzubilden, zu sichern und zielgerichtet weiterzuentwickeln.

Der Begriff der Qualität wird im naturwissenschaftlich-technischen Umfeld in subjektive und objektive differenziert (Kerth 1997:150). Die subjektive Qualität ist gegeben, wenn der Eignungswert definiert ist; objektive Qualität ist geben, wenn messbare Größen zur Reproduzierbarkeit und Kontrollierbarkeit angegeben werden können. Beratungskommunikation gilt derzeit im naturwissenschaftlich-technischen Bereich noch als zu komplex, um sie in einem Qualitätssicherungsprozess zu optimieren (BfUB 2000). Subjektive Qualitätsdefinitionen erschöpfen sich dann auch meist in der Forderung oder Selbstverpflichtung, kundenorientiert zu sein. Objektivierbare Qualität wird nicht angestrebt, denn dem naturwissenschaftlich-technischen Arbeitsfeld gilt mündliche Beratungskommunikation als immateriell und intransparent. Für eine Qualitätssicherung scheint sie ungeeignet, weil sie vordergründig nicht objektivierbar, nicht standardisierbar, nicht reproduzierbar, nicht evaluierbar erscheint. Beratungskommunikation kann jedoch durchaus näherungsweise qualifiziert werden, wenn sie mit relevanten Qualitätszielen, Qualitätskriterien und Instrumenten zur Qualitätssicherung ausgestattet wird.

Unser Modell zur Qualitätssicherung der Beratung sieht vor, Beratung im naturwissenschaftlich-technischen Arbeitsfeld zu organisieren (Schultze/Kühnle 2001). Beratung soll im Prozess und im Ergebnis möglichst mit den übrigen Qualitätszielen in diesem Arbeitsfeld vereinbar werden. Mit dem Modell lassen sich zum einen Probleme der Beratungskommunikation verorten, zum anderen kann mit Hilfe seiner Anwendung ein qualitätsbildender Prozess für die Optimierung der Beratungskommunikation und Beratungsorganisation eingeführt und überprüft werden.

Abb.1: Modell zur Qualitätssicherung der Beratungspraxis

	Qualitätsziele	Qualitätskriterien	QS-Instrumente[1]
1	Konzeptualisierung der Beratung	Verwendung von Beratungsvariablen	Analysen Ist-Soll KVP[2]
2	einheitliche Fachkompetenz	thematische Zentrierung Qualifizierung Berater	Beratungsinformationssystem Training/Evaluation
	Anwendung Fachwissen	Verwendung eines Beratungsinformationssystems	Dokumentation Beratermonitoring Kunden- / Klientenbefragung
3	einheitliche Beratungskompetenz	methodische Zentrierung Qualifizierung Berater	Handlungsschema *Beratung* Training/Evaluation
	Anwendung Beratungsverhalten	Verwendung eines Handlungsschemas *Beratung*	Dokumentation Beratermonitoring Kunden- / Klientenbefragung
4	Verhaltenssteuerung Kunden/Klienten	Akzeptanz der / in der Beratung	Beratungsprozessanalyse Kunden- / Klientenbefragung

Das Modell legt Arten von Qualitätszielen für vier notwendige Komponenten der Beratungskommunikation fest:

1. Konzeptualisierung
2. Fachkompetenz in Standardisierung und Anwendung
3. Beratungskompetenz in Standardisierung und Anwendung
4. Verhaltenssteuerung der Klienten und Kunden.

Qualitätskriterien haben die Funktion, die Qualitätsziele mit einem Bündel an relevanten Mindestanforderungen auszustatten. Instrumente der Qualitätssicherung sind Systeme und Verfahren, mit denen das Erreichen der Qualitätsziele gesichert

1 Legende: Qualitätssicherungs-Instrumente

2 Legende: Kontinuierlicher Verbesserungs-Prozess

werden soll. Im Folgenden werden die Aktivitäten vorgestellt, die eine Qualitätssicherung der Beratung in den vier Komponenten ermöglichen.

4.1 Beratungskommunikation konzeptualisieren

Beratungskommunikation wird im naturwissenschaftlich-technischen Arbeitsfeld bevorzugt implizit und informell praktiziert. Die Konzeptualisierung der Beratung ist demnach ein primäres Qualitätsziel. Kriterium für die Erfüllung dieses Qualitätsziels ist die Verwendung von beratungsadäquaten Variablen, wie z.B. *Setting, Thema, Methode*. Dazu zählen auch die Festlegung von Zweck und Ziel der Beratung und die Festlegung der Beraterrolle. Mit den Variablen wird das Spezifische der Beratungsaufgabe festgelegt und die Abhängigkeit zu übergeordneten Qualitätszielen der Einrichtung hergestellt. Instrumente der Qualitätssicherung (QS-Instrumente) zur Sicherung der Konzeptualisierung sind analytische, wie z.B. Prozessanalysen und Kunden- bzw. Klientenanalysen, statusorientierende, wie z.B. Ist-Soll-Analysen, und prozessorientierte Verfahren, wie z.B. Kontinuierliche Verbesserungsprozesse (KVP). KVP werden für die Anforderung eingesetzt, Dienstleistungen und Produkte weiterzuentwickeln und sie veränderten Zielen anzupassen.

Hilfreich für Experten ist es, wenn sie über ihre Kunden/Klienten aufgeklärt werden und Typenbildungen vorgenommen werden. Dabei sind insbesondere Aussagen zum Bezugsrahmen und zur Perspektive der Adressaten wichtig. Die Kenntnis emotiv-psychischer, sozial-habitueller und kognitiv-intellektueller Voraussetzungen der Adressaten erleichtert den Beratungsprozess. Diese Voraussetzungen haben grundsätzlich einen großen Einfluss auf das Verhalten der Klienten/Kunden im Beratungsgespräch. Der Experte muss sie für einen erfolgreichen Informationstransfer in ihren Ausprägungen einschätzen und berücksichtigen können.

Werden die weiteren Qualitätsziele umgesetzt, ermöglicht das in einzelnen Komponenten, Beratungskommunikation prozesshaft, ergebnisorientiert und reproduzierbar zu gestalten.

4.2 Fachkompetenz standardisieren und anwenden

Expertenwissen ist häufig individuell erworbenes und weiterentwickeltes Spezialwissen. Entsprechend uneinheitlich sind, je nach Berater, die inhaltliche Beratungstiefe der Sachverhalte, der Beratungsumfang und die Themengrenze der Beratung. Ein Qualitätsziel ist demnach die Vereinheitlichung der Fachkompetenz der beratenden Experten. Eingelöst wird dies durch die Festlegung von thematischem Zentrum und thematischer Peripherie der Beratungsleistung. Als Instrument zur Sicherung dient ein Beratungsinformationssystem, das an das Beratungskonzept angepasst ist. Ein ausgearbeitetes Beratungsinformationssystem gibt an, welche Information zu welchem Thema für den Zweck der Beratung relevant ist. Es kann z.B. als Referenzsystem konzipiert sein. Als solches kann es Intranetfunktionen nutzen, relevante Datenbanken verwenden und ist aktualisierbar.

Neben technischen Instrumenten sichert die Qualifizierung der Berater das einheitliche Level des Expertenwissens. Sicherungsinstrumente sind das Expertentraining und die nachfolgende Evaluation.

Zur Qualitätssicherung der Beratungspraxis zählt in dieser Komponente das Qualitätsziel, dass die Fachkompetenz angewendet wird. Kriterium dafür ist die Verwendung des Beratungsinformationssystems. Dies kann durch eine geleitete Dokumentation, durch Inhaltsanalysen im Beratermonitoring oder auch durch Klienten- bzw. Kundenbefragung gesichert werden.

4.3 Beratungskompetenz standardisieren und anwenden

Die Beratungsmethode der Experten ist selten expliziert. Experten greifen auf konventionelle selbst erfahrene Beratungsmuster zurück, wie z.B. das Arzt-Patient-Schema in der Giftberatung, oder auf individuelle Muster, wie z.B. das Vorwurf-Rechtfertigung-Schema im Reklamationsgespräch der Kundenberatung. Die impliziten Muster führen wieder zur Uneinheitlichkeit und oftmals auch zur Unangemessenheit der Beratung. Ein weiteres Qualitätsziel ist deshalb die einheitliche Beratungskompetenz, angepasst an die Konzeptualisierung der Beratung. Ein Qualitätskriterium besteht darin, ob eine explizite methodische Zentrierung in der Beratung vorhanden ist. Der relevante Gesprächstyp der Beratung kann themenzentriert oder auch speziell klienten-/kundentyporientiert sein, je nach Funktion der Beratung im institutionellen Kontext. Als Sicherungsinstrument hilft ein Handlungsschema der Beratung. Dies kann ein Makro sein, das wesentliche Bearbeitungsphasen beschreibt und die abzuwickelnden Positionen eines Beratungsgespräches beinhaltet. Es sollte das dialogische Prinzip des Beratungsgesprächs widerspiegeln und die Phrasierung und den prozeduralen Aspekt von Gesprächen berücksichtigen. Hilfen zur Gesprächsführung können in Form von expliziten metakommunikativen Handlungsvorschlägen bestehen. Handlungsschemata in unterschiedlichen Graden der Standardisierung können den Berater in der Gesprächsführung als Beratungsskripte unterstützen.

Experten sind zumeist nicht als Berater ausgebildet. Deshalb ist ihre Qualifizierung in Beratungsmethoden ein Qualitätskriterium, das durch Training und nachfolgende Evaluation gesichert werden kann.

Auch die Komponente der Beratungskompetenz kann erst dann als ein Qualitätsziel bezeichnet werden, wenn sie nachweislich angewendet wird. Kriterium dafür ist die Verwendung eines Handlungsschemas *Beratung*. Eine geleitete Dokumentation, das Beratermonitoring und die Klientenbefragung können als Sicherungsinstrumente eingesetzt werden.

4.4 Verhalten von Klienten und Kunden steuern

Experten bewerten ihre Beratungsleistung vor allem danach, welche propositionale Informationsleistung sie erbracht haben. Wenig Berücksichtigung finden der Prozess der Informationsvermittlung und das Ergebnis aus der Perspektive der ursprünglichen Kundenziele. Relevantes Qualitätsziel der Beratungskommunikation muss schließlich sein, dass eine positive Verhaltenssteuerung, bezogen auf den Ausgangszustand und den Zielzustand des Kunden/Klienten, im Beratungsgespräch stattfindet. Kriterium hierfür ist die Akzeptanz der Beratungsleistung, die fachlich und methodisch gewährleistet sein muss. Als Instrumente der Qualitätssicherung stehen Beratungsprozessanalysen und Klientenbefragungen zur Verfügung.

5 Das Modell in der Beratungspraxis

Eine Überprüfung des Modells anhand der Supervisionen in verschiedenen Beratungseinrichtungen und dem Einsatz in der Schadstoffberatung des Göttinger Umwelt-Labors zeigt, dass es die wesentlichen Komponenten der Beratungspraxis erfasst. Somit versetzt es uns in die Lage, Probleme der Beratungskommunikation und Beratungsorganisation zu verorten. Weiter zeigt sich, dass sich das Modell in übergeordnete QS-Systeme einbauen lässt. Da es Total-Quality-Management-Entwicklungen (TQM; vgl. Ditlevsen i.d.B.) berücksichtigt, kann es insgesamt und in Einzelelementen als Grundlage für eine Qualitätssteuerung der Beratung in Firmen, kommunalen Betrieben, Institutionen und Verwaltungen verwendet werden.

Angewendet wurde das Modell für eine Analyse der Beratungspraxis in vier unterschiedlichen Anwendungsbereichen: im privatwirtschaftlichen Bereich, im öffentlichen Bereich, im kommunalen Bereich und im gemeinnützigen Bereich. Verwendet wurden vorwiegend qualitative Methoden: Prozessanalyse, Experteninterview und gesprächsanalytisch fundierte Beobachtung mit halbstandardisierter Dokumentation. Es war zu beobachten, dass die Vollständigkeit und der Explizierungsgrad des Modells bisher nicht in der Praxis repräsentiert wurden. Dennoch zeigt der qualifizierte Status einzelner Beratungskomponenten spezifische Beratungserfolge. Als Erfolg gilt hierbei eine gesteigerte und hohe Akzeptanz bei Auftraggebern und Beratenen unter dem Primat der Ressourcenorientierung. Statt einer weiteren Diskussion der Analyseergebnisse sollen deshalb hier erste Beobachtungen solcher „best practice“ vorgestellt werden. Abschließend wird erwogen, wo gegenwärtig „blinde Flecken“, die Potenziale für eine Verbesserung der Beratungsqualität darstellen, vorhanden sind.

5.1 Qualität in der Konzeptualisierung

(1) Ein kommunaler Eigenbetrieb hat ein ausführliches QS-System erstellt, in dem die Tätigkeit der Hotline positioniert ist und die Prozesse und Instrumente definiert

sind. Die Bearbeitung der Kundenbeschwerden ist vom Ablauf geregelt. Es finden regelmäßige Abteilungsbesprechungen statt, in denen der Informationsrückfluss zwischen Hotline und Sachbearbeitern stattfindet und unter dem Ziel der Kundenorientierung ausgewertet wird.

(2) Eine medizinische Einrichtung mit einer hohen positiven Rückmeldung seitens der Auftraggeber und „Kunden“ zeichnet sich hinsichtlich seiner Konzeptualisierung durch seine enge Beratungsfragestellung aus. Filteranforderungen entstehen in der Beratung für die Experten so wenig wie Fehlanfragen. Die hohe Frequenz der Beratungen ermöglicht eine Standardisierung in der Bearbeitung des Beratungsauftrags. Die Kunden der Beratung sind eng eingegrenzt. Die Ausgangszustände und die Motive der Kunden sind sehr gut bekannt. Das Setting ist technisch hochwertig und Mitarbeiter führen regelmäßig TQM-Sitzungen durch.

5.2 Qualität in der Fachkompetenz

(1) Ein Schadstoffberater mit hoher Akzeptanz im Verweisnetz medizinischer kommunaler Einrichtungen zeichnet sich in seiner Fachkompetenz darin aus, dass sein Ausbildungsstandard sowohl durch theoretische wie auch durch praktische Kenntnisse im Hinblick auf das Beratungsthema gesichert ist. Die Naturwissenschaftler haben breite Anschauungskenntnisse durch ihre Praxistätigkeit und können dadurch Selbsthypothesen der Beratenen in Frage stellen, unvollständige Bezüge der Beratenen ergänzen und Konsequenzen des Problems in ihrer Bedeutung für den Beratungsauftrag einschätzen.

(2) Honorierte Fachkompetenz zeichnet sich neben einer Bemühung um Standardisierung ebenso durch eine Bemühung um Aktualisierung aus. Regelmäßige Expertenforen sichern die Wissensstandards der Experten auf anerkanntem Niveau und fließen als weiteres Spezialwissen in die Beratung zurück.

(3) Erfolgreiche Beratungen basieren hinsichtlich ihrer Fachkompetenz auf einem differenzierten Beratungsinformationssystem. Die Erstellung eigener arbeitsplatzspezifischer Datenbanken professionalisiert das Referenzsystem.

(4) Qualifizierte Fachkompetenz wird unterstützt durch die räumliche Nähe mehrerer Berater, die einer kollegialen Monitoringsituation gleichkommt. Voraussetzung dafür ist allerdings die Absicht und Bereitschaft zu kollegialen Rückkopplungen.

5.3 Qualität in der Beratungskompetenz

(1) Umweltanalytische Berater mit hoher Akzeptanz entwickeln und trainieren ein Beratungsschema mit Blick auf die Ziele ihrer Einrichtung, das Potenzial ihrer Kenntnisse und die Voraussetzungen und Motive ihrer Adressaten. Sie reflektieren ihre Beratungspraxis vor einem expliziten Beratungsschema.

(2) Erfolgreiche Beratungen können sich aber auch einer konventionellen Beratungsmethode bedienen. Sie kann auch implizit erworben sein, wie z.B. durch ärztliche Praxis im Patientenkontakt. Dies gewährleistet in übereinstimmenden Gesprächsphasen eine hohe Entsprechung der Erwartungshaltungen. Allerdings kann diese brechen, wenn das Schema verlassen werden muss.

(3) Erfolgreiche Beratungen verwenden auch ein kurzes Schema, z.B. ein Informationsschema, das an die Bedürfnisse schneller Beratungsabwicklung von Kunden angepasst ist und weitere Abteilungen entlastet (Hotlinekonzept).

(4) Erfolgreiche Beratungen werden durch geleitete Beratungsdokumentationen unterstützt, die auch gesprächstypabbildend sind.

(5) Erfolgreiche Beratungen enthalten Verständnis- und Akzeptanzbefragungen zur aktuellen Rückkopplung für den Berater.

(6) Erfolgreiche Berater begrenzen ihre Beratungsleistung.

5.4 Qualität in der Verhaltenssteuerung

(1) In einer erfolgreichen Beratung finden differenzierte Anpassungsleistungen des Experten an den individuellen Ausgangszustand des Adressaten und eine Verhaltensänderung der Adressaten statt. Der Beratene verändert seinen Ausgangszustand in Richtung des Zielzustands im Prozess der Beratung.

(2) Der Experte erarbeitet die Motivlage des Anrufers und kann Mischmotive zergliedern, fokussieren und ggf. delegieren. Motivballungen von medizinischen, juristischen, ökonomischen und psychischen Motiven werden durch ein qualifiziertes Verweissystem im Sinne eines *Case Managements* weiterbearbeitet.

(3) Die Beratenen zeigen spontane Positivrückmeldungen.

(4) Im Rahmen eines *Follow up* werden die Verhaltenssteuerungen auf ihren Erfolg hin überprüft.

6 „Blinde Flecken“ und Potenziale für die Qualitätssicherung der Beratung

Die Qualitätssicherung der Beratungskommunikation befindet sich im naturwissenschaftlich-technischen Arbeitsfeld noch in einer Pilotphase. Tendenzen zeigen, dass in diesem Arbeitsfeld technische Lösungen bevorzugt werden, obwohl sozialkommunikative Anforderungen und organisationsbedingte Anforderungen bestehen. Andererseits wächst das Bedürfnis nach einer kontrollierbaren Beratungsqualität für Experten in Schnittstellenfunktionen, da aus Rentabilitätsgründen der Transfer zwischen Expertensystem und Laiensystem erfolgreich gestaltet werden muss.

Eine wiederkehrende Beobachtung ist, dass Potenziale für eine Verbesserung der Beratungsqualität in der systematischen Kompetenzerweiterung der Experten liegt. Solche Kompetenzerweiterung sollte mit einer Identifizierung für Qualitätskreisläufe einhergehen. Ein Problem der Qualitätssicherung besteht jedoch immer noch. Sie wird als Kontrollinstrument erlebt, wenn sie lediglich *top down* verordnet und nicht ebenso bei flacheren Hierarchien *bottom up* mitentwickelt wird. Des Weiteren ist die Operationalisierung von Qualitätszielen im Verhaltensbereich für Experten eine intransparente Anforderung. Hier kann die interdisziplinäre Kooperation zwischen dem Kommunikationsexperten, der den Anwendungsbereich kennt, und dem naturwissenschaftlich-technischen Experten, der seine Beratungsanforderung kennt, eine produktive Ergänzung sein.

Förderlich ist es, Beratungskommunikation unter Echtheitsbedingungen am Arbeitsplatz der Experten zu analysieren. Beratermonitorings in der Praxis sind als Einzelelement ein produktiver Schritt, organisationsspezifische und expertenspezifische Probleme wahrzunehmen. Da die Problemstellungen selten puristisch sind, sollten es auch ihre Lösungsansätze, Analysemethoden und Methoden zur Kompetenzerweiterung nicht sein. Eher kann ein Mix aus linguistisch fundierter Kommunikationsanalyse, Methoden der Organisationsentwicklung, Kompetenztrainings, Qualitätszirkelarbeit und Supervision die Weiterentwicklung unterstützen.

Schließlich bleibt zu bedenken, dass die Rationalisierbarkeit von Beratungskommunikation in der Praxis begrenzt bleibt. Ihre Probleme reichen immer in die sensible persönliche Sphäre der Experten und immer in die sensible Sphäre ihrer verantwortungsbewussten Leitung. Die Einblicknahme von außen, die gewährt wird, braucht immer den vertrauenswürdigen Kontrakt mit dem gesamten System einer Einrichtung.

Literatur

Beratung und Analyse – Verein für Umweltchemie (B.A.U.C.H.) e.V. (Hg.) (1994): Sachbericht zum Projekt Umweltberatung zum Thema „Vorkommen von Estern und Ethern mehrwertiger Alkohole in der Raumluft“. Berlin.

Breyer, Michael (1999): Qualitätsmanagement von Beratungsdienstleistungen. Wiesbaden.

Bromme, Rainer/Riklef Rambow (2001): Experten-Laien-Kommunikation als Gegenstand der Expertiseforschung. Für eine Erweiterung des psychologischen Bildes vom Experten. In: Rainer K. Silbereisen (Hg.): Psychologie 2000. Bericht über den 42. Kongress der Deutschen Gesellschaft für Psychologie in Jena 2000. Lengerich.

BfUB Bundesverband für Umweltberatung e.V. (Hg.) (2000): Erfolg durch Qualität. Leitfaden zur Einführung von Qualitätsmanagement in die Umweltberatung. Bremen.

Ditlevsen, Marianne Grove (i.d.B.): Transferqualität als fremdsprachliche Qualität – Vorüberlegungen zu einem differenzierten und dynamischen Instrumentarium zur Bewertung von Sprachqualität im Rahmen des TQM-Konzepts.

Ebadi, Azim (1997): Qualitätsmanagementsysteme in Ingenieur- und Gutachterbüros. In: Michael Kerth (Hg.): Gutachten im Umweltbereich. Berlin, 177-190.

Kerth, Michael (1997): Qualitätsanforderungen und Qualitätskriterien bei Umweltgutachten und gutachterlicher Dienstleistung. In: Michael Kerth (Hg.): Gutachten im Umweltbereich. Berlin, 149-163.

Nothdurft, Werner (Hg.) (1994): Beratungsgespräche. Analyse asymmetrischer Dialoge. Tübingen.

Obladen, Hans-Peter (1993): Grundlagen der Umweltberatung. Berlin.

Riens, Burgi (1996): Schadstoffbelastungen in Innenräumen – Aspekte der Beratungsarbeit. In: Gerhard de Haan (Hg.): Ökologie – Gesundheit – Risiko. Berlin, 283-290.

Schultze, Carsten (1999): Videotranskripte in ärztlichen Qualitätszirkeln. Zur Durchführung des Göttinger Videoseminars. In: Gisela Brünner (Hg.): Angewandte Diskursforschung. Bd. 2 Methoden und Anwendungsbereiche. Opladen/Wiesbaden, 100-113.

Schultze, Carsten/Erhard Kühnle (2001): Qualitätssicherung in der Umweltberatung am Beispiel der Schadstoffberatung. In: AGÖF Arbeitsgemeinschaft Ökologischer Forschungsinstitute (Hg.): Umwelt, Gebäude & Gesundheit, 414-430.

Anmerkung

In diesem Aufsatz wurde das generische Maskulinum verwendet. Experten, Klienten, Kunden u.a. sind natürlich nicht sexusneutral, Vertreter ihres weiblichen und ihres männlichen Geschlechts sind jeweils beide angesprochen.

III. Transferqualität in Sprachdidaktik und Übersetzung

Grammatik im digitalen Dialog
Zur Qualität des dialogischen Transfers grammatischen Wissens in interaktiven Lehr-Lern-Programmen für DaF

Jörg Kilian (Braunschweig/Heidelberg)

1 Einführung

Wissenstransfer in Bezug auf den Transfer grammatischen Wissens im Unterricht *Deutsch als Fremdsprache* bedeutet, das Ziel zu verfolgen, die Lernenden zum „Erwerb von implizitem Sprachwissen" (Huneke/Steinig 1997: 133) zu führen, das heißt, sie dahin zu führen, Sprache zu *können*, statt sie nur zu *kennen* (ebd.: 132f.). Aus diesem Begriff des Wissenstransfers ist für die Didaktik des Deutschen als Fremdsprache abzuleiten (und in neueren Didaktiken auch abgeleitet worden), dass der Transfer grammatischen Wissens nicht jenseitig kommunikativer Einbettung stattfinden darf, sondern die kognitive Inbesitznahme grammatischer Strukturen stets im Rahmen kommunikativer Zusammenhänge erfolgen sollte, zumindest aber den vergleichenden Blick von den schrift- und standardsprachlich geprägten grammatischen Strukturen auf die überwiegend von gesprochener Umgangssprache beherrschte kommunikative Praxis zu richten hat. Nach anfänglichen Verirrungen vom einen Extrem (dem reinen Strukturlernen) zum anderen Extrem (dem reinen Kommunikationslernen) scheint im Lauf der Zeit ein ausgewogenes Verhältnis beider Lernwege und -gegenstände erreicht, nicht zuletzt auch mit Hilfe computergestützter Medien. Denn eine besondere Möglichkeit der Nutzung des Computers im DaF-Unterricht besteht gerade darin, die kommunikativen Zusammenhänge, in die die grammatischen Strukturen in je spezifischer Modifikation eingebettet sind, nicht nur – etwa mit Hilfe des Lehrbuchs oder Videos – zu vermitteln und den Lerner rezeptiv wahrnehmen zu lassen, sondern sie im Unterrichtsgeschehen selbst zu erzeugen, z.B. mit Hilfe interaktiver CD-ROM-Programme, die mit dem Lerner ins Gespräch kommen und aktives Sprach-Handeln von ihm fordern. Dies ist eigentlich eine mediale Anverwandlung der altbekannten Didaktik des *Learning by doing*. In der Tat kann eine Sprache wohl nirgends besser gelernt werden als im *Tun*, und dies wiederum verweist beim Lehr-Lern-Gegenstand *(Fremd-)Sprache* auf den Dialog als Handlungsraum bzw. Tätigkeitsfeld.

Für die Fremdsprachendidaktik (aber auch die Muttersprachendidaktik) ergibt sich daraus ein zweifacher *Dialog*-Begriff:

a) Der Dialog erscheint als Lehr-Lern-*Gegenstand* (Gesprächserziehung); hierauf gehe ich an dieser Stelle nicht ein.

b) Der Dialog erscheint als Lehr-Lern-*Verfahren* (Gesprächsmethode); dies steht im Mittelpunkt der folgenden Ausführungen, die zum Ziel haben, aus dialoglinguistischer und sprachdidaktischer Sicht das Lehr-Lern-Gespräch zwischen tutorieller CD-ROM und DaF-Lerner kritisch zu beleuchten.

2 Neue Medien und Interaktion im Fremdsprachenunterricht

Die neuen, computergestützten Medien haben dem Fremdsprachenunterricht in den letzten Jahren vielfältige Möglichkeiten eines sprachnahen – zumindest sprech- und hörnäheren – Erwerbs von Fremdsprachen eröffnet. Noch relativ unabhängig davon, ob einer Didaktik des Strukturlernens oder einer Didaktik der kommunikativen Kompetenz Vorrang eingeräumt wird, gibt es innerhalb der Fremdsprachendidaktik kaum noch Zweifel daran, dass *Computer Assisted Language Learning* (CALL), verstanden als interaktives Lernen mit (ergänzender) Hilfe des Computers, das Fremdsprachenlernen effektiver und effizienter gestalten kann, als es der ausschließlich schriftsprachenorientierte und buchgestützte Fremdsprachenunterricht vermochte.[1] Dabei ist jedoch ausdrücklich Wert zu legen auf die modale Relativierung dieser Feststellung durch die *kann*-Formulierung. Denn wie im Folgenden auch am Beispiel des DaF-Lernens mit Hilfe von CD-ROM-Lehr-Lernprogrammen zu zeigen ist, steht und fällt der Wert des Einsatzes des Computers im Fremdsprachenunterricht mit den jeweils konkreten fremdsprachendidaktischen Ansätzen, den Merkmalen der Lerner(gruppen) und den Unterrichtszielen – man denke allein an die erwähnten fremdsprachendidaktisch polaren Ansätze „Erwerb grammatischer Strukturen“ und „Erwerb kommunikativer Kompetenz“. Die folgenden Ausführungen konzentrieren sich auf die Untersuchung der Strukturen des dialogischen Transfers grammatischen Wissens im Wege des Deutsch als Fremdsprache-Lernens mit Hilfe von CD-ROM-Lehr-Lernprogrammen. Diese Strukturen gilt es in Bezug auf ihre didaktischen Formen und Funktionen sowie auf ihre Effizienz zu bewerten.

---

[1] Zum Vergleich der Qualität alter Medien und neuer Medien im DaF-Unterricht vgl. Huneke/Steinig 1997: 163ff.

2.1 Die CD-ROM im DaF-Unterricht

Fast alle einschlägigen Lehrbuch-Verlage haben mittlerweile eine Sektion *Neue Medien* im Programm, in dem auch das CD-ROM-Angebot an Lernsoftware für Deutsch als Fremdsprache ständig erweitert wird – wiewohl es im Vergleich zum CD-ROM-Angebot etwa für die englische Sprache noch immer eher schmal erscheint.[2] Nicht selten stammen die CD-ROMs aus kleineren Verlagen, mitunter auch aus sprachdidaktisch weniger seriösen, dafür geschäftstüchtigen Häusern, und entsprechend schlecht ist oft die Qualität.[3] Die Kataloge der großen Verlage Hueber, Langenscheidt, Klett, Mentor u.a. führen demgegenüber nur wenige DaF-CD-ROMs auf. Bei Langenscheidt beispielsweise ist ein Lehrwerk für Erwachsene namens „Berliner Platz" erschienen; die CD-ROM jedoch erschien rund zwei Jahre später im Frühjahr 2003. Ferner bietet der Verlag ein CD-ROM-Lehrwerk für Jugendliche an („sowieso") und eines für *Deutsch in beruflichen* Situationen („Kontakt Deutsch"). Beide CD-ROMs beruhen auf Lehrwerken in Buchform – wie es überhaupt weit verbreitet ist, unter dem Stichwort „Neue Medien" CD-ROM-Fassungen vorhandener Lehrbücher anzubieten: Das verbreitete *Lehr- und Übungsbuch der deutschen Grammatik* von Hilke Dreyer und Richard Schmitt (1993), um ein konkretes Beispiel anzuführen, gibt es zwar auch als Software in zehn Modulen zu Teilbereichen der deutschen Grammatik. Ebenso wie im Buch werden jedoch auch auf der CD-ROM lediglich grammatische Normen des Standarddeutschen formal präsentiert und ohne ko- und kontextuelle Einbindung sowie ohne Ausnutzung der Potentiale, die das neue Medium bietet, in Übungen trainiert. Dasselbe gilt auch für Renate Luschers (2000) *Grammatik CD-ROM*, die auf ihrem Buch *Übungsgrammatik für Anfänger* (Luscher 2000) aufruht, oder für die vom Goethe-Institut konzipierte DaF-CD-ROM für Anfänger *Lina und Leo* (1999), die das gleichnamige Lehrbuch (1997) digitalisiert präsentiert.

Darüber hinaus werden von manchen Autorinnen und Autoren auch die CD-ROM-Versionen allgemeiner Nachschlagewerke (z.B. das Duden-Universalwörterbuch oder Hermann Pauls *Deutsches Wörterbuch* bei Hahn/Künzel/Wazel 1998: 69f.) in der Rubrik *DaF* angeführt. Diese Nachschlagewerke mögen nun zwar gewiss auch für DaF-Lerner von einigem Interesse sein, doch sind sie das ebenso in Buchform und haben mit Multimedia als „Herausforderung für den Fremdsprachenunterricht"

---

2 Einen Überblick über DaF-Lernsoftware auf CD-ROM bietet die Sodis-F-Datenbank (Softwaredokumentations- und Informationssystem-Fortschreibung). Des Weiteren pflegt das Goethe-Institut in Paris eine *Leitseite: CD-ROMs für Deutsch als Fremdsprache* (4 CD-ROM-Lehrwerke für DaF), ebenso das Goethe-Institut in Rom eine *Leitseite: Einsatz von CD-ROMs in der Primarschule* (12 CD-ROM-Lehrwerke für DaF); eine Liste mit CD-ROMs zum Thema *Deutsch lernen* hat auch das Institut für Interkulturelle Kommunikation e.V. ins Netz gestellt (11 CD-ROM-Lehrwerke, davon jedoch nicht alle DaF-spezifisch). Die URLs der genannten Seiten sind im Literaturverzeichnis aufgeführt.

3 Vgl. Hahn/Künzel/Wazel 1998: 32 und 61f.; Schröder/Wazel 1998: Vorwort.

(Hahn et al.: Titel) allenfalls mittelbar zu tun. Dasselbe gilt, wenn Martina Schwanke (1996: 104ff.) in einem Artikel zu dem Thema *Aspekte des Computereinsatzes* im DaF-Unterricht anführt, es gebe für „den DaF-Arbeitsplatz [...] eine umfassende Produktpalette", anschließend jedoch herkömmliche Textverarbeitungsprogramme (WordStar, WinWord usw.) und Datenbankprogramme anführt und unter dem Stichwort *Corpora* lediglich digitalisierte Fassungen literarischer Werke (Goethe, Kant, Musil) und Internet-Ausgaben von Printmedien (*Der Spiegel, Die Zeit*) nennt. Es leuchtet nicht ein, warum der Spracherwerbsprozess effektiver sein soll, wenn eine Zeitschrift am Monitor gelesen wird, und geradezu sonderbar ist es, wenn anschließend auf die Möglichkeit des Ausdrucks verwiesen wird, um eine Papiervorlage für den Unterricht zu haben (vgl. ebd.).

Im Folgenden werden nur solche CD-ROMs in Augenschein genommen, die als tutorielle (und nicht lediglich als Übungs-)CD-ROMs eigens für den Erwerb des Deutschen als Fremdsprache konzipiert wurden. Die tutoriellen CD-ROMs sind von ihrem Selbstverständnis her grundsätzlich *interaktive* Arbeitsplattformen, die den Erwerb grammatischer Strukturen in kommunikative Zusammenhänge einbetten, indem sie, zumeist, den Gebrauch dieser Strukturen in inszenierten Dialogen audiovisuell darbieten und sodann den Lerner selbst in eine dialogische Lehr-Lern-Interaktion einbinden. *Interaktiv* und dialogisch im engeren Sinne ist nur diese zuletzt genannte Phase des Lernens mit Hilfe der CD-ROM. Im Fokus der folgenden Betrachtungen stehen eben diese interaktiven, dialogischen Akte, in denen der Lerner mit dem tutoriell lehrenden Medium ins Gespräch kommt, kurz: das Lehr-Lern-Gespräch in der Mensch-Maschine-Kommunikation.

2.2 Dialogstrukturen und Didaktik: das Gespräch als Lehr-Lern-Verfahren

Die umfangreiche erziehungswissenschaftliche Forschung zum Lehrgespräch ist hier nicht kritisch zu referieren. Festzuhalten ist, dass das Gespräch an deutschen Schulen erst im 17. und 18. Jahrhundert als Lehr-Lern-Verfahren einige Anerkennung fand, verschiedene didaktische Strukturen ausbildete, gleichwohl stets gering geschätzt war. Erst zu Beginn und dann im letzten Drittel des 20. Jahrhunderts wurde es, auch im Zuge der *pragmatischen Wende* in der Sprachwissenschaft und (Fremd-)Sprachdidaktik, als Lehr-Lern-Verfahren wieder und neu entdeckt. Das Gespräch, so heißt es beispielsweise in Hermann Helmers' *Didaktik der deutschen Sprache*, sei „1. Medium allen mündlichen Unterrichts, 2. Übungsform für Lernbereiche des Deutschunterrichts und 3. eigenes Lernziel" (Helmers 1970: 134). Ähnlich liest man es aus erziehungswissenschaftlicher Sicht bei Hartmut Thiele (1981: 9):

> Im Unterricht sind Gespräche hervorragend geeignet, Eigentätigkeit und geistige Aktivität der Schüler freizusetzen, Selbstständigkeit fördernde Lernformen zu unterstützen, die Gesprächsfähigkeit zu fördern und demokratische Kommunikationsformen zu entwickeln.

Ganz unumstritten ist die kognitive Effektivität des Gesprächs als Lehr-Lern-Verfahren in der allgemeinen Pädagogik zwar nicht; Hilbert Meyer spricht gar davon, die didaktische Ergiebigkeit des Gesprächs sei „ein nicht bewiesener frommer Wahn" (Meyer 1987: II, 287, Anm. 2). Ein genauerer Blick offenbart indes, dass der Streit gar nicht um die didaktische Ergiebigkeit des Gesprächs an sich zu führen ist, sondern darum, für welches Wissen und für welche Zwecke welches Lehr-Lern-Verfahren, mithin also auch das Gespräch, besonders effektiv und wo es weniger effektiv ist. Dieser Streit braucht hier nicht im Detail referiert zu werden. Aus Sicht der Kognitionspsychologie wie der pädagogischen Psychologie scheinen jedenfalls formal dialogisch aktivierende, durch Selbsttätigkeit des Lernenden Wissen *erzeugende* Lehr-Lern-Verfahren ertragreicher zu sein als formal monologisch darbietende, dem rezeptiven Lerner Wissen *vermittelnde* Lehr-Lern-Verfahren, und zwar vor allem dann, wenn es gilt, zu produktivem Denken und selbstständigem Handeln anzuleiten (vgl. Edelmann 1986: 200ff.), und wenn der Lehr-Lern-Gegenstand selbst eine Praxis ist und kein fertiger Wissensstoff, wenn er, mit Wilhelm von Humboldt, *energeia* ist und nicht *ergon*. Eine Sprache ist in gewisser Hinsicht beides, und für ihren Erwerb ist beides notwendig: Eine Sprache ist, in ihren normativ geronnenen synchronischen Strukturen, Wissensstoff, *ergon*; und sie ist, in ihrer kommunikativen Praxis, schöpferische Handlung, *energeia*. Ein *fertiger* Wissensstoff, zum Beispiel die grammatischen Normen, kann relativ gut darbietend vermittelt und auf diesem Wege relativ erfolgreich gelernt werden (*Sprache kennen*). Ausgehend vom hypothetischen Konstrukt der kognitiven Struktur, d.h. einem „System hierarchisch geordneter Kenntnisse und Fähigkeiten" (Thiele 1981: 48), wird Lernen dabei als eine Veränderung dieses „Wissensspeichers" verstanden, insofern durch Hinzukommen neuer Informationen die vorhandene kognitive Struktur bereichert, meistens auch umstrukturiert wird, wobei die neuen mit bereits vorhandenen Informationen verknüpft werden.

Das der kommunikativen Praxis zugehörige Sprachwissen (*Sprache können*) ist auf diesem Wege indes nicht so erfolgreich zu erwerben; dazu bedarf es, wie erwähnt, vielmehr der dialogischen Praxis, denn erst in der dialogischen Praxis sind die Informationen zu erwerben, die der kognitiven Struktur zum *Sprache können* noch fehlen. Eine besondere Voraussetzung für die Veränderung der kognitiven Struktur, also für das Lernen, ist hierbei die „Aktivität und Spontaneität des denkenden Subjekts" (ebd.). Die aktive Teilnahme an einem Gespräch fordert den Fremdsprachenlerner dazu auf, die grammatischen Normen der Fremdsprache situativ angemessen neu zu erzeugen, grammatische Informationen von anderen als normgerechte Regeln aufzunehmen (und in die vorhandene kognitive Struktur einzureihen) oder auch als nicht normgerechte Regeln abzulehnen (und Argumente für die Ablehnung zu finden).[4] Von besonderer Bedeutung ist dabei der Transfer von vorhandenem standard-schriftsprachlichem Strukturwissen auf grammatische Strukturen der gesprochenen Sprache im Gespräch (vgl. Kilian 2005). Hinzu kommt, dass überdies der größte Teil an Informationen sprachlich vermittelt wird. Das ist vornehmlich für den (Fremd-)Sprachunterricht von Bedeutung, können hier doch der Lehr-Lern-Gegenstand und die Unterrichtssprache als Lehr-Lern-Medium eine Einheit bilden. Wenn sich die Veränderung der kognitiven Struktur (= Lernen) am effektivsten bei Aktivität des denkenden Subjekts vollzieht, dann kann davon ausgegangen werden, dass beim aktiven Gesprächsteilnehmer ein Lernprozess stattfindet.[5] Übertragen auf das Lernen einer Fremdsprache heißt dies, dass das *Learning by doing dialogue* Wege zum *Sprache Können* öffnet.

Dazu aber muss, erstens, der Lehr-Lern-Gegenstand *gesprächsfähig*, d.h. von seiner internen Struktur her dialogisch er- und bearbeitbar, vermittelbar, idealerweise gar erzeugbar sein. Diese Eigenschaften werden grammatischen Strukturen, werden dem Lehr-Lern-Gegenstand *Grammatik* oft abgesprochen. Grammatik gilt vielen immer noch als unerbittliche Bastion des Sprachbaus, die mit eisernem Willen und ohne Diskussion das *Richtige* versammelt und das *Falsche* fernhält. Nun ist es zweifellos die Aufgabe einer wissenschaftlichen Beschreibung der standardsprachlichen Grammatik einer Einzelsprache, „zwischen richtig und falsch für eine Sprache zu entscheiden" (Eisenberg 1998: 9). Eine Sprache ist jedoch bekanntlich kein homogenes System unveränderlicher Werte, sondern ein historischer Verbund verschiedener, systematisch verflochtener Varietäten- und Sprachverkehrsnormen, die für die Varietäten und Diskurse je gesondert versammeln, was in ihnen als *richtig* und was als *falsch* gilt. Die innere Heterogenität dieses Normenverbundes impliziert und evoziert, dass „bei Wertungen und Stellungnahmen zu Problemen und Sachverhalten subjektive Kriterien eine Rolle spielen" (Thiele 1981: 64) – und dies gilt als Grundvoraussetzung dafür, dass ein Lehr-Lern-Gegenstand gesprächsfähig ist. Grammatik erfüllt diese Voraussetzung. Und so kann Grammatik auch dialogisch gelehrt und gelernt werden, beispielsweise, wenn im DaF-Unterricht zwar die Norm der deutschen Standardsprache zu lehren ist, im Zuge der kommunikativen Orientierung des Unterrichts aber auch andere Varietätennormen, namentlich die der gesprochenen Umgangssprache, vergleichend diskutiert werden.

Sodann muss, damit im Gespräch ein Wissenstransfer stattfinden kann, zweitens, das Lehr-Lern-Verfahren solchen didaktischen Gesprächssorten zuneigen, die der dialogischen Struktur des Lehr-Lern-Gegenstands und den Lehr-Lern-Zielen korrespondieren. An dieser Stelle kommt erneut die Unterscheidung zwischen dem Erwerb grammatischer Strukturen (*Sprache kennen*) und dem Erwerb einer kommunikativen Kompetenz (*Sprache können*) zum Tragen. Je nachdem, welches Unterrichtsziel bei welchem Lerner/welcher Lernergruppe angestrebt wird, eröffnet der Lehr-Lern-Gegenstand *Deutsch als Fremdsprache* selbst unterschiedliche

---

[4] Vgl. zum allgemeinen Procedere des Lernens im Gespräch Potthoff 1975.

[5] Vgl. auch Thiele 1981: 52ff., der diesen kognitiven Prozess mit Hilfe des Taba-Modells zu erklären sucht. Sehr schön formuliert dies auch Potthoff (1975: 176), wenn er schreibt: „Etwas überspitzt könnte man sagen, daß jeder, der ein Gespräch, ohne gelernt zu haben, verläßt, kein wirklicher Gesprächsteilnehmer, kein Gesprächspartner war."

dialogische Strukturen. Grob zusammengefasst, gilt folgende Zuordnung: Die normativ geronnenen grammatischen Strukturen der geschriebenen deutschen Standardsprache sind synchronisch relativ fest gefügtes Sprachwissen mit nur geringer dialogisch (er)klärbarer Variabilität. Der Transfer dieser grammatischen Strukturen neigt dementsprechend, zumal bei älteren Lernern und auf höherem Lernniveau, zum monologischen Lehrervortrag oder zu geschlossenen dialogischen Strukturen, vornehmlich zu Sorten des *katechetischen Gesprächs* zum Zweck der Wissensvermittlung. Demgegenüber ist die kommunikative Kompetenz die Fähigkeit des Sprechers, seine Sprachpraxis wechselnden situativen und normativen Bedingungen anzupassen; die grammatischen Strukturen sind somit varietäten- und diskursabhängig, mithin umstritten, in jedem Fall von hoher dialogisch (er)klärbarer Variabilität. Dementsprechend neigt der Transfer kommunikativer Kompetenz, zumal bei jüngeren Lernern und auf niedrigem oder aber auf sehr hohem Niveau (unter Voraussetzung der Kenntnis der standardsprachlichen grammatischen Strukturen) zu offenen dialogischen Strukturen zum Zweck der Wissenserzeugung – idealiter im Wege des *Learning by doing.*

Ein Kriterium bei der Planung und Erstellung von Lernsoftware für den Fremdsprachenunterricht sollte daher in jedem Fall die Vereinbarkeit der Strukturen von Lehr-Lern-Gegenstand und Lehr-Lern-Verfahren sein, im vorliegenden Fall also die didaktische Vereinbarkeit des Transfers unterschiedlicher grammatischer Strukturen mit denen des Lehr-Lern-Gesprächs. Das Gros der DaF-Lernsoftware auf CD-ROM ignoriert dieses Kriterium bislang weitgehend. Dies führt nicht selten dazu, dass die Programme selbst dann, wenn sie vorgeben, *interaktiv* kommunikative Kompetenz zu erzeugen, nur das geschlossene katechetische Abfragegespräch anbieten, das nur „richtige“ und „falsche“ Eingaben des Lerners kennt und am *Bastion*-Verständnis von Grammatik festhält. Die Möglichkeiten des Computers, den Varietätenraum einer Sprache auch interaktiv-aktivierend auszuleuchten, sind in diesen Fällen kaum genutzt. Dies wird im Folgenden exemplarisch veranschaulicht.

3 Interaktive Dialogstrukturen zum Transfer grammatischen Wissens: gesprächslinguistische und sprachdidaktische Kriterien zur Bewertung der Qualität von CD-ROM-Programmen

Wenn in der neueren Fremdsprachendidaktik als Communis opinio gilt, dass fremde Sprachen am effektivsten mit Hilfe kommunikativer Lehr-Lern-Verfahren, konkret: im Dialog in der fremden Sprache, gelernt werden und nicht im Wege des Auswendiglernens ko- und kontextuell isolierter grammatischer und lexikalischer Strukturen (vgl. Eidecker 1996: 110), dann folgt diese Didaktik im Großen und Ganzen den erwähnten kognitions- und pädagogisch-psychologischen Einsichten. Das bedeutet indes, dass auch an Sprachlernprogramme auf CD-ROM die Frage gerichtet werden muss, ob und inwiefern ihre *interaktiven* Potentiale in didaktische Dialogstrukturen überführbar sind – und überführt werden.

Für den Computer gibt es im Fremdsprachenunterricht allgemein, und so auch im DaF-Unterricht, grundsätzlich drei Nutzungsmöglichkeiten: die Nutzung als Lehr-/Lernmittel, die Nutzung als Werkzeug und – via Internet – die Nutzung als Kommunikationsmittel. Im Folgenden steht die erste dieser drei Nutzungsmöglichkeiten im Mittelpunkt, die Nutzung des Computers als Lehr-/Lernmittel im Rahmen der Mensch-Maschine-Kommunikation. In diesem Bereich ist vor allem Lernersoftware zu betrachten, die in der Regel mittels Dialogboxen die Durchführung von Übungen aus dem Bereich der Grammatik (*Grammatiktrainer)* und des Wortschatzes (*Vokabeltrainer*) sowie aus der Textarbeit (Lückentexte zu verschiedenen Wortarten usw.) gestattet und tutoriell begleitet. In neueren Produkten wird das Medium noch etwas besser genutzt, indem z.B. Szenen aus dem deutschsprachigen Alltag eingespielt werden, an denen die Lernenden sich interaktiv beteiligen können (und dadurch auch eine Gesprächserziehung erhalten) oder/und zu denen sie Fragen beantworten müssen. In jedem Fall ist das Verfahren des Transfers grammatischen (und anderen Sprach-)Wissens gegründet auf Formen und Sorten des Lehr-Lern-Gesprächs.

Die mittlerweile lange Liste an Kriterien zur Begutachtung von Fremdsprachenprogrammen auf CD-ROM schenkt den im engeren Sinn sprachdidaktischen, kognitions- und pädagogisch-psychologischen Aspekten der Mensch-Maschine-Kommunikation bislang jedoch nur wenig Aufmerksamkeit – im Vergleich zu technischen und graphischen Daten. Die Qualität der Lernsoftware und mittelbar die des Wissenstransfers wird nicht selten sogar einseitig an mehr oder minder äußerlichen Kriterien gemessen, wie z.B. Benutzerfreundlichkeit, Seitenaufbau, Programmtechnik, Differenzierung verschiedener Bildschirmtypen (vgl. z.B. Hahn/Künzel/Wazel 1998: 125; Schröder 1998); bezogen auf Spracherkennungsprogramme kommen noch Kriterien wie z.B. Sprecherunabhängigkeit, „kontinuierliche Spracherkennung" und „großes Wörterbuch" hinzu (Hahn/Künzel/Wazel 1998: 41). In der wohl immer noch umfangreichsten Liste mit „Kriterien zur Bewertung von Lernsoftware" hat Dorothea Thomé (1989: 137 und 165ff.) 221 Kriterien in 23 Kriteriengruppen zusammengestellt, darunter ebenfalls überwiegend Kriterien zur Bewertung des äußeren Erscheinungsbildes und der technischen Handlichkeit, immerhin aber auch 36 Kriterien in der Gruppe *Interaktivität* und 14 Kriterien in der Gruppe *Aufgaben- und Antwortgestaltung,* in denen die Struktur und die Sprache des Lehr-Lern-Dialogs wenigstens ansatzweise berücksichtigt ist, z.B. die Kriterien V3 aus der Gruppe *Interaktivität* und U2 aus der Gruppe *Aufgaben und Antwortgestaltung*:

> [V3:] Wenn eine falsche Antwort abgegeben wird, bleibt diese stehen und zusätzlich wird die richtige Antwort eingeblendet, damit die Schüler kontrollieren können, was in ihren Eingaben falsch war (j/n) (Thomé 1989: 167).

> [U2:] Die Aufgaben und Fragen sind so gestaltet, daß ein mechanisches Antworten umgangen wird, d.h. zu viele Hinweise oder zu einfache Aufgaben und zu ähnliche Antwortmöglichkeiten werden vermieden (j/n) (ebd.: 165).

Desgleichen werden auch in Gerhard Wazels Zusammenstellung von Evaluierungskriterien Spuren sprachdidaktischer und dialoglinguistischer Aspekte erkennbar:

> Es [das gute Lernprogramm; J.K.] enthält ein einsehbares Wörterbuch, einen Orthographiechecker, grammatische Hilfsoptionen, sinnvolle, wählbare Hilfen zur Bewältigung der Aufgaben, eine adäquate Antwortverarbeitung (einschließlich Akzeptieren von Synonymen) und -korrektur (Wazel 1998: 92).

Insgesamt sind solche das Lehr-Lern-Gespräch betreffenden sprachdidaktischen und dialoglinguistischen Bewertungskriterien allerdings eher subjektiv-beliebig denn systematisch zusammengestellt und an der Peripherie der Kriterienkataloge angesiedelt. Nun ist zwar unstreitig richtig, dass Kriterien zur Bewertung der didaktischen Qualität des *natürlichen* Lehrgesprächs nicht ohne weiteres auf die Bewertung der didaktischen Qualität des *digitalen* Lehrgesprächs übertragbar sind;[6] das natürliche Gespräch ist grundsätzlich ein anderes kommunikatives Ereignis als das digitalisierte „Gespräch“ mit dem Computer, und trotz aller Fortschritte in der Softwareentwicklung wie auch in der Computerlinguistik ist und bleibt das Lernen mit Hilfe des Computers eine Kommunikation zwischen gesprächsfähigem Menschen und gesprächsunfähiger Maschine.

Die Softwareentwicklung im Bereich der Optimierung der Dialogschnittstellen zwischen Mensch und Maschine orientiert sich in Bezug auf gesprächsstrukturelle Aspekte, zumal im Bereich der Lernsoftware, gleichwohl nach wie vor am natürlichen Gespräch zwischen Menschen und zunehmend auch an psycholinguistischen Erkenntnissen über den Fremdsprachenerwerb,[7] und dies hat auch durchaus seinen Sinn, denn die lernpsychologischen Daten, die kognitiven Strukturen und psycholinguistisch eingeschlagenen Lernwege der Schüler bleiben, unabhängig vom Lernhelfer, dieselben. Aus diesem Grund *dürfen* nicht nur, sondern *müssen* sogar die pädagogisch-psychologisch validierten Kriterien zur Bewertung des natürlichen Lehr-Lern-Gesprächs auch auf das Lehr-Lern-Gespräch der Mensch-Maschine-Kommunikation Anwendung finden. Und zu diesen Kriterien gehört u.a. die Frage nach den verschiedenen Gesprächssorten, die relativ zur dialogischen Struktur des Lehr-Lern-Gegenstandes zum Einsatz kommen, ferner die Frage nach den Möglichkeiten der Ausgestaltung der Gesprächsrollen von lernendem Schüler und „lehrendem“ Computerprogramm sowie die Frage nach der konkreten sprachlichen Gestalt(ung) dieser Rollen in den Grenzen von Eingabe- und Ausgabemedium.

---

6 Hahn/Künzel/Wazel (1998: 25f.) gehen indes zu weit, wenn sie mit terminologischen Argumenten sogar die Vergleichbarkeit in Frage stellen: „Die Betrachtung der *Kommunikation mit* dem Computer als didaktische Funktion des Computereinsatzes ist u.E. unrichtig, da der Begriff der Kommunikation in diesem Kontext auf menschliche Fähigkeiten der gegenseitigen Verständigung festgelegt ist. Zwischen Lerner und Computer kann bisher jedoch nur eine mehr oder weniger eingeschränkte Form der Interaktion [...] stattfinden.“

7 Vgl. Chun/Plass 1994: 136. Zu Entwicklungen im Bereich der Mensch-Maschine-Kommunikation vgl. z.B. Lesch 1989: bes. 736 zum „HAM-RPM“-System.

3.1 Gesprächssorten: Formen und Funktionen des digitalen Lehr-Lern-Gesprächs

Legt man das in schulischen Institutionen in Deutschland seit dem Ende des 18. Jahrhunderts ausgebildete und grosso modo bis heute bestehende Repertoire didaktischer Gesprächssorten zugrunde (vgl. Kilian 2002: 249ff.), so lassen sich zwei prototypische Gruppen unterscheiden, die im Voranstehenden schon en passant Erwähnung fanden:

a) die Sorten des formal-strukturell, funktional-pragmatisch und ko- und kontextuell geschlossenen *katechetischen* Gesprächs; prototypische Merkmale dieser Gesprächssorten sind z.B. die Ausrichtung auf eine deduktive Wissens*vermittlung* mit dem Ziel des Auswendiglernens, eine komplementäre Verteilung der Gesprächsrollen, eine starke Lehrerlenkung und eine passiv-rezeptive Gesprächsrolle des Lerners (vgl. Kilian 2002: 256ff.)

b) die Sorten des formal-strukturell, funktional-pragmatisch und ko- und kontextuell offenen *sokratischen* Gesprächs; prototypische Merkmale dieser Gesprächssorten sind demgegenüber z.B. die Ausrichtung auf eine induktive Wissens*erzeugung* mit dem Ziel der selbstständigen Begriffsbildung, eine koordinative Verteilung der Gesprächsrollen, eine zurückhaltende Lehrerlenkung und eine aktiv-produktive Gesprächsrolle des Lerners (vgl. Kilian 2002: 310ff.).

Beide Prototypen haben verschiedene Unterarten ausgebildet, die auf einer Skala zwischen zwei Extrempolen (auf der katechetischen Seite das streng geschlossene examinierende *Abfragen/Verhören* und auf der sokratischen Seite das offene, *freie Unterrichtsgespräch*) angeordnet werden können und unterschiedlichen Lehr-Lern-Gegenständen und -Zwecken korrespondieren.

Betrachtet man nun die CD-ROM-Lernsoftware für Deutsch als Fremdsprache aus dem Blickwinkel dieser prototypischen Unterscheidung didaktischer Gesprächssorten, so kommt man unweigerlich zu dem Ergebnis, dass dieses Lehr-Lern-Medium grundsätzlich Sorten des Lehr-Lern-Gesprächs zuneigt, die nicht der aktivierenden *Erzeugung*, sondern der *Vermittlung* und rezeptiven Aufnahme fremdsprachlichen Wissens zu Diensten sind. Das digitale Lehr-Lern-Gespräch auf CD-ROM steht damit in der Tradition des katechetischen Lehrgesprächs, das bis zur Mitte des 18. Jahrhunderts das Dialogsortenrepertoire an deutschen Schulen beherrscht hatte, dann in der kurzen philanthropischen Episode am Ende des pädagogischen 18. Jahrhunderts durch das offene sokratische Lehrgespräch in den Hintergrund gedrängt worden war, um zu Beginn des 19. Jahrhunderts, wenn auch sokratisch geläutert, erneut zum Prototyp dialogischen Lehrens und Lernens in den Klassenzimmern zu avancieren. Erst in den siebziger Jahren des 20. Jahrhunderts, also etwa zeitgleich mit den ersten Schritten des Personalcomputers als eines Lehr-Lern-Mediums, musste das katechetische examinierende *Verhören* und einflößende *Abfragen* im

Zuge der unterrichtsdidaktischen Reformen dem der sokratischen Tradition folgenden gelenkten *Unterrichtsgespräch* und der aktivierenden *Diskussion* mehr und mehr weichen – zumindest in der didaktischen Theorie. Die Praxis in den Klassenzimmern sieht zwar noch immer etwas anders aus (vgl. Meyer 1987: II, 61), doch darf Thieles (1981: 31) Feststellung, dass das katechetisch fragend-entwickelnd eintrichternde *Abfragegespräch* „unter den Zielsetzungen des heutigen Unterrichts nur bedingt vertretbar" ist, auf breite Zustimmung rechnen. Gleichwohl ist, dies sei nochmals hervorgehoben, auch im DaF-Unterricht das abfragende katechetische Gespräch kaum verzichtbar. Zum Zweck des Auswendiglernens, Übens und Prüfens von im Spracherwerbsprozess unhinterfragbaren grammatischen Strukturen (z.B. Deklinations- und Konjugationsformen) oder von Vokabeln leistet es bessere Dienste als monologisch darbietende Lehr-Lern-Verfahren, aber auch bessere Dienste als offene Gesprächssorten, eben weil seine Strukturen denen der Lehr-Lern-Gegenstände korrespondieren. Es ist allerdings, in seinem strengen Frage-Reiz- und Antwort-Reaktions-Schema, nicht *kommunikativer* und auch nicht *interaktiver* als ein Vokabelzettelkasten, und zwar auch dann nicht, wenn es bunt untermalt auf CD-ROM erscheint.

Ausgerechnet mit dem Einsatz des neuen Mediums Computer im Unterricht scheint das katechetische Gespräch im Rahmen der Mensch-Maschine-Kommunikation nun allerdings erneut eine Renaissance auch dort zu erleben, wo offene Dialogsorten effektiver sind. Dieser Befund ist teilweise medialen Bedingungen, teilweise aber auch mangelnder sprachdidaktischer, dialoglinguistischer, kognitions- und pädagogisch-psychologischer Rücksicht und wohl auch produktionsökonomischen Gründen geschuldet. Dem didaktischen Dreischritt Reiz-Reaktion-Evaluation folgend soll dies ein exemplarischer Blick auf

- die Gestaltung der Gesprächsrollen
- die Gestaltung von Frage-Antwort-Sequenzen
- die Gestaltung von Übungstypen und Fehlerkorrekturen

veranschaulichen.

3.2 Zur Gestaltung der Gesprächsrollen

Die Gesprächsrollen von Computer und Lerner im digitalen Dialog sind denen von Lehrer und Schüler im natürlichen Gespräch nachgebildet und deshalb – trotz aller Unterschiede – in Bezug auf die sprachpragmatischen Repertoires vergleichbar. So „spricht" beispielsweise der virtuelle Lehrer im interaktiven CD-ROM-Lernprogramm zwar weniger als der natürliche Lehrer,[8] doch bedient er sich, wenn er dialogisch „spricht", grundsätzlich derselben initiierenden und evaluierenden

[8] Zum „Redefluss" der Lehrer im DaF-Unterricht vgl. auch Storch 1999: 298ff.

Sprachhandlungstypen wie sein natürlicher Kollege, vornehmlich *Auffordern* und *Fragen* sowie, sequenzschließend, *Korrigieren* und *Bewerten*. Dem lernenden Schüler wiederum kommen, wenn er sich für eine Lektion entschieden hat, wie (leider zumeist immer noch) im natürlichen Lehrgespräch, grundsätzlich nur reaktive Gesprächsschritte des 2. Zuges zu, vornehmlich den Lehrer-Aufforderungen *Folge Leisten* und den Lehrer-Fragen *Antworten*. Auch der digitale Dialog, dies darf man festhalten, findet im klassischen *Dreischritt* des didaktischen Gesprächs statt bzw., dialoggrammatisch formuliert, als *triadische Zugsequenz*: Lehreraufforderung – Schülerreaktion – Lehrerfortführung (vgl. Bellack et al. 1974: 13f.; Kilian 2002: 368ff., 391ff.). Dieser Dreischritt korrespondiert im katechetischen Gespräch dem behavioristischen Reiz-Reaktions-Schema; im sokratischen Gespräch ist der Reiz in einen offenen Impuls verwandelt, den beide, Lehrer wie Lerner, ausführen dürfen und der nicht eine bestimmte Reaktion evoziert, sondern mehrere Wege eröffnet.

Die Forderungen der neueren Fremdsprachendidaktik nach einer stärkeren kommunikativen Orientierung des Unterrichts wie auch die Forderungen der Kognitionspsychologie nach aktivierenden und handlungsorientierten Impulsen sind auf den DaF-CD-ROMs, die das Korpus dieses Beitrags bilden, so gut wie gar nicht umgesetzt. Einmal abgesehen davon, dass der Lerner grundsätzlich frei über die Nutzung der DaF-CD-ROM und, im Falle des positiven Entscheids, per Mausklick frei über die Auswahl, den Beginn und die Beendigung der Lektion entscheiden kann, ist seiner Gesprächsrolle kaum gesprächssteuernder Einfluss eingeräumt. Es ist durchaus erstaunlich, dass selbst eine CD-ROM wie die vom Goethe-Institut herausgegebene CD-ROM *Lina und Leo. Deutsch als Fremdsprache für Anfänger* (1999), die sich mit sprechendem Zeichentrickpapagei und Comic-Sprechblasen an jüngere Lerner wendet, keinen Zweifel an der asymmetrisch-komplementären Verteilung der Gesprächsrollen aufkommen lässt, wiewohl gerade bei dieser Adressatengruppe eine koordinative Gesprächsführung spielerisch inszeniert werden könnte.[9] Der Lerner kann hier zwar wählen, ob er z.B. einen Dialog lesen und hören oder grammatische und lexikalische Übungen zum Hörverstehen absolvieren möchte. Nach seiner Wahl aber ist er dem programmierten asymmetrischen Dialogverlauf der Mensch-Maschine-Kommunikation ausgeliefert: Während des Dialog-Hörens beispielsweise sind Zwischenfragen zu schwierigen Vokabeln (z.B. im 2. Heidelberg-Bild: *Spätrenaissance, Romanik, Barockfassade*) oder zu Diskrepanzen zwischen der hörbaren gesprochenen und der in der Sprechblase lesbaren geschriebenen Sprache nicht möglich; der Lerner muss überdies ganz aus dem Dialog aussteigen, um sich Informationen zu besorgen. Und auch der weitere Lernweg ist direktiv vorgegeben: Die im „Dialog" zu hörenden und zu lesenden syntaktischen Einheiten bilden die Grundlage für den weiteren Verlauf des Lehr-Lern-Gesprächs zwischen Computer und Lerner – ganz so, wie auch im Klassenzimmer ein Text

9 Vgl. z.B. die CD-ROM *Emil und Pauline in England. Englisch für Einsteiger*, München 2001.

oder ein Bild als Vorlage dient. Auf den „Dialog“ folgen (zumeist Lückentext- oder Multiple-Choice-)Übungen zum Hörverstehen, in denen syntaktische Strukturen und lexikalische Einheiten aus dem „Dialog“ einflößend abgefragt werden (z.B. „Listen to the sentence and put the words in the correct order“, oder „Listen and fill in the gaps with the right word.“). Auf diese Weise wird die grammatische, lexikalische und inhaltliche Struktur des „Dialogs“ wiederholt und eingeprägt – nur *en passant* allerdings auch seine pragmatische Struktur. In diesen Übungen sind die Gesprächsrollen von Computer-Lehrer und menschlichem Lerner eindeutig auf Frage/Aufforderung bzw. Antwort/Befolgung der Aufforderung festgelegt. Die einzige Fragemöglichkeit, die dem Lerner eröffnet wird, erweist sich schließlich gar als Dialogfalle: Mit dem Klick auf das Angebot „Grammar explanation“ öffnet sich eine Stichwortliste grammatischer Termini, die dem Lerner freilich nur dann Antworten auf seine Fragen bieten kann, wenn er den Terminus für das grammatische Problem kennt, das gerade zur Verhandlung ansteht. Da die CD-ROM *Lina und Leo* zwar die geschlossene Dialogform wählt, nicht aber die deduktive, von einem genannten Begriff ausgehende Darbietung und Übung des grammatischen Phänomens, mag zwar das Auswendiglernen der Texte erreicht werden, die Kognitivierung der grammatischen Strukturen indes scheint fraglich, denn dem Lerner wird keine begriffliche Hilfe für die Anknüpfung des Neuen an bereits bestehende kognitive Strukturen geboten. Der dritte Schritt schließlich eröffnet die Möglichkeit, in einem „Grammar“ genannten Teil in Form von Beispielen zu erfahren, was in der aktuellen Lektion neu hinzugekommen ist (z.B.: *du – ihr*; Examples: „Kommst du mit ins Café?“, „Und ihr? Kommt ihr auch mit?“). Wieder wird dem Lerner der grammatische Terminus (hier: *personal pronouns*) verwehrt, mit dessen Hilfe er eine Frage an die „Grammar explanations“ hätte richten können. Es folgen schließlich weitere Übungen zu Grammatik und Wortschatz und die Möglichkeit, fehlerhaft bearbeitete Übungen noch einmal zu wiederholen.[10]

So wie hier ist auf nicht wenigen DaF-CD-ROMs die Progression der Lehrerfragen (bzw. Übungen) vorab unabänderlich festgelegt, die reaktiven Züge des Lerners sind nur formal wiederum initiativ für den weiteren Gesprächsverlauf, indem auf sie folgend die nächste Frage bzw. Übung erscheint. Einen *inhaltlichen* Einfluss auf den Gesprächsverlauf haben die Schüler-Reaktionen nicht – wiewohl dies technisch möglich ist (man denke an verschiedene Hypertextstrukturen, die selbst auf preiswerten Spiele-CD-ROMs angelegt sind). Die Gesprächssteuerung liegt fest in der Hand der CD-ROM, die Gesprächsrollen sind fest verteilt auf den agierenden virtuellen Lehrer und den – wiewohl mittelbar aktiven – reagierenden Lerner; ganz wie im katechetischen Gespräch des 17. und 18. Jahrhunderts. Und so verwundert es nicht, dass dem Lerner gar eigene initiierende Gesprächsakte im engeren

[10] Vgl. Löschmann 1994: 25, der ein vergleichbares „behavioristisch angelegtes Unterrichtskonzept“ in älteren wie neueren Computer-Lernprogrammen beklagt.

Sinne beim Lernen mit Hilfe der CD-ROM grundsätzlich ebenso verwehrt sind wie initiierende Schülerfragen, die vom gerade bearbeiteten Thema abführen und didaktisch sinnvolle Umwege einleiten könnten. Auch dies ist technisch umsetzbar (vgl. z.B. die relativ großzügigen Fragemöglichkeiten in den Hilfeprogrammen [„Assistenten"] einiger Textverarbeitungssysteme).

Aber noch einmal: Die geschlossenen katechetischen Dialogstrukturen mit fest verteilten Gesprächsrollen sind hervorragend geeignet, wenn es gilt, den Wissenstransfer als Wissensvermittlung anzulegen, bei der fertiges Wissen deduktiv darzubieten und zum Auswendiglernen aufzubereiten ist. Es liegt auch kein Grund vor, warum diese Sorten des Lehr-Lern-Gesprächs nicht auch mit Hilfe der CD-ROM praktiziert werden sollen, wenn dieses Lehr-Lern-Ziel angestrebt wird. Diese Art der Wissensvermittlung im Fremdsprachenerwerb ist dann allerdings weder *neu* noch *kommunikativ* noch gar *besser* als vorher, sondern nur medial ein wenig anders.

3.3 Zur Gestaltung der Frage-Antwort-Sequenzen

Die Lehrerfrage hat, wie Storch zu Recht ausführt,

> im Fremdsprachenunterricht meist nicht nur die Funktion, eine inhaltliche Antwort zu provozieren [...]; meist zielt sie auch darauf ab, Kommunikation zu initiieren und die Lernenden zum Sprechen zu bringen (Storch 1999: 312).

Untersuchungen von Frage-Antwort-Sequenzen in digitalen Lehr-Lern-Gesprächen machen rasch deutlich, dass die CD-ROM-Programme auch in Bezug auf das klassische didaktische „Adjacency pair" *Lehrerfrage – Schülerantwort*, nicht selten „Traditionen des Sprechens" pflegen, deren Ursprünge im katechetischen Gespräch des 17. und 18. Jahrhunderts zu verorten sind: Die Lerner sollen nicht sprechen, sondern *nach*sprechen. Dies gilt allerdings nicht nur für so genannte interaktive „Vokabel- oder Grammatiktrainer", bei denen geschlossene Dialogstrukturen – das traditionelle *Abfragen* –, wie erwähnt, berechtigte und effektive Mittel zum Zweck des Auswendiglernens und Prüfens fremdsprachlicher Wortschätze und grammatischer Strukturen sind, sondern es gilt sogar für den Transfer grammatischen Wissens im Rahmen des Aufbaus einer kommunikativen Kompetenz – wozu diese Dialogsorte nicht geeignet ist.

Die CD-ROM *Wer ist Oscar Lake? Deutsch als Fremdsprache. Stufe 1* aus dem Jahr 1998 zum Beispiel möchte, wie es im Begleitheft heißt, „eine völlig neue Art und Weise, eine Fremdsprache zu erlernen" präsentieren. Gemeint ist damit, dass der Lerner sich in der für ihn fremden Sprache selbstständig durch verschiedene Stationen eines interaktiven Spiels arbeiten muss. Was innerhalb dieser Stationen dialogisch in der Mensch-Maschine-Kommunikation geschieht, folgt indes den Strukturen des einflößenden Abfragegesprächs, in dem auf fest gefügte und beliebig wiederholbare Fragen syntaktisch, semantisch und pragmatisch fest gefügte

Antworten eingefordert werden. Ich präsentiere eine dieser Stationen, die am Fahrkartenschalter eines Bahnhofs spielt:

> Fahrkartenverkäufer (via Lautsprecher und in einer Sprechblase): „Kann ich Ihnen helfen?"

Dem Lerner werden zwei Antwortmöglichkeiten angeboten, zunächst schriftlich und nach der Entscheidung die gewählte Antwort auch mündlich:

> Lerner: (1) „Eine Fahrkarte nach Berlin, bitte."
>
> (2) „Ich möchte eine Fahrkarte kaufen."

Wählt der Lerner Antwort (1), so erwidert der Fahrkartenverkäufer:

> „Hin und zurück oder nur hin?"

Wiederum hat der Lerner zwei Antwortmöglichkeiten zur Auswahl:

> Lerner: (3) „Einfach, bitte."
>
> (4) „Einfach."

Wählt der Lerner jedoch Antwort (2), so erwidert der Fahrkartenverkäufer:

> „Wohin fahren Sie?"

und der Lerner hat nun die Wahl zwischen

> Lerner: (5) „Ich fahre nach Berlin."
>
> (6) „Berlin."

Wählt der Lerner Antwort (5), so spricht der Fahrkartenverkäufer:

> „Hin und zurück kostet DM 89,-",

und der Lerner darf noch einmal wählen zwischen

> Lerner: (7) „Nur hin, bitte."
>
> (8) „Wieviel kostet eine Fahrt?"

Wählt er Antwort (7), so bittet der Fahrkartenverkäufer sogleich um Bezahlung:

> „Das macht DM 50."

Wählt der Lerner hingegen Antwort (8), so reagiert der Fahrkartenverkäufer nur geringfügig anders:

> „DM 50,00, bitte."

Indem der spielende Lerner einige Geldscheine per Mausklick auf das Schalterbrett legt und ein „Bitte schön" aus seinem Mund erklingt (bzw. im Schriftbild erscheint), endet das Gespräch. Hätte der Lerner statt Antwort (5) übrigens Antwort (6) gewählt, dann wäre sogleich die Bitte um Zahlung erfolgt („DM 50,00, bitte."). Das ganze Gespräch hat, mit allen Möglichkeiten, folgende Struktur (vgl. Abb. 1):

Abb. 1: Struktur des Gesprächs *Auf dem Bahnhof* (aus der CD-ROM *Wer ist Oscar Lake?*)

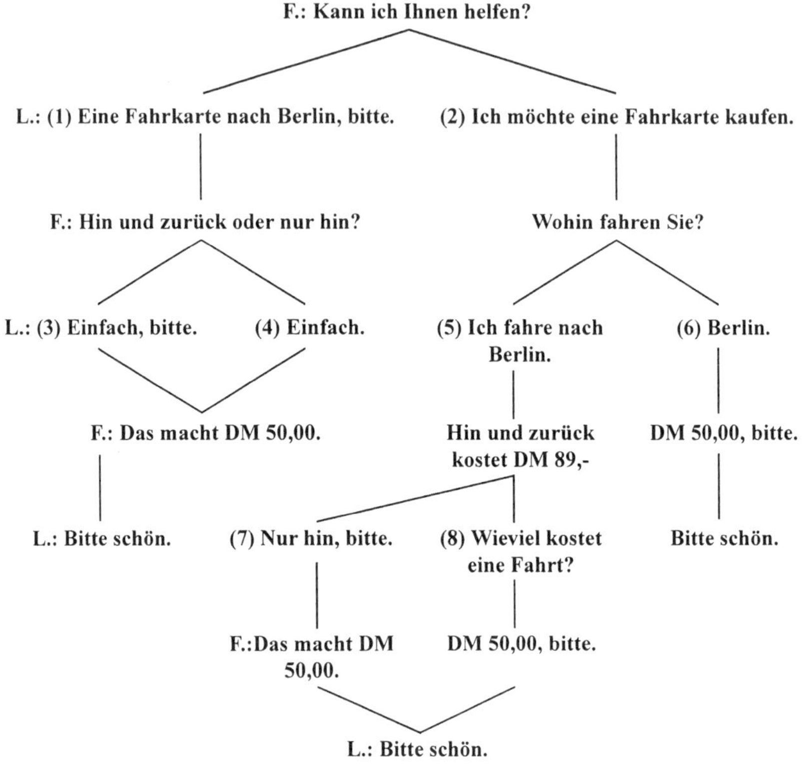

Der Lerner wird hier in einen Dialogverlauf geführt, wie er dialoggrammatisch in seinen abstrakten Zügen mustergültig beschrieben werden kann. Ebenso rigoros, wie die Dialoggrammatik mustergültige Züge bestimmter Dialogtypen deduziert, wird hier ein vermeintlich natürliches Verkaufsgespräch inszeniert, bei dem der Lerner den Dialogplan unbedingt einhalten muss. Die Alternativen liegen nicht zwischen den Polen *richtig* und *falsch*, sondern stellen, so unerläutert, wie sie daherkommen, lediglich unbedeutende stilistische Varianten dar. Ein kreativer Ausbruch des Lerners aus diesem Dialogverlauf ist auch hier ebenso wenig möglich wie ein Wechsel der Gesprächsrollen zum agierenden Käufer-Lerner und reagierenden Verkäufer-Lehrer.

Nur hinweisen möchte ich hier auf die für ein gesprochenes Gespräch viel zu schriftsprachlich orientierte Figurensprache in den Sprechblasen. So gilt zum Beispiel die Äußerung „DM 89,-." (bzw. „DM 50,00.") weder standard- noch gar erst umgangssprachlich als normgerecht – und zwar auch schriftsprachlich nicht mehr.[11] Aber auch die grammatisch sehr wichtigen Unterschiede zwischen einer schriftsprachlich geprägten mündlichen „Sprache der Distanz" (5: „Ich fahre nach Berlin.") und einer umgangssprachlich geprägten und kontextuell adäquaten „Sprache der Nähe" (6: „Berlin.") werden nicht erläutert (vgl. dazu Kilian 2001: 58ff.; Kilian 2005). Die Vermittlung grammatischen Wissens soll hier zwar auf induktivem Wege in Form des situativ eingebetteten Aufbaus einer kommunikativen Kompetenz erfolgen, doch führt die Dialogstruktur zwischen lernendem Schüler und lehrendem Computerprogramm unweigerlich zum Auswendiglernen vorgefertigter, schriftsprach-grammatisch korrekter Sprachbausteine – ganz im Sinne des katechetischen Gesprächs.

Auf einem anderen Bild in der Themengruppe *Auf dem Bahnhof* ist die Bahnhofshalle zu sehen: eine lesende Frau, ein lesender Mann, zwei Personen im Gespräch. Die Aufgabenstellung lautet: „Wählen Sie die richtige Antwort." Eine Frauenstimme erklingt und der Gesprächsschritt wird zugleich schriftlich eingeblendet:

Frau: „Hallo."

Es gibt zwei Reaktionsmöglichkeiten:

Lerner: (1) „Auf Wiedersehen."

(2) „Hallo. Wie geht's?"

Wählt der Lerner Antwort (1), so ist eine Männerstimme zu hören (und der Gesprächsschritt wird eingeblendet):

„Das ist leider falsch."

Wählt der Lerner die übrigen 50 Prozent, nämlich Antwort (2), so ertönt als „Lehrerbewertung":

„Das ist richtig."

Die Frage ist in diesem Fall zu 100 Prozent richtig beantwortet, doch darf ein Lernerfolg bezweifelt werden, denn der Lerner erfährt weder, weshalb Antwort 1 „falsch", noch, weshalb Antwort 2 „richtig" ist. „Eine Interaktion", schreibt Claudia de Witt unter Berufung auf John Deweys Interaktions-Lerntheorie, „in der keine Kenntnis davon genommen wird, wie eine Handlung zu ihrem Ergebnis führt, trägt nicht zum Lernprozeß bei" (de Witt 1993: 22).

In diesem Bild gibt es weitere neun Sequenzen, die nach demselben Muster aufgebaut sind (vgl. Abb. 2):

---

[11] Die Währungsangabe „DM" ist durch den Publikationstermin der CD-ROM begründet.

Abb. 2: Aufgabe „Wählen Sie die richtige Antwort.“ (aus der CD-ROM *Wer ist Oscar Lake?)*

Sequenz	**Frau**	**Reaktion 1**	**Reaktion 2**
1	„Hallo.“	„Auf	„Hallo. Wie geht's?“
2	„Wie geht es Ihnen?“	„Gut, danke.“	„Ich bin hier.“
3	„Was gibt es Neues?“	„Gut.“	„Nicht viel.“
4	„Wie geht's?“	„Tschüß.“	„Sehr gut. Und wie geht es Ihnen?“
5	„Was ist los?“	„Immer dasselbe.“	„Schön, Sie kennenzulernen.“
6	„Wie geht es Ihnen?“	„Mir geht es gut.“	„Ich bin Student.“
7	„Was ist los?“	„Mach's gut.“	„Nichts Neues.“
8	„Bis später.“	„Hallo.“	„Auf Wiedersehen.“
9	„Tschüß.“	„Wie geht's?“	„Auf Wiedersehen.“
10	„Auf Wiedersehen.“	„Wie geht es	„Bis bald.“

Ich verzichte darauf, einen tieferen Sinn des Gesprächs ergründen zu wollen. In Bezug auf die dialogische Struktur der Wissensvermittlung zwischen Computer und Lerner muss man auch hier von Katechese in Sinne des einflößenden Abfragens sprechen. Diese Unterart des katechetischen Gesprächs ist dadurch gekennzeichnet, dass das zu Lernende so oft wiederholend hin und her gewendet wird, bis der Schüler es auswendig gelernt hat. Johann Gottfried Herder nannte dieses Verfahren im Jahr 1800 ein „leibhaftiges Wortjähnen“ (vgl. Kilian 2002: 26), und in der Tat geschieht in den Sequenzgruppen 2-4-6, 3-5-7 und 8-9-10 nichts anderes als die ständige Wiederholung relativ unsinniger und jeweils nur marginal veränderter, dialogisch aufeinander bezogener Gesprächsschritte. Es ist dies der Versuch, situationsbezogene kommunikative Kompetenz als Strukturwissen in Form des geschlossenen Gesprächs zu vermitteln, wobei jedoch das eigentlich kommunikative Wissen (z.B.: Wann, in welcher Situation und zu wem sagt man in Deutschland „Auf Wiedersehen“, „Tschüß“ oder „Mach's gut“?) nicht interaktiv-dialogisch vermittelt, geschweige denn erzeugt wird, indem der Lerner z.B. seine Sequenzanteile selbstständig gestaltet. Die Frage-Antwort-Sequenz ist streng geschlossen auf ein *richtig* oder *falsch* ausgerichtet.

Dasselbe gilt hier übrigens auch für das im engeren Sinne strukturell-grammatische Wissen: Der Lerner kann lediglich auswendig lernen, dass es im Deutschen mitunter zu Kontraktionen kommen kann (4: „Wie geht's?“), mitunter aber auch nicht (2: „Wie geht es Ihnen?“), und dass es mitunter genügt, eine pragmatisch adäquate, aber syntaktisch elliptische Antwort zu geben (2: „Gut, danke.“), mitunter aber auch nicht (6: „Mit geht es gut.“) – jeweils ohne dass dieses Wissen vermittelt würde oder selbstständig erzeugt werden könnte.

Wiederum ist deshalb festzustellen: Obwohl der Lehr-Lern-Gegenstand *situativ eingebettes Sprechen* auf dieser CD-ROM offeneren Sorten des Lehrgesprächs zuneigt, wird die geschlossene Form des einflößenden Abfragens mit dem Ziel des Auswendiglernens für die didaktische Mensch-Maschine-Kommunikation gewählt, eine Form, die ausgerechnet das interaktiv und multimedial nutzbare Medium CD-ROM im 21. Jahrhundert zu neuem Leben erweckt. Man findet zu dieser Form zahlreiche Beispiele in der frühen Neuzeit, zum Beispiel in Conrad Friderich Stresows *Handbuch für Schulmeister* aus dem Jahr 1765, in dem der Lehrer das zu Lernende in die Köpfe der Schüler „hineinfragt“:

> Höret, lieben Kinder, ich will euch was sagen, woran sehr viel gelegen ist: Es ist ein GOtt. Es ist ein GOtt. Könnet ihr mirs nun nachsprechen? – – Ich wills noch einmal wiederholen, daß ihrs behalten möget: Es ist etc. Was sagte ich doch? – – Sprich du dieselbe Warheit nach – – Du auch – – Weise auf ein ander Kind, und sprich: Was werde ich von dir hören? Ist denn ein GOtt? – – O ja, ja. Das ist gewißlich wahr, es ist ein GOtt. Was sagst du nun, mein Kind, von GOtt? Ist Er oder ist Er nicht? – – Ja wol, er ist auf die allervollkommenste Weise. Er ist immer derselbe, und bleibet, wie Er ist von Ewigkeit zu Ewigkeit, wovon wir dereinst mehr hören werden. Wer ist denn doch? – – [usw.] (zitiert nach Kilian 2002: 273).

Das einflößende Abfragegespräch ist sowohl mnemotechnisches Hilfsmittel zum Auswendiglernen als auch examinierendes Mittel zur Prüfung des Gelernten – im 18. Jahrhundert wie auch heute wieder im computergestützten Unterricht. Als solches Hilfsmittel ist es wertvoll und nötig – aber es ist nicht das, was gemeinhin unter „interaktiver Lernsoftware“ verstanden wird. Die dialogischen Schwächen derartiger CD-ROM-Lernsoftware sind zwar zu einem guten Teil vom Medium erzwungen:

> Da das System bzw. der Programmierer sämtliche mögliche Antworten des Nutzers antizipieren muss, bevor eine kommunikativ sinnvolle Rückkopplung und Evaluation durch das System möglich ist, wird der Programmieraufwand für freiere, an natürliche Kommunikation angelehnte Übungsformen, die alternative Eingaben des Benutzers erlauben, sehr hoch, bzw. bei Freitexteingaben durch den Benutzer kann das System oft gar nicht mehr sinnvoll reagieren (Breindl 1997: 294).

Auch ist zu bedenken, dass es sich bei der Vermittlung grammatischen Wissens in der Regel um Vermittlung von Strukturwissen in Bezug auf die deutsche Standardsprache handelt, das, in Formen des Lehrgesprächs vermittelt, dem Schüler keine großen dialogischen Handlungsspielräume zur nachschöpfenden Wissenserzeugung einräumt. Es erstaunt gleichwohl, wenn in der einschlägigen Literatur nicht selten suggeriert wird, diese Form dialogisch stilisierten Lernens sei innovativ, ein Eindruck, den etwa Mellor erweckt, wenn er bezogen auf ein von ihm mit entwickeltes Programm schreibt:

> Der Abschnitt Kommunikationsfertigkeiten/Communication Skills verlangt sprachlich angemessene, gesprochene oder geschriebene Antworten auf vorgegebene Äußerungen in Situationen, die denen ähneln, die schon im Action-Teil durchgenommen wurden. Die Lösungen, die der Benutzer spricht oder eingibt, werden mit den gespeicherten Versionen verglichen, die sich am ehesten aus dem Unterrichtsstoff ergeben, aber natürlich nicht alle möglichen Entgegnungen eines Muttersprachlers umfassen (Mellor 1997: 204).

Eine Vermittlung fremdsprachlichen Wissens mit Hilfe eines CD-ROM-Lernprogramms, das „die Lösungen, die der Benutzer spricht oder eingibt", lediglich mit denen vergleicht, „die schon im Action-Teil durchgenommen wurden", ist nicht weit entfernt vom katechetischen Gespräch des 17. und 18. Jahrhunderts, in dem die Schülerantwort auf der Grundlage dessen bewertet wurde, „wie es im Buche steht".

3.4 Zur Gestaltung der Übungen und Fehlerkorrekturen

Auch die Übungen im eigentlichen Sinne sowie die Fehlerkorrekturen sind im digitalen Lehr-Lern-Gespräch nicht aktivierend dialogisch, sondern bestehen aus einer Abfolge von Übungs-*Reiz*, Lösungs-*Reaktion* und auf beide bezogener Korrektur-*Reaktion*; es überwiegt wiederum die geschlossene dialogische Struktur, wie sie in der Geschichte des Lehrgesprächs im Typ des katechetischen Gesprächs aufgehoben ist. Diese Struktur ist, wie erwähnt, zum Zweck des Übens und Prüfens hervorragend geeignet, wenn es gilt, das vermittelte Wissen zu festigen. Wiederum ist allerdings die Struktur des Lehr-Lern-Gegenstandes mit der des Lehr-Lern-Gesprächs abzustimmen. So macht es didaktisch wenig Sinn, fremdsprachliches Können zu prüfen, indem auswendig gelerntes fremdsprachliches Kennen abgefragt wird.

Die CD-ROM *MultiLingua. Deutsch Eins & Zwei. Deutsch für Ausländer* aus dem Jahr 2000, um ein Beispiel anzuführen, arbeitet im Bereich *Theorie und Praxis* mit Entscheidungsfragen, mit Multiple-Choice-Übungen und mit Lückentests. Das System reagiert auf die „Antworten" des Lernenden, indem es falsche Antworten in roter und richtige Antworten in grüner Farbe setzt. Die Grammatikübungen sind streng deduktiv aufgebaut, was zum Zweck der Wissensvermittlung durchaus Sinn macht. So erscheint beispielsweise eine Seite zum Thema *The Past Tense*, auf der das Konjugationsparadigma des Präteritums Indikativ Aktiv von *haben* und *sein* präsentiert wird (Abb. 3), und es folgt eine Seite mit einer Lückentext- und einer Umformulierungsübung zu diesen Konjugationsformen (Abb. 4).

Wenn man einmal davon absieht, dass diese Form der Darbietung auch im Buch präsentiert werden kann, ist festzustellen, dass diese Adaption des geschlossenen katechetischen Abfragegesprächs durchaus geeignet ist, um das zu lernende Strukturwissen zu üben und zu prüfen: Die lehrende CD-ROM fragt ab: „War oder hatte?", und auf jede einzelne Teilfrage gibt es nur eine richtige Antwort. Hier findet Wissensvermittlung in Form von Abfragen statt, wobei durch Wiederholungen immerhin der Effekt des Auswendiglernens der musterhaften morphosyntaktischen Strukturen der Beispielsätze eintreten kann.[12]

[12] Und selbst dieser mechanische Lernweg des „einflößenden Abfragens" ist in Renate Luschers *Grammatik CD-ROM* durchkreuzt, denn im „Hilfe"-Programm heißt es: „Achtung: In nichtsequentiellen Übungen wird Sie das Programm nicht daran hindern, korrekte Antworten

Abb.3: *The Past Tense* (aus: CD-ROM *MultiLingua*)

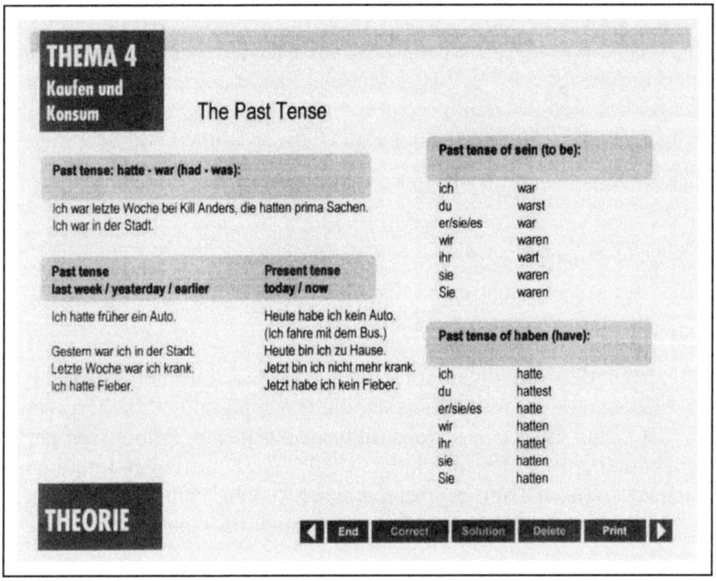

Abb. 4: Lückentext- und Umformulierungsübung (aus: CD-ROM *MultiLingua*)

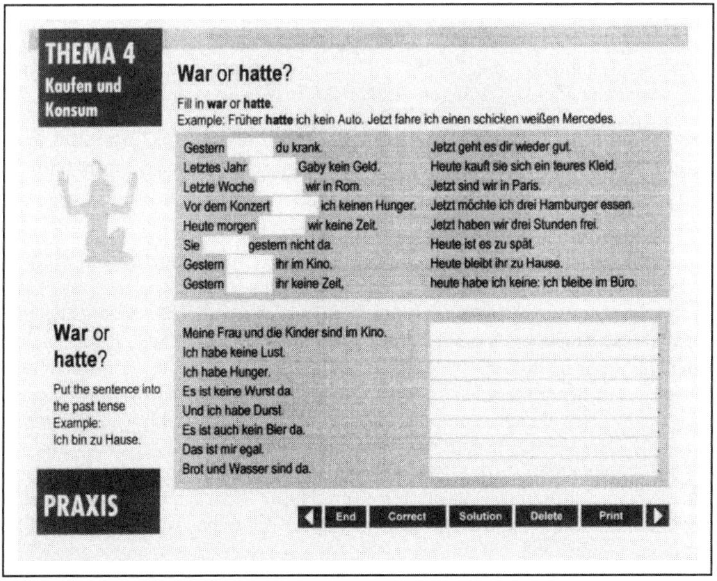

Wie sehr das digitale Lehr-Lern-Gespräch zwischen lernendem Schüler und lehrender CD-ROM dem geschlossenen katechetischen Gespräch des 17. und 18. Jahrhunderts ähnelt, bei dem die Antwort zum Zweck der Wissensvermittlung so aus dem Buch „hergesagt“ werden musste, wie sie dort stand, und bei dem es keine Erklärung zum Zweck der Wissenserzeugung gab, wird auch an den folgenden Bewertungsvarianten des Computerprogramms *Willkommen in Jena* (zitiert nach Hahn/Künzel/Wazel 1998: 146) auf die Multiple-Chioce-Antwort des Schülers deutlich:

„Korrekt!“

„Nicht korrekt! Versuchen Sie es noch einmal!“

„Nein, dies ist auch nicht korrekt! Hören Sie!“

„Das ist zwar richtig, wird aber nicht gesagt!“

Wiewohl also in den vergangenen Jahren auch die technischen Möglichkeiten der Mensch-Maschine-Kommunikation ständig erweitert und verbessert wurden, und wiewohl die Lernsoftware in dialogstruktureller Hinsicht immer weniger Frontalunterricht betreiben, stattdessen häufiger Pfaden der Künstlichen Intelligenz folgen und offenere Sorten des Lehrgesprächs anbieten könnte,[13] gilt Mellors Eingeständnis zu dem von ihm mit entwickelten Programm auch für viele andere:

> Die hier angebotene Interaktion ist noch weit entfernt von einer zwanglosen Unterhaltung zwischen Mensch und Maschine à la 2001. Dazu reichen bisher weder linguistische Analysen noch Computerhardware aus. Interaktivität im Sinne dieser Software [das heißt: der von Mellor mit entwickelten Software; J.K.] heißt schnelle und angenehme Korrektur der Fehler, nachdrückliche positive Verstärkung einer richtigen Antwort, möglichst viel und möglichst zuvorkommende Unterstützung der Lerner, und schließlich möglichst vielfältige Gelegenheit, Fertigkeiten zu üben, sie anzuwenden und zu kontrollieren (Mellor 1997: 202).

Was nach wie vor fehlt, sind Übungstypen und Fehlerkorrekturen, die den Sorten des offenen Lehr-Lern-Gesprächs korrespondieren. Dies könnten zum Beispiel Übungstypen sein, die mit offenen Ergänzungs- oder gar mit Impulsfragen arbeiten

---

durch falsche zu ersetzen.“ Man darf hier von Dialogverweigerung des Computerprogramms sprechen.

13 Vgl. Hahn/Künzel/Wazel 1998: 15f., die allerdings vornehmlich die Möglichkeiten von Hypermedia- bzw. Hypertextsystemen diskutieren, die zwar in der Tat „entdeckendes Lernen“ ermöglichen können, in dem der Lerner „sich aktiv um Lösungen für sein konkretes Problem bemühen und nicht nur vorgegebene Antworten rezipieren“ soll (ebd.: 87), die indes grundsätzlich keine offeneren didaktischen Dialogstrukturen in der Mensch-Maschine-Kommunikation anbieten. Darauf weisen die Autoren selbst hin, wenn sie ausführen: „Es ist u.E. wichtig, in diesem Zusammenhang noch einmal darauf zu verweisen, daß trotz der oben dargestellten Leistungsfähigkeit dieser neuen Systeme mit ‚Hyper‘-Charakteristik Lernen nur *mit* dem Computer und nicht durch ihn erfolgt, der Rechner also seine Werkzeugfunktion für Lehrer und Lerner behält“ (ebd.: 90).

und den Erwerb des Deutschen als Fremdsprache in authentische Dialogsituationen, zum Beispiel in (für Kinder) spielerische oder (für Erwachsene) berufsbezogene Problemlösungsdialoge, einbetten. Und es könnten Korrekturvorgänge sein, die auf die initiativen Problemlösungsstrategien des Lerners zwar grammatisch, lexikalisch-semantisch und pragmatisch unter Bezugnahme auf die Normen des Deutschen *korrigierend* reagieren und insofern ein asymmetrisch-komplementäres Gesprächsverhältnis zwischen Computer und Lerner spiegeln, die im situativen Zusammenhang aber lediglich *lernhelfend* bei der Suche nach Lösungen wirken und ein symmetrisch-koordinatives Gesprächsverhältnis herstellen.

Im Vergleich zum Fremdsprachenunterricht im Klassenverband, bei dem ohnedies stets nur der aktive bzw. aktivierte Teil der Lernenden eine dialogische Kontrolle des Lernfortschritts erfahren kann, ist beim computergestützten Fremdsprachenunterricht in der Tat eine rasche individuelle Fehlerkorrektur möglich, die zudem lernerspezifische Fehlerquellen systematisch erfassen kann.[14] Die hier untersuchten DaF-CD-ROMs verbleiben jedoch trotz vorhandener technischer Möglichkeiten (z.B. Fehlerantizipation und Parsing; vgl. Ehnert/Wazel 1996: 456f.) zumeist im Rahmen der nur formalen Fehlerfeststellung, ohne dass qualitativ Erklärungen des Fehlers und Hilfestellungen zu dessen Vermeidung in einem weiterführenden Lehr-Lern-Gespräch optional vorgesehen sind. Und deshalb ist es, wenn das Lehr-Lern-Gespräch zwischen lernendem Schüler und „lehrender“ Software aus dialogstruktureller Perspektive betrachtet wird, keineswegs eine „schnelle und angenehme Korrektur der Fehler“ (Mellor 1997: 202), wenn z.B. in einer Lückentextübung zur Wortschatzkenntnis ein Fehler lediglich durch rote Färbung angezeigt wird, ohne dass der Lerner erfährt, ob er aus der Liste der angebotenen Wörter ein falsches Wort gewählt oder aber das richtige Wort lediglich fehlerhaft abgeschrieben hat, oder wenn in Übungen zur Verbkonjugation lediglich die richtige Lösung per Mausklick angezeigt werden kann.[15] Auf der CD-ROM *Talk to me: Deutsch. Fortgeschrittene* (1999) werden Fehler gar mit dem Geräusch zerschellenden Porzellans gerügt, richtige Antworten erhalten Applaus. Auch hier sind die Grammatikübungen darauf ausgerichtet, musterhafte grammatische Strukturen zum Auswendiglernen zu präsentieren, zum Beispiel bei der Aufgabe, syntaktische Gruppen (die nicht notwendig Satzgliedstrukturen aufweisen müssen) in die richtige syntaktische Ordnung zu bringen. Insofern die Beispielsätze aus dem vorangegangenen „Dialog“ stammen, ist eine richtige Lösung aber nicht eine beliebige Satzfügung, die in der deutschen Standardsprache als normgerecht gilt, sondern allein die (zumeist unmarkierte) Wortstellung, die im „Dialog“ vorkam.

---

14 Vgl.dazu auch Arenhövel 1997: 42. Zur Fehlerkorrektur im DaF-Unterricht allgemein vgl. Heydt 1991: 229ff.

15 In Mellors Programm wird immerhin dahingehend differenziert, dass bei der Wahl des falschen Wortes dieses insgesamt farblich markiert wird, während fehlerhafte Schreibung „von der Falschstelle an invers auf[leuchtet]“ (1997: 203).

Ein Weg, die katechetische Gesprächsform sokratisch zu öffnen, ist in einem Beispiel zu beobachten, das Hahn/Künzel/Wazel aus ihrer Software-Entwicklung *Willkommen in Jena* präsentieren. Wenn hier auf die falsche (weil so nicht im Videobeispiel vorgegebene!) Einordnung der Partikel *da* in den Satz „Aber Jens, ich hab noch eine Bitte." die Bewertung des lehrenden Computers lautet:

> Nicht richtig. Die Partikel steht, da sie kein Satzglied sein kann, in unmittelbarer Nähe des Verbs, meist nach ihm. Versuchen Sie es noch einmal,[16]

so ist hier nicht nur der Erwerb grammatischen Wissens erleichtert, indem Normen und Regeln explizit gemacht werden, sondern es ist auch der Versuch unternommen, die Fehlernennung statt sogleich mit der gewünschten Lösung mit einer erklärenden und aktivierenden Lösungshilfe zu versehen, die den Lerner erneut auf den Weg schickt, die grammatische Regel selbstständig nachzuschöpfen.

4 Schluss

Ein Haupterfordernis für die Entwicklung tutorieller Lehr-Lern-Software für Deutsch als Fremdsprache ist es, die potentiell dialogische Struktur des Lehr-Lern-Gegenstandes und der Lehr-Lern-Ziele in Beziehung zu setzen mit Sorten des Lehr-Lern-Gesprächs, die diesen Strukturen korrespondieren. Die voranstehenden Beobachtungen zusammenfassend ist festzuhalten, dass die hier in Augenschein genommenen CD-ROMs für den DaF-Unterricht ein großer Gewinn sind, wenn sie als ergänzende Lern- und Übungsmedien eingesetzt werden, d.h. wenn der Zweck des Einsatzes das Lernen, Üben und Prüfen im Sinne der Vermittlung „fertigen" Wissens ist, zum Beispiel die Vermittlung normativ gefasster grammatischer Regeln (*Sprache kennen*). In diesem Rahmen ist die CD-ROM dem Lehrbuch, aber auch dem menschlichen Lehrer in verschiedener Hinsicht überlegen: dem Lehrbuch in erster Linie durch die Möglichkeiten auditiver und artikulatorischer Übungen, auf die sogleich eine Reaktion erfolgen kann, sowie durch die „interaktive" Motivation und individuelle Lernzielkontrolle; dem menschlichen Lehrer vornehmlich durch eine Absenkung der Hemmschwelle, sich in den normativen Strukturen einer fremden Sprache zu bewegen, und durch die systematische individuelle Steuerung des Lernprozesses mit den diversen Möglichkeiten der Wiederholung, Übung, Prüfung. Die Wissensvermittlung ist in beiden Fällen mit Hilfe der CD-ROM effizienter zu leisten als ohne CD-ROM. Die Frage, ob und inwiefern die DaF-CD-ROM in dieser Funktion als Lernhelfer das Lernen auch effektiver, kurzum: erfolgreicher macht, ist aufgrund der nur geringen Anzahl vorliegender Daten noch nicht abschließend zu beantworten. Einen gewissen Motivationsschub, den das neue Medium aufgrund seiner Fähigkeit, dialogisch zu (re)agieren, gegenüber Übungsheften und Lernboxen, Audio- und Videocassetten evoziert – und zwar sowohl bei denen, die mit dem

[16] Hahn/Künzel/Wazel 1998: 148. Auf eine kritische Diskussion der von Hahn et al. vorgenommenen Interpretation von *da* als Partikel muss hier verzichtet werden.

Computer bereits vertraut sind, wie auch bei denen, die erst noch mit ihm vertraut gemacht werden müssen –, wird man gleichwohl nicht unterschätzen dürfen.

Als *Lehr*medium hingegen kann die DaF-CD-ROM in Bezug auf Effektivität und Effizienz weder im schulischen Klassenverband noch im individuellen autodidaktischen Fremdsprachenerwerb sehr viel mehr als affektiv-motivationale (und ggf. praktische) Vorteile gegenüber papierenen und anderen audiovisuellen Lehrwerkmedien verbuchen. Auch im Vergleich mit den inszeniert-natürlichen, fernkommunikativen Lehr-Lern-Gesprächen im Online-Lernen und gar erst im Vergleich mit den natürlichen, nahkommunikativen (*face-to-face*) Lehr-Lern-Gesprächen hat auch die DaF-CD-ROM das Nachsehen, wenn diese Lehr-Lern-Gespräche dem Zweck dienen, Strukturen und Funktionen der fremden Sprache in Formen selbstgesteuerter Wissenserzeugung erfahren zu lassen, um eine kommunikative Kompetenz aufzubauen (*Sprache können*).[17] Die CD-ROM ist hier freilich besser als die anderen Lehrwerkmedien; allerdings ist sie noch nicht so gut, wie sie sein könnte. Ein wesentliches Erfordernis ist, das immer wieder zugunsten des computergestützten Lernens angeführte Merkmal der *Interaktivität* im Sinne von aktivierender Dialogizität zu interpretieren und umzusetzen, um auch selbstständiges und selbstgesteuertes Lernen und den Aufbau einer kommunikativen Kompetenz zu ermöglichen.[18] Ein Weg dahin könnte sein, die Gesprächsrollen von lernendem Schüler und lehrendem Computer im Rahmen der Mensch-Maschine-Kommunikation einander anzunähern, mithin gar auszutauschen. Diesen Weg deutet auch Dorothea Thomé (1989: 273) in ihrem Ausblick auf die weitere Forschung zur Bewertung von Lernsoftware an, wenn sie „die Gestaltung von Programmen" empfiehlt, „in denen die Schüler die ‚Lehrer' sind und der Computer ‚Lernender' ist". Die Dialogsteuerung muss, wenn *Sprache können* das Lehr-Lern-Ziel sein soll, viel mehr in die Hände des Schülers gelegt werden; er muss berechtigt werden, initiierende Gesprächsakte auszuführen, auf die der Computer zu reagieren hat; und es muss dem Lerner gestattet werden, produktive Fehler zu machen, also solche, die über Umwegen auch zur Lösung führen können.

[17] Vgl. Breindl 1997: 316, die allerdings auch für das Internet zu ähnlichen Ergebnissen kommt.

[18] Vgl. auch Foelsche 1998: 23f. zum Begriff der „Interaktivität" multimedialer Lernprogramme.

5 Literatur

5.1 Ausgewählte DaF-CD-ROMs

Dreyer, Hilke/Richard Schmitt (1993): Lehr- und Übungsprogramm der deutschen Grammatik. Computerprogramm. Ismaning.

Einblicke – Lernprogramm Deutsch Multimedia language trainer. Folge 1: Miteinander (1998): München.

Erzähl mir mehr – Deutsch als Fremdsprache 1: Anfänger (1998): Montigny-le-Bretonneux.

Erzähl mir mehr – Deutsch als Fremdsprache 2: Mittelstufe (1998): Montigny-le-Bretonneux.

eurolingua Deutsch 1 (2000): Entwickelt von Oliver Bayerlein. Berlin.

Kehr, Christof/Michaela Meyerhoff (1997): Deutsch für Ausländer 2. München.

Lina und Leo. Deutsch als Fremdsprache für Anfänger (1999): München.

Luscher, Renate (2000): Die Grammatik CD-ROM. Deutsch für Anfänger: Basisübungen. Ismaning.

MultiLingua, Deutsch Eins & Zwei, Deutsch für Ausländer (2000): München.

Talk to me: Deutsch 1: Anfänger, Mittelstufe; Deutsch 2: Fortgeschrittene (1999/2000): Montigny-le-Bretonneux.

Talk to me: Deutsch als Fremdsprache – Aufbaukurs (1999): Montigny-le-Bretonneux.

Tell me More: Deutsch 2: Mittelstufe; Deutsch 3: Fortgeschrittene (1998): Montigny-le-Bretonneux.

Wer ist Oscar Lake? Ein interaktiver Sprachkurs! Ein spannendes Spiel!. Deutsch als Fremdsprache. Stufe 1. Mit Handbuch (1998): New York: Language Publications Interactive.

5.2 Zitierte Online-Sekundärliteratur

CD-ROMs für Deutsch als Fremdsprache. http://www.goethe.de/fr/par/despvcdr.htm (27.12.2003).

Der Einsatz von CD-Roms in der Primarschule. http://www.goethe.de/it/rom/decdrom.htm (27.12.2003).

Institut für Interkulturelle Kommunikation e.V.: Software-Evaluation. http://www.iik.com/theorie/evaluationen/index.html (27.12.2003).

Mause, Doris (2000): Chatten im Fremdsprachenunterricht. http://www.dorismause.com (27.12.2003).

Shaughnessy, Michael/Jörg Waltje: Germanware. Educational software for the study of German language, literature and culture. http://willow.cats.ohiou.edu/~Irc/germanware/main.html (27.12.2003).

SODIS-Datenbank: Bildungsmedien. http://www.fwu.de/db-bm (27.12.2003).

5.3 Zitierte gedruckte Sekundärliteratur

Arenhövel, Franz (1997): Der Computereinsatz im Spracheunterricht der Grundschule. Bestandsaufnahme, Irrwege und Perspektiven. In: OBST 55, 36-50.

Bellack, Arno A., et al. (1974): Die Sprache im Klassenzimmer. Düsseldorf.

Breindl, Eva (1997): DaF goes Internet! Neue Entwicklungen in Deutsch als Fremdsprache. In: Deutsche Sprache 25, 289-342.

Brücher, Karl H. (1994): Zur Leistungsfähigkeit und Verwendbarkeit von Autorenprogrammen in CALL. In: Jürgen Fechner (Hg.): Neue Wege im computergestützten Fremdsprachenunterricht. Berlin, 115-127.

Chun, Dorothy M./Jan L. Plass (1994): Assessing the effectiveness of multimedia in language learning software. In: Thomas Ottmann/Ivan Tomek (eds.): Educational multimedia and hypermedia. Charlottesville, 135-140.

Dreyer, Hilke/Richard Schmitt (1993): Lehr- und Übungsprogramm der deutschen Grammatik. 2. Aufl. Ismaning.

Edelmann, Walter (1986): Lernpsychologie. Eine Einführung. 2., völlig neu bearb. Aufl. München/Weinheim.

Ehnert, Rolf/Gerhard Wazel (1996): Computer. In: Gert Henrici/Claudia Riemer (Hg.): Einführung in die Didaktik des Unterrichts Deutsch als Fremdsprache, mit Videobeispielen. Bd. 2. 2. Aufl. Baltmannsweiler, 453-466.

Eidecker, Martina Elisabeth (1996): Anwendungsweisen multimedialer Computerprogramme im Fremdsprachenunterricht. Hypothesen und Forschungsergebnisse am Beispiel des Programms CyberBuch. In: Deutsch als Fremdsprache 33 (2), 109-115.

Eisenberg, Peter (1998): Grundriß der deutschen Grammatik. Bd. 1: Das Wort. Stuttgart, Weimar.

Foelsche, Otmar K. E. (1998): Stand und Probleme des Einsatzes von Multimedien im Sprachunterricht in den USA. In: Hartmut Schröder/Gerhard Wazel (Hg.): Fremdsprachenlernen und interaktive Medien. Frankfurt a.M., 23-34.

Götze, Lutz (1998): Grammatik. In: Bernd Kast/Gerhard Neuner (Hg.): Zur Analyse, Begutachtung und Entwicklung von Lehrwerken für den fremdsprachlichen Deutschunterricht. 5. Aufl. Berlin, München, 66-70.

Hahn, Martin/Sebastian Künzel/Gerhard Wazel (1998): Multimedia – eine neue Herausforderung für den Fremdsprachenunterricht. 2., durchgesehene Aufl. Frankfurt a.M.

Hahn, Martin/Inge Tosch (1998): CD-ROM – Selbstlernen – Sprachkompetenz. In: Hartmut Schröder/Gerhard Wazel (Hg.): Fremdsprachenlernen und interaktive Medien. Frankfurt a.M., 13-22.

Helmers, Hermann (1970): Didaktik der deutschen Sprache. Einführung in die Theorie der muttersprachlichen und literarischen Bildung. 5., neu bearb. und erw. Aufl. Stuttgart.

Heydt, Gertraude (1991): Deutsch lehren. Grundwissen für den Unterricht in Deutsch als Fremdsprache. 2., überarbeitete und erweiterte Aufl. Frankfurt a.M.

Huneke, Hans-Werner/Wolfgang Steinig (1997): Deutsch als Fremdsprache. Eine Einführung. Berlin.

Kast, Bernd/Gerhard Neuner (Hg.) (1998): Zur Analyse, Begutachtung und Entwicklung von Lehrwerken für den fremdsprachlichen Deutschunterricht. 5. Aufl. Berlin, München.

Kilian, Jörg (1997): Gespräche im Computer-Zeitalter – Kommunikation und Kultur? In: Michael Zöller (Hg.): Informationsgesellschaft – Von der organisierten Geborgenheit zur unerwarteten Selbständigkeit? Köln, 240-247.

Kilian, Jörg (2001): T@stentöne. Geschriebene Umgangssprache in computervermittelter Kommunikation. Historisch-kritische Ergänzungen zu einem neuen Feld der linguistischen Forschung. In: Michael Beißwenger (Hg.): Chat-Kommunikation. Sprache, Interaktion, Sozialität & Identität in synchroner computervermittelter Kommunikation. Perspektiven auf ein interdisziplinäres Forschungsfeld. Stuttgart, 55-78.

Kilian, Jörg (2002): Lehrgespräch und Sprachgeschichte. Untersuchungen zur historischen Dialogforschung (= Reihe Germanistische Linguistik 233). Tübingen.

Kilian, Jörg (2005): DaF im Chat. Zur Grammatik geschriebener Umgangssprachen und ihrem interaktiven Erwerb in computervermittelten bilingualen Gesprächen. In: Michael Beißwenger/Angelika Storrer (Hg.): Chat-Kommunikation in Beruf, Bildung und Medien: Konzepte – Werkzeuge – Anwendungsfelder. Stuttgart, 201-220.

Krumm, Hans-Jürgen (1998): Stockholmer Kriterienkatalog. In: Bernd Kast/ Gerhard Neuner (Hg.): Zur Analyse, Begutachtung und Entwicklung von Lehrwerken für den fremdsprachlichen Deutschunterricht. 5. Aufl. Berlin/ München, 100-105.

Lesch, Arkadiusz (1989): Question answering systems: a survey of major accomplishments. In: István S. Bátori/Winfried Lenders/Wolfgang Putschke (eds.): Computational linguistics. An international handbook on computer oriented language research and applications (= Handbücher zur Sprach- und Kommunikationswissenschaft 4). Berlin/New York, 722-739.

Lina und Leo. Sprachkurs Deutsch. Deutsch als Fremdsprache für Anfänger (1997): München.

Löschmann, Martin (1994): Zur Weiterentwicklung der Lehr- und Lernmitteltheorie für den Fremdsprachenunterricht durch Einsatz von Computern. In: Jürgen Fechner (Hg.): Neue Wege im computergestützten Fremdsprachenunterricht. Berlin, 21-36.

Luscher, Renate (2000): Übungsgrammatik für Anfänger: Deutsch als Fremdsprache. Ismaning.

Mause, Doris (2001): Didaktische Anmerkungen zum Einsatz von CD-ROMs im Fremdsprachenunterricht. In: Reinhard Donath (Hg.): CD-ROM im Fremdsprachenunterricht. Stuttgart, 7-12.

Mellor, Chauncey J. (1997): Learn to speak German – Ein Multimedia-Sprachlernprogramm für Deutsch als Fremdsprache. In: OBST 55, 199-207.

Meyer, Hilbert (1987): UnterrichtsMethoden. Bd. 1: Theorieband, Bd. 2: Praxisband. Frankfurt a.M.

Pohl, Inge/Jürgen Pohl (1995): Hypertext und DaF – eine fachdidaktische Herausforderung. In: Deutsch als Fremdsprache 32 (4), 219-228.

Potter, James (1998): On-line and off-line. Software tools for foreign language teaching and evaluation. In: Hartmut Schröder/Gerhard Wazel (Hg.): Fremdsprachenlernen und interaktive Medien. Frankfurt a.M., 53-82.

Potthoff, Willy (1975): Die Beeinflussung von Lernprozessen durch schulische Gesprächsformen. In: Willy Potthoff (Hg.): Schulpädagogik. Freiburg, 173-178.

Schröder, Hartmut/Gerhard Wazel (Hg.) (1998): Fremdsprachenlernen und interaktive Medien. Frankfurt a.M.

Schröder, Hartmut (1998): Evaluierungskriterien für multimediale Lernprogramme. In: Hartmut Schröder/Gerhard Wazel (Hg.): Fremdsprachenlernen und interaktive Medien. Frankfurt a.M., 97-102.

Schwanke, Martina (1996): Aspekte des Computereinsatzes. In: Deutsch als Fremdsprache 33 (2), 103-108.

Storch, Günther (1999): Deutsch als Fremdsprache – Eine Didaktik. Theoretische Grundlagen und praktische Unterrichtsgestaltung. München.

Thiele, Hartmut (1981): Lehren und Lernen im Gespräch. Gesprächsführung im Unterricht. Bad Heilbrunn/Obb.

Thomé, Dorothea (1989): Kriterien zur Bewertung von Lernsoftware. Mit einer exemplarischen Beurteilung von Deutsch-Lernprogrammen. Heidelberg.

Wazel, Gerhard (1998): Hypermedia – Evaluierungskriterien für die Praxis. In: Hartmut Schröder/Gerhard Wazel (Hg.): Fremdsprachenlernen und interaktive Medien. Frankfurt a.M., 83-95.

Witt, Claudia de (1993): Pädagogische Theorien der Interaktion im Zeitalter Neuer Technologien. Versuch einer didaktischen Bewertung von interaktiven Computerlehr-/lernprogrammen. Frankfurt a.M.

Metatextuelle Formulierungsmuster in wissenschaftlichen Texten – am Beispiel von Zielformulierungen

Danuta Olszewska (Gdańsk)

1 Problemstellung, Zielsetzung, Materialgrundlage

Wissenschaftliche Kommunikation bedeutet einen ständigen Austausch und Transfer von Wissen über mündliche und schriftliche Kanäle. Bei der Darstellung und Weitergabe wissenschaftlicher Erkenntnisse steht die Qualität der Inhalte selbstverständlich im Vordergrund. Nicht ohne Belang ist aber auch die Qualität ihrer Präsentation. Eine besondere Rolle spielt dieser Aspekt bei der schriftlichen Textproduktion, die unter anderen kommunikativen Bedingungen zustande kommt und verläuft als die mündliche, was Konsequenzen für die Beschaffenheit und den Verlauf von Produktionsprozessen hat (vgl. Jakobs 1995; Wrobel 1995). Das textproduktive Handeln fordert besonders im schriftlichen Bereich ein spezielles implizites prozedurales Wissen (Textmusterwissen) dazu, wie die zu vermittelnden wissenschaftlichen Gedanken zu Papier gebracht werden können oder sollen. Es geht dabei nicht nur um eine bloße Verschriftlichung mentaler Inhalte, sondern auch um komplexe Planungs- und Formulierungsprozesse, die es ermöglichen, das Wissen in einer „zerdehnten Situation“ (Ehlich 1983) und einem institutionellen Kontext zu erarbeiten und zu organisieren. Auf die Frage „Welche Vertextungshandlungen und -strategien stehen einem Autor zur Verfügung?“ gibt es bis heute keine einfachen und eindeutigen Antworten, und es scheint nicht nur legitim, sondern auch notwendig, über die Formulierungsstrategien in wissenschaftlichen Texten zu reflektieren.

Das Formulierungshandeln in wissenschaftlichen Texten ist auf zwei Textebenen gerichtet: auf die Ebene der wissenschaftlichen Propositionen, die die eigentliche Ebene eines Textes bilden und somit einen Basistext konstituieren und auf die Ebene der Illokutionen im Sinne der Absichten des Autors, die er expliziert, bevor er das Wissen vermittelt, während er das Wissen vermittelt und nachdem er das Wissen vermittelt hat. Diese Illokutionen bilden eine *Hyperebene*, d.h. einen Text über den Text, einen *Begleittext* zum Basistext, der auch als *Metatext* bezeichnet werden kann. *Metatext* meint hier explizite Formulierungen über den Text selbst, die dem Autor insgesamt dazu dienen, den Text zu kommentieren, zu strukturieren, den Leser in Textfunktion und Textaufbau zu orientieren, seine Aufmerksamkeit zu steuern, kurz: Er dient dazu, das zu vermittelnde Wissen zu organisieren.

Einen speziellen Typ der metatextuellen Formulierungen bilden Zielexplizierungen, die für wissenschaftliche Texte als Texte mit strategischer Planung äußerst charakteristisch sind und daher als musterbezogene Formulierungsaktivitäten gelten können. Im Folgenden soll versucht werden, die funktionale, inhaltliche, lexikalische sowie stilistisch-grammatische Vielfalt der Zielformulierungen in deutschen wissenschaftlichen Texten aufzuzeigen. Einen ähnlichen Versuch hat vor einigen Jahren Gnutzmann (1990) unternommen, indem er sprachliche Indikatoren für Zielexplizierungen anhand von naturwissenschaftlichen Fachaufsätzen beschrieben hat. Die Grundlage für diese Analyse bilden wissenschaftliche Texte größeren Formats, d.h. Monographien, also wissenschaftliche Abhandlungen, mit erkenntnistheoretischem Charakter. Sie entstammen geisteswissenschaftlichen Disziplinen (Sprachwissenschaft, Literaturwissenschaft, Sozialwissenschaften), für die die Monographie als prototypische Textsorte gilt (Weinrich 1995). Einen hohen Anteil an der Materialgrundlage haben so genannte Qualifikationsschriften, d.h. Doktor- und Habilitationsarbeiten. Es sind Texte, die dem Prinzip der sprachlichen Etikette am besten Rechnung tragen (sollen) und deren stilistischen Ausdruck man insgesamt als Standard betrachten kann. Die Mehrheit der Texte wurde von deutschen WissenschaftlerInnen verfasst. Zur Erweiterung der Materialbasis wurden auch einige auf Deutsch verfasste Texte polnischer Germanisten mitberücksichtigt. Insgesamt liegen der Analyse 42 Monographien zugrunde. Ihnen wurden alle hier präsentierten Beispiele entnommen. Aus Übersichtlichkeitsgründen verzichte ich aber darauf, bei jedem Beispiel genau anzugeben, aus welchem Text es stammt. Das exzerpierte Korpus erlaubt, die sprachlichen Indikatoren für Zielexplizierungen präziser zu betrachten und differenzierter an sie heranzugehen. Die Analyse versteht sich als ergänzende Stimme in der allgemeinen Diskussion um die wissenschaftliche Ausdrucksweise und die praktische Stilistik des wissenschaftlichen Schreibens.

2 Zur Leistung der Zielexplizierungen

Die Organisation des Wissens beginnt mit der Bestimmung und Formulierung der Ziele, die ein Autor mittels seines Textes erreichen will. So entstehen volitiv-intentionale Formulierungen, die hauptsächlich zur Herstellung einer gemeinsamen Orientierung auf das Hauptthema und das Anliegen des Autors dienen. Da sie immer die Form eines Satzes haben, werden sie im Folgenden auch *zielgerichtete Metasätze* oder kurz *Metasätze* genannt. Unabhängig davon, wie umfangreich ein Text ist, erklärt der Autor seine Absicht und kündigt damit das Forschungsthema an, bevor er das eigentliche Wissen zu vermitteln beginnt. Diesen globalen, gesamttextbezogenen Absichtserklärungen, denen komplex organisierte Handlungsmuster zugrunde liegen, sind alle weiteren auf die Planung und Gestaltung des Textes bezogenen Handlungen untergeordnet.

Die Leistung der Zielexplizierungen ist nicht nur partnerorientiert. Zielangaben können dem Autor auch dazu dienen, den Text formal zu eröffnen und damit die Interaktion zu initiieren. Solch ein initiierender Metasatz bildet einen absoluten Anfang, die so genannte *opening sequence* des Gesamttextes, und hat inhaltlich gesehen einen sehr allgemeinen und grammatisch gesehen einen förmlich-offiziellen Charakter. Ihm können weitere Metasätze folgen, in denen der Untersuchungsgegenstand näher bestimmt wird und die zusammen mit dem absoluten Anfang einen ersten Textblock und eine formale Eröffnung bilden.

3 Propositionale Struktur der Zielexplizierungen

Der Zielbegriff, welcher den wissenschaftlichen Texten zugrunde liegt, ist eine mehrdimensionale Entität, und die propositionale Struktur der zielgerichteten Metasätze kann folgende Informationselemente enthalten:

- Information zum Objekt/Thema, d.h. zum Untersuchungsgegenstand, auf den das Handeln des Autors gerichtet ist:

Sie bildet die Objekt-Dimension (OBJ-Dim) und wird durch die Frage repräsentiert „*Was* untersucht der Autor?“. Sie kann allgemein (OBJ/ALLG) ausgedrückt oder spezifiziert (OBJ/SPEZ) werden. Syntaktisch kann die OBJ-Dim von einem Nomen, von mehreren Nomen, von einer nominalen Wortgruppe oder von einem Nebensatz realisiert werden.

- Information zur Forschungstätigkeit, der das Objekt unterliegt:

Sie bildet die Handlung-Dimension (HAN-Dim) und wird durch die Frage repräsentiert „Was *tut* der Autor mit dem gewählten Objekt?“. Als syntaktische Realisierung dieser Dimension gilt entweder ein Verb oder seine Nominalisierung. Diese können allgemein (HAN/ALLG) wie z.B. *untersuchen, analysieren, Untersuchung* oder konkret (HAN/SPEZ) sein wie z.B. *erfassen, vergleichen, diskutieren, Klassifizierung, Differenzierung, Entwicklung* u.a.

- Information zum Verfahren, d.h. zum methodologischen Ansatz, nach dem das Objekt untersucht wird:

Sie bildet die Verfahren-Dimension (VERF-Dim) und wird durch die Frage repräsentiert „*Wie* wird der Untersuchungsgegenstand analysiert?". Syntaktisch wird diese Dimension von einer nominalen Wortgruppe realisiert z.B. *im Rahmen eines kontrastiven Ansatzes, auf interdisziplinärer Basis, mit Hilfe multivarianter Verfahren* u.Ä.

– Information zum Korpus, also zur Materialgrundlage, anhand derer eine Analyse durchgeführt wurde:

Sie bildet die Korpus-Dimension (COR-Dim). Als typische syntaktische Realisierung dieser Dimension gilt eine nominale Wortgruppe z.B. *am Beispiel von Texten aus der Kraftfahrzeugtechnik.*

– Information zum Resultat, zu dem die Untersuchung führen soll:

Sie bildet die Resultat-Dimension (RES-Dim). Diese realisiert sich durch die Frage „*Was* will der Autor durch die Untersuchung (auf)zeigen, (über)prüfen, nachweisen?". Als typische Realisierungen dieser Dimension gelten Sätze mit den genannten Verben, die oft in Form der Nebensätze mit den Konjunktionen *dass, ob, wie, inwieweit/inwiefern* u.Ä. realisiert werden. Metasätze dieser Art haben immer einen konkreten Charakter und dienen zur Präzisierung der OBJ-Dim (RES/SPEZ).

– Information zur Relevanz, d.h. zur Wichtigkeit und Aktualität des Forschungsthemas für eine Disziplin oder Subdisziplin:

Sie bildet die Relevanz-Dimension (REL-Dim): Schwerpunkt dieser Zielsetzungen bilden entweder die explizite theoretische Einordnung der Untersuchung in ein Forschungsfeld, in dem der Autor seine Arbeit ansiedeln möchte oder praktische Implikationen, die sich aus der Analyse ableiten lassen. Sie wird durch die Frage repräsentiert „Was *leistet* die Arbeit?". Dabei kann die REL-Dim abstrakt sein (REL/ABST). In diesem Fall antwortet der Metasatz auf die Frage „Welcher Disziplin ist die Untersuchung verpflichtet?". Die REL-Dim kann auch konkret (REL/KONK) sein. In diesem Fall antwortet der Metasatz auf die Fragen „Wo können die Erkenntnisse der Arbeit verwertet werden? Wozu können sie dienen?".

Nach der Zahl der aktualisierten Inhaltselemente kann ein zielgerichteter Metasatz eindimensional oder mehrdimensional sein:

- eindimensional, wenn er nur eine Information enthält, z.B. *Gegenstand der vorliegenden Arbeit sind* ... (OBJ-Dim); *Die vorliegende Arbeit versteht sich als Beitrag zur angewandten Fachsprachenlinguistik.* (REL-Dim)
- mehrdimensional, wenn er mehr als eine Information enthält, z.B. *Die Arbeit stellt sich das Ziel, die Spezifik der* ...(OBJ-Dim) *zu untersuchen* (HAN-Dim); *Dabei wird zu zeigen sein* (HAN-Dim), *ob das erarbeitete Modell auf andere Texte anwendbar ist* (RES-Dim); *Das Ziel der Arbeit ist die Darstellung* (HAN-Dim) *der* ...(OBJ-Dim) *in den deutschen und englischen Fachsprachen der Technik* ... (COR-Dim).

4 Syntaktische Struktur der Zielexplizierungen

Der syntaktische Rahmen der zielgerichteten Metasätze wird von vier Dimensionen festgesetzt: OBJ-Dim, HAN-Dim, RES-Dim und REL-Dim. Die COR-Dim und VERF-Dim verfügen über keine eigenen Satzstrukturen. Sie werden in Form präpositionaler Wortgruppen in die syntaktischen Rahmen der Metasätze mit OBJ-Dim, HAN-Dim oder RES-Dim eingebettet. Insgesamt können die Zielangaben unter syntaktischem Gesichtspunkt in Analogie zur Verbvalenz betrachtet werden als:

- Metasätze mit einem *einstelligen* Strukturrahmen. Diese eröffnen eine syntaktische Stelle für eine Dimension, darunter entweder OBJ-Dim (z.B. Metasätze mit den Wendungen *Gegenstand bilden, im Mittelpunkt stehen*) oder REL-Dim (z.B. Metasätze mit den Wendungen *sich als Beitrag verstehen zu, einen Beitrag leisten zu*).
- Metasätze mit einem *zweistelligen* Strukturrahmen. In diesen sind zwei Stellen für zwei Dimensionen vorgesehen, wobei folgende Kombinationsmöglichkeiten in Frage kommen: OBJ-Dim + HAN-Dim (z.B. Metasätze mit den Wendungen, die das Nomen *Ziel* enthalten oder Passivkonstruktionen) oder RES-Dim + HAN-Dim (z.B. Metasätze mit den Verben *aufzeigen, überprüfen, nachweisen*).

5 Einbindungsstrategien und Formulierungsmuster der Zielexplizierungen

Die Analyse der Zielsetzungen in den wissenschaftlichen Texten hat gezeigt, dass sowohl die propositionale Struktur wie auch die grammatische Form von der Stellung des zielgerichteten Metasatzes im Text abhängig sind. Entscheidend ist dabei die erste Position im Gesamttext, d.h. die Initialstellung, die als eine Test-Stellung gelten kann. Nach diesem Kriterium lassen sich die Zielexplizierungen in zwei Haupttypen einteilen: exponierte und integrierte Zielsetzungen.

5.1 Exponierte Zielsetzungen

Exponierte Zielsetzungen sind Kandidaten für den absoluten Anfang des Gesamttextes (*opening sequence*). Man kann sie daher *absolute Initiale* nennen. Mit ihnen realisieren die AutorInnen die Strategie einer formalen Eröffnung des Gesamttextes. Die bei dieser Strategie eingesetzten Formulierungen zeichnen sich durch den höchsten Grad der Formelhaftigkeit aus. In ihrem Bereich sind die Stereotypisierung und Konventionalisierung am stärksten ausgeprägt, so dass man hier von routinisierten Formeln sprechen kann. Stilistisch gesehen haben sie einen förmlich-offiziellen Charakter und dienen dazu, die Untersuchungssituation zu eröffnen. In semantischer Hinsicht haben sie einen vagen Charakter und dienen dazu, eine erste allgemeine Orientierung über das Anliegen des Autors und seines Textes zu geben. Die Allgemeinheit betrifft alle in ihnen enthaltenen Dimensionen des Zielbegriffs. Dabei können drei Dimensionen als inhaltliche Kandidaten für die formale Eröffnung und damit einen absoluten Anfang angesehen werden, und zwar OBJ-Dim, HAN-Dim und REL-Dim. Mit OBJ-Dim und HAN-Dim verbindet sich die Kennzeichnung des allgemeinen Themas der Arbeit, mit REL-Dim die allgemeine Bewertung und Eingliederung der Arbeit in einen wissenschaftlichen Bereich.

Insgesamt kann man unter den exponierten Zielangaben folgende Satzmuster unterscheiden:

– Satzmuster zur allgemeinen Kennzeichnung der OBJ-Dim (OBJ/ALLG):

Es handelt sich hier um zwei äquivalente Satzmuster mit einem *einstelligen* Strukturrahmen. Ein Satzmuster stützt sich lexikalisch auf spezielle Nomen bzw. nominale Phrasen wie *Gegenstand sein/bilden, als Gegenstand wählen, im Mittelpunkt/im Vordergrund/im Zentrum stehen*, das andere auf spezielle Verben wie *sich beschäftigen/sich befassen.*

– Satzmuster zur allgemeinen Kennzeichnung der OBJ-Dim und HAN-Dim (OBJ/ALL + HAN/ALLG):

Hier geht es um zwei äquivalente Satzmuster mit einem *zweistelligen* Strukturrahmen. Ein Muster bilden Zielangaben, deren lexikalischen Rahmen die Wendungen mit dem Nomen *Ziel* bilden: *das Ziel sein, sich das Ziel/zum Ziel setzen/stellen.* Ein zweites Muster bilden Zielangaben, die sich auf Passivkonstruktionen stützen. Die beiden Muster enthalten die hyperonymischen Metaverben bzw. Wendungen, nämlich *untersuchen, analysieren, eine Analyse vornehmen.*

– Satzmuster zur allgemeinen Bewertung der Arbeit (REL/ABST):

Die REL-Dim wird selten am absoluten Anfang explizit ausgewiesen. Wenn doch, dann wird sie immer mit vordergründigen OBJ-Dim und HAN-Dim kombiniert. Die Kombinierung der drei genannten Dimensionen, die in einem komplementären Verhältnis zueinander stehen, erfolgt entweder in zwei eigenständigen, nacheinander folgenden Sätzen oder in einem mehrdimensionalen zusammengesetzten Satz. Metasätze mit REL/ABST stützen sich auf die Wendungen mit dem Nomen *Beitrag* wie *sich als Beitrag verstehen, einen Beitrag leisten* oder auf solche Verben wie *sich eingliedern, sich einordnen*, z.B.

> Die vorliegende Arbeit versteht sich als Beitrag zur angewandten ... Sprachwissenschaft und gliedert sich in den Bereich der ... ein (REL-Dim). Ihr Ziel besteht in der Beschreibung und Differenzierung (HAN-Dim) relevanter Textsorten, die ... (OBJ-Dim).

> Die vorliegende Arbeit stellt sich zum Ziel, durch die Untersuchung (HAN-Dim) von ... (OBJ-Dim), einen Beitrag zu ... zu leisten (REL-Dim).

Werden in Sätzen wie dem zweiten noch weitere als präpositionale Wortgruppen realisierte COR-Dim und VERF-Dim eingebettet, so kann sogar ein fünfdimensionaler zusammengesetzter Eröffnungssatz entstehen:

> Das Hauptziel der hier vorgelegten Arbeit ist es, durch die Untersuchung (HAN-Dim) von ... (OBJ-Dim) aus wissenschaftlichen Zeitschriftenaufsätzen (COR-Dim) im Rahmen der kontrastiven Linguistik (VERF-Dim) einen Beitrag zum Problem der ... zu leisten und ... (REL-Dim).

Zu den festen Merkmalen der exponierten Zielbestimmungen gehören neben ihrem allgemeinen bzw. abstrakten Charakter das Fehlen von Personaldeixis und der neutrale Modalwert. Als charakteristische Strukturelemente gelten die gesamtbezogenen deiktischen Ausdrücke *vorliegend* bzw. *hier vorgelegt*, die zusammen mit der Größe *Text* als Topic-Elemente im Vorfeld stehen und die den Zielformulierungen einen förmlichen Charakter verleihen. Insgesamt können die oben charakterisierten, vom Vortext unabhängig verwendeten Zielformulierungen als rahmenbildende Hypersätze gelten, die den linken Rahmen eines wissenschaftlichen Textes, d.h. seiner Einleitung bilden.

5.2 Integrierte Zielsetzungen

Integrierte Zielsetzungen werden in einen speziell beschaffenen Vortext eingebettet, der die einleitenden Passagen des Basistextes bildet. Viele wissenschaftliche Texte beginnen die Autoren mit allgemeinen Reflexionen, die nicht nur in das Thema einleiten, sondern dabei Defizite bzw. Kontroversen im behandelten Problemfeld aufdecken und dadurch ihre motivationale Einstellung zum wissenschaftlichen Handeln anzeigen. In solch einen problematisierenden Vortext werden die Zielbestimmungen punktuell oder kumulativ (z.B. durch die Aufzählung) an beliebigen Stellen der Einleitung eingebunden. Durch die Strategie der Einbindung der Zielbestimmungen in den Vortext können die Autoren mit Hilfe zielgerichteter Metasätze das Ziel/die Ziele präzisieren und begründen sowie die eigene Leistung bewerten.

5.2.1 Präzisierung der Ziele

Bei der Präzisierung nutzt der Autor den Vortext dazu, das globale Ziel möglichst genau zu formulieren. Die dabei verwendeten Satzmuster kann man folgendermaßen charakterisieren:

- Satzmuster zur Präzisierung der OBJ-Dim (OBJ/SPEZ):

Die Präzisierung bezieht sich in erster Linie auf die OBJ-Dim. Sie kann dabei innerhalb des Metasatzes in Form einer nominalen Wortgruppe (im Mittelfeld) oder in Form eines Nebensatzes (im Nachfeld) präzisiert werden. Infolge einer solchen vorwärts-orientierten, prospektiven Präzisierung entstehen Zielangaben mit satzinternem Fokus, wobei unter dem Fokus die zu präzisierende OBJ-Dim verstanden wird. Den lexikalischen Rahmen dieser Zielangaben bilden einerseits spezielle nominale Wendungen, die im hyponymischen Verhältnis zur Wendung

Gegenstand sein/bilden stehen, wie *Schwerpunkt sein/bilden, als Schwerpunkt wählen, besondere Aufmerksamkeit/das Erkenntnisinteresse richten auf, im Fokus des/meines/unseres Interesses stehen, das/mein/unser Hauptaugenmerk gilt/richtet sich auf, unser/mein Interesse gilt* u.Ä., andererseits spezielle Verben oder verbale Wendungen, die als Hyponyme zu den Verben *sich beschäftigen/sich befassen* betrachtet werden können, wie *interessieren, sich konzentrieren, sich beschränken, den Untersuchungsgegenstand einengen, einer Frage entsprechenden Platz einräumen, einer Frage besondere Beachtung schenken* u.Ä. Satzmuster mit den genannten lexikalischen Ausdrücken dienen zur Präzisierung der OBJ-Dim und können synonymisch verwendet werden. Als zusätzliche typische Elemente, die als Indikatoren für die Präzisierung gelten können, sind entweder die Anapher *dabei*, die für die Präpositionalgruppen *bei der Untersuchung/bei der Analyse* steht oder die Adverbien der Präferenz wie *primär, vor allem, insbesondere* u.Ä. Die personaldeiktischen Ausdrücke *ich, mein, wir, unser* sind in ihnen keine seltene Erscheinung, wie in den folgenden Beispielen deutlich wird:

Schwerpunkt der Analyse/Untersuchung ist/sind/bildet/bilden ...

Besondere Aufmerksamkeit wird dabei auf (die) ... gerichtet, (die) ...

Im Fokus des/unseres/meines Interesses stehen insbesondere (diejenigen) ..., die ...

Unser Hauptaugenmerk gilt/liegt vor allem ...

Dabei konzentriere(n)/beschränke(n) wir uns/ich mich auf .../Dabei interessieren ...

Die präzisierte OBJ-Dim kann sich aber auch außerhalb des Metasatzes befinden, d.h. im Vortext. In den Metasatz mündet sie als eine Anapher in Form von Rekurrenzen wie *diese Frage/dieser Aspekt/Letzteres/Sie* u.Ä. Infolge solch einer rückwärts-orientierten, retrospektiven Präzisierung entstehen Zielangaben mit satzexternem Fokus, wie z.B.

Genau dies ist das Ziel der vorliegenden Arbeit.

Diesem Ziel ist die vorliegende Arbeit verpflichtet.

Letzteres ist das Anliegen dieser Studie.

An diesem Punkt setzt die vorliegende Arbeit.

Sie zu untersuchen, ist die Aufgabe dieser Arbeit.

- Satzmuster zur Präzisierung der OBJ-Dim und/oder der HAN-Dim (OBJ/SPEZ + HAN/SPEZ):

Die OBJ-Dim kann auch in Metasätzen mit dem *zweistelligen* Strukturrahmen (OBJ-Dim und HAN-Dim) präzisiert werden. Man begegnet hier einerseits den Mustern, die an der exponierten Position zur allgemeinen Kennzeichnung der OBJ-Dim dienen können, andererseits neuen Mustern, die sich nur als integrierte und präzisierende Formulierungen gut bewähren. Von den bekannten, d.h. bisher genannten, sind das Satzmuster mit den Wendungen, die das Nomen *Ziel* und Passivkonstruktionen enthalten. Beide Muster unterliegen allerdings lexikalischen wie auch (text-)grammatischen Modifizierungen. Die förmliche Phrase *Das (Haupt-)Ziel der vorliegenden Arbeit ist (es), ...* nimmt die folgenden Formen an:

Das (Haupt)Ziel der/dieser Arbeit besteht darin/in ...

Die eigentlichen Zielsetzungen der Arbeit erstrecken sich darauf, ...

Mein Anliegen besteht darin, ...

Die Arbeit stellt sich zwei Aufgaben: ...

Die Arbeit verfolgt das Ziel/zwei Zwecke ...

Die Arbeit beabsichtigt ...

u.Ä.

Zum Ausdruck der HAN-Dim, die entweder in einer Infinitivkonstruktion oder als Nominalisierung realisiert wird, dienen einerseits allgemeine Verben, die keine präzisierende Funktion haben. Unter ihnen erscheinen nicht nur die „formalen" Verben *untersuchen* und *analysieren*, d.h. diejenigen, die in exponierten Zielangaben zur Eröffnung der Untersuchungssituation dienen können, sondern auch ihre weniger formalen Varianten wie *erforschen, einer Frage nachgehen/nachspüren/auf den Grund gehen*. Auf der anderen Seite begegnet man vielen konkrete(re)n Verben bzw. Wendungen wie *erfassen, klassifizieren, vergleichen, herausarbeiten, erörtern, interpretieren, ein Modell entwickeln, eine Typologie aufstellen, einen Vorschlag unterbreiten* u.a. Sie bilden eine umfangreiche Gruppe und ihre Liste ist offen.

Vielfältige lexikalische sowie grammatische Modifizierungen erfährt auch die als Ausgangsmuster zu betrachtende Passivkonstruktion mit *untersuchen* bzw. *analysieren*. Werden diese Verben durch andere konkrete Bezeichnungen ersetzt, dann liegt die Präzisierung auch der HAN-Dim vor. Werden sie beibehalten, dann geht es dem Autor nur um die Präzisierung der OBJ-Dim. In solchen Fällen kann das Grundmuster *wird/werden ... untersucht/analysiert* zu vielen lexikalisch-grammatischen Varianten (Submustern) mit folgenden Strukturrahmen abgewandelt werden:

soll ... untersucht werden

ist/sind ... zu untersuchen

wird/werden ... zu untersuchen sein

wir wollen ... untersuchen / wir werden ... untersuchen

ich will ... untersuchen / ich möchte ... untersuchen

ich werde ... untersuchen / ich untersuche

die Arbeit untersucht, die Arbeit will untersuchen

soll versucht werden, ... zu analysieren / wir wollen versuchen, ... zu analysieren

ich will versuchen ... zu analysieren

die Arbeit versucht, ... zu analysieren.

Die Präzisierung der OBJ-Dim und/oder der HAN-Dim erfolgt schließlich in Zielformulierungen, die nur in präzisierender Funktion auftreten können. Gemeint sind hier Zielangaben mit solchen Wendungen wie *Es geht (dabei) darum/um*, *Es gilt (dabei), Angestrebt ist (dabei)*. Die Präzisierung mit Hilfe dieser Wendungen erfolgt oft durch die Negation oder Aufzählung mehrerer Ziele. Auch dies sollen einige Beispiele illustrieren:

Es geht (dabei) darum, ...

Es wird (dabei) zum einen darum gehen, ..., zum anderen ...

Es geht (dabei) nicht um die Beschreibung der ... . Vielmehr geht es darum, ... zu ... und zu ...

Es gilt (dabei)/Angestrebt ist (dabei), ... zu ...

– Satzmuster zur Präzisierung der RES-Dim (RES/SPEZ):

Die Präzisierung des Ziels/der Ziele besteht nicht nur in der Präzisierung der OBJ-Dim und HAN-Dim. Sie erfolgt in vielen Arbeiten durch zusätzliche Angabe der RES-Dim, die als spezifische Art der OBJ-Dim betrachtet werden kann. Dazu dienen Metasätze mit dem zweistelligen Strukturrahmen (s.o.), in dem die HAN-Dim durch die Verben *(auf)zeigen, (über)prüfen, nachweisen* besetzt ist und die zweite Stelle für das Resultat der Untersuchung vorgesehen ist. Die genannten Verben gelten als lexikalische Indikatoren für diese Art Metasätze. Die RES-Dim wird entweder als eine nominale Wortgruppe (im Mittelfeld) realisiert oder sie wird in Form eines Nebensatzes mit *wie, welche, ob, dass, inwieweit* u.Ä. angeschlossen und besetzt damit das Nachfeld. Die grammatischen Formen dieser Zielformulierungen reichen von Passivkonstruktionen über Konstruktionen mit stilistischem Subjektschub bis zu *persönlich gefärbten* Äußerungen, d.h. Sätzen mit *ich* oder *wir,* wie es die folgenden Beispiele veranschaulichen:

In der Arbeit wird gezeigt/soll gezeigt werden/wird zu zeigen sein, wie/dass ...

Im Folgenden soll nun versucht werden, anhand von Beispielen zu zeigen/prüfen, ob ...

Die Arbeit soll zeigen, inwiefern ...

Durch die Analyse will ich/möchte ich/wollen wir zeigen/nachweisen, dass ...

Ich möchte zunächst den Zusammenhang zwischen den ... und dem ... zeigen.

5.2.2 Begründung der Ziele

Bei der Begründung der Ziele nutzt der Autor den Vortext nicht nur dazu, das Ziel/die Ziele zu präzisieren, sondern vor allem dazu, das Ziel/die Ziele als eine logische Konsequenz der im Vortext angezeigten Forschungsdefizite zu formulieren, um damit die eigene Forschung zu legitimieren. Ein speziell beschaffener Vortext mit Konstatierung einer ungelösten Frage bildet für den Autor einen Grund, entsprechende Handlungen vorzunehmen. Zwischen dem Vortext und der Zielsetzung besteht also ein kausal-konsekutives Verhältnis, das entweder implizit oder explizit zum Ausdruck gebracht wird. Das Repertoire der expliziten Indikatoren für diese kausal-konsekutive Beziehung reicht von den Einzelwörtern, d.h. Adverbien wie *daher, deshalb, deswegen, demzufolge* über Präpositionalphrasen wie *In einer solchen Situation, Vor diesem Hintergrund* bis zu Sätzen, die sich an der Schnittstelle zwischen Metatext und Basistext befinden und die Zielformulierungen einleiten, wie z.B. *Aus der skizzierten Problemlage ergeben sich Ziele für diese Arbeit*: ... oder *Da wir mit einem relativ komplexen Gegenstandsbereich zu tun haben, der sich einfachen Lösungen verschließt*, ... In solchen Fällen ist der eigentliche Text im Metatext nicht nur in grammatischer Hinsicht, d.h. in Form von phorischen Mitteln, sondern auch mit seinen komplexen Inhalten präsent. Konsekutiv eingebundene Zielexplizierungen sind also eine Reaktion auf eine im Vortext konstatierte Lücke, Unklarheit, Kontroverse bzw. Kompliziertheit im jeweiligen Bereich. Folgende Satzmuster stehen dabei zur Verfügung:

- Satzmuster zur Begründung der OBJ-Dim und HAN-Dim (OBJ/ALLG/SPEZ + HAN/ALLG/SPEZ):

Bei den begründenden Zielformulierungen können Metasätze mit dem zweistelligen Strukturrahmen (OBJ-Dim + HAN-Dim) als besonders typische Satzmuster angesehen werden. Die in ihnen enthaltene HAN-Dim scheint dem dynamischen und menschenbezogenen Charakter dieser Art Zielangaben am besten Rechnung zu tragen. Die Indikatoren für den konsekutiven Anschluss des Metasatzes an den Vortext können sich innerhalb oder außerhalb des Metasatzes befinden. Im ersten Fall entstehen Zielangaben mit satzinternem Anschluss. Es handelt sich dabei um konsekutive Sätze, die in ihrem lexikalischen Strukturrahmen kausal-konsekutive Ausdrücke enthalten wie *daher, deshalb, vor diesem Hintergrund, in einer solchen Situation*. Diese sind integrierbar in die bisher genannten Muster mit dem zweistelligen Strukturrahmen (OBJ-Dim + HAN-Dim oder RES-Dim + HAN-Dim), d.h. Satzmuster mit dem Nomen *Ziel*, mit Passivkonstruktionen ohne und mit dem Modalverb *sollen*, mit der Konstruktion *sein+zu+Infinitiv* im Präsens und im Futur I, mit den Aktivkonstruktionen mit *ich* oder *wir* im Futur I oder im Präsens, darunter ohne Modalverben oder mit Modalverben *wollen* bzw. *möchte*, sowie Satzmuster mit den Wendungen *es geht darum, es gilt, angestrebt ist* u.Ä. Als zusätzliches charakteristisches lexikalisches Strukturelement der begründenden Zielformulierungen kann das Verb *versuchen* bzw. die Wendung *einen Versuch unternehmen* angesehen werden. Die Formulierungen mit ihnen sind eine Reaktion auf die im Vortext genannten Problemstellungen. Beide Lexeme kennzeichnen die Vorsicht des Autors, einer bisher ungelösten Frage gerecht zu werden. Der Autor suggeriert damit auch, dass die ihn jetzt erwartende Aufgabe nicht leicht ist. Er will sich also absichern. Die Absicherungstaktik schließt nicht aus, dass er gleichzeitig als eine bescheidene Person erscheinen will. Das Verb *versuchen* wird sowohl in passivischen wie auch aktivischen Varianten benutzt. Insgesamt sind hier die folgenden Strukturen typisch:

Das Ziel der Arbeit ist daher, .../

Demzufolge setzen wir uns das Ziel, ...

Vor diesem Hintergrund hat die vorliegende Arbeit stets zum Ziel, ...

In einer solchen Situation wollen wir/will ich/möchte ich/werde ich versuchen, ...

In dieser Situation soll der Versuch unternommen werden.../ist zu untersuchen ...

Es geht daher darum, ...

Es gilt deshalb, ...

Angestrebt ist in dieser Situation, ...

Neben den oben genannten Mustern, die nach entsprechenden Modifikationen auch bei präzisierenden Zielangaben Anwendung finden, ist noch ein Satzmuster zu nennen, das nur beim Begründen der Ziele und dem konsekutiven Anschluss eines Metasatzes an den Vortext tauglich ist. Es handelt sich um Zielangaben, deren lexikalisch-syntaktischen Rahmen bewertende Ausdrücke bilden wie *sinnvoll sein, wichtig sein, notwendig sein*, z.B. in den Zielexplizierungen:

In einer solchen Situation scheint es mir sinnvoll, ...

Daher scheint es mir wichtig zu sein, ...

In solchen Zielformulierungen manifestiert der Autor seine Einstellung zum geplanten wissenschaftlichen Handeln, nämlich zu dessen Notwendigkeit. Äquivalent sind mit ihnen Passivkonstruktionen mit *sollen* und die Konstruktion *sein+zu+Infinitiv*, die in solchen Fällen zum Ausdruck einer Aufgabe, einer Pflicht dienen. Angesichts einer ungelösten bzw. unzureichend gelösten Frage sieht sich der Autor selbst dazu aufgefordert, diese zu lösen.

Der konsekutive Anschluss des zielgerichteten Metasatzes an den Vortext kann sich auch außerhalb des Metasatzes befinden. Man kann dann von Zielangaben mit satzexternem Anschluss sprechen. Sie werden durch spezielle Sätze eingeleitet, die auf die Formulierung der Ziele vorbereiten. Dies können selbständige Sätze oder Nebensätze sein, z.B.:

Aus der skizzierten Problemlage ergeben sich die Ziele der Arbeit [einleitender Satz].
Es soll untersucht werden, wie ... [zielgerichteter Metasatz].

Aus der skizzierten Problemlage lassen sich die Ziele der Arbeit ableiten [einleitender Satz]. Zunächst ist zu klären, welche ... [zielgerichteter Metasatz].

In einer solchen Situation, die darauf hindeutet, dass man es mit einem relativ komplexen Gegenstandsbereich zu tun hat, der sich einfachen eindeutigen Lösungen verschließt [einleitender Satz)], scheint es mir sinnvoll, zu untersuchen, welche ... [zielgerichteter Metasatz].

Es fehlen vor allem Konzepte, die versuchen, ... [einleitender Satz]. Die vorliegende Arbeit setzt sich das Ziel, dies anhand eines ... zu leisten [zielgerichteter Metasatz].

Bei der Bewertung nutzt der Autor den Vortext dazu, die Relevanz seiner Arbeit, d.h. der in ihr enthaltenen Erkenntnisse hervorzuheben. Die Zielangaben mit REL-Dim können einen abstrakten oder konkreten Charakter haben. Abstrakte bewertende Zielangaben (REL/ABST), mit denen die Autoren ihre Arbeiten in entsprechende Forschungsgebiete einordnen, können zwar als *opening sequence* dienen. Erfahrene Autoren integrieren aber die bewertenden Zielangaben in den Vortext und kennzeichnen sie damit als Reaktion auf die im Vortext konstatierte Lücke im gegebenen Forschungsfeld. Die eingebundenen Zielformulierungen mit REL-Dim können dabei den Vortext als einen zielorientierten Teiltext (Einleitung) abschließen und damit als eine Art Konklusion den rechten Rahmen bilden. In diesem Fall kann man von *rahmenbildenden Zielangaben* sprechen. Sie können abstrakt oder konkret sein. Die ersten (REL/ABST) stützen sich auf die populären Wendungen mit dem Nomen *Beitrag*. Die formelhaften Wendungen *sich als Beitrag verstehen* oder *einen Beitrag leisten*, die manchmal auch bei der Eröffnung des Gesamttextes verwendet werden, können dabei in weniger „offiziellen" Formen gebraucht werden, wie *einen Beitrag darstellen, ein Beitrag sein*. In Verbindung mit solchen Konnektoren des Resümierens wie *damit, insofern, in diesem Sinne* können sie den Vortext, d.h. die Einleitung abrunden, wie z.B. in den folgenden Sätzen:

In diesem Sinne stellt die Arbeit einen Beitrag zu ... dar.

Insofern soll diese Arbeit ein Beitrag zur ... sein.

Konkrete bewertende Zielangaben (REL/KONK) haben als lexikalisch-syntaktischen Rahmen spezielle Verben wie *beitragen zu, dienen zu, etwas ermöglichen* u.Ä., die in Verbindung mit den Modalverben *sollen* oder *können* auf die Implikationen der neu gewonnenen Erkenntnisse hinweisen und damit die Einleitung inhaltlich abrunden, z.B.:

Die Untersuchung soll Aussagen zum Charakter der ... ermöglichen.

Die Analyse kann dazu dienen, ...

Die Untersuchung soll zum besseren Verständnis der ... beitragen.

Auf der anderen Seite gibt es bewertende Zielangaben, die nicht Rahmen bildend sind. Sie können nur in mittleren Teilen des Vortextes gebraucht werden und implizieren dazu einen „Nachtext". Zu solchen Zielangaben gehören Metasätze mit den Wendungen *auf Neuland stoßen, Neuland betreten*. Nach bewertenden Formulierungen dieser Art müssen Argumente angegeben werden, warum die Arbeit ein Novum ist.

> Die vorliegende Arbeit stößt vor allem in ihrer komparativen Dimension auf Neuland vor.
>
> Mit der vorliegenden Arbeit wird damit in mehrfacher Hinsicht Neuland betreten.

Anzumerken ist dabei, dass dieses Satzmuster im Vergleich zu den oben genannnten selten verwendet wird; die angeführten Beispiele wurden nur bei zwei Promovenden ermittelt. Sie wirken weniger bescheiden, da sie ein untergründig zu positiv klingendes Eigenlob enthalten, das in der Regel nur von Dritten (in diesem Fall von Rezensenten) ausgesprochen werden kann. Diese Ausdrücke können ein Versuch sein, formelhafte, konventionalisierte Strukturen zu vermeiden und sie lexikalisch zu variieren.

Grammatisch gesehen handelt es sich bei bewertenden Zielangaben um entpersönlichte Formulierungen, in welchen *die Arbeit* entweder ein natürliches oder ein metaphorisches Subjekt ist.

5.2.3 Mit *ich,* mit *wir* oder agenslos?

Im Bereich der integrierten, darunter besonders der präzisierenden und begründenden, Zielformulierungen lässt sich nicht nur die größte lexikalische Vielfalt, sondern auch eine weitgehende stilistisch-grammatische Freiheit beobachten. Die letztere betrifft den Personaldeixisgebrauch, d.h. den Gebrauch von *ich* und *wir* in wissenschaftlichen Texten, darunter auch den Qualifizierungsarbeiten. Während in exponierten, d.h. texteröffnenden, Äußerungen das Pronomen *ich* konsequent vermieden wird, ist es in integrierten, besonders präzisierenden und begründenden Formulierungen keine seltene Erscheinung. Neben den entpersönlichten erscheinen auch Formulierungen mit expliziter Selbstreferenz. Die einen tun das nur mit Hilfe des Pronomens *wir*, die anderen benutzen zur Kennzeichnung der eigenen Person nur die Ich-Form. Insgesamt ist die Quantität der Metasätze mit Ich-Form geringer als die der deagentivierten, jedoch kann das analysierte Corpus die Beobachtung anderer Linguisten (z.B. Sieber 1998) bestätigen, dass der Personaldeixisgebrauch in den deutschen wissenschaftlichen Texten in der jüngsten Zeit in dem Sinne im Umbruch zu sein scheint, dass die Verwendung von *ich* in metatextuellen Formulierungen deutlich zunimmt. Es gibt Texte, in welchen die VerfasserInnen beim Informieren über ihre Textplanung durchgehend die Ich-Form gebrauchen und sowohl die Ersatzform *wir* als auch Passivkonstruktionen konsequent vermeiden. Gerade solche ich-profiliertenTexte legen die Vermutung nahe, dass in Bezug auf den Gebrauch von *ich* ein neuer Trend, eine neue Stilentwicklung zu beobachten ist. Man kann annehmen, dass diejenigen, die das *Ich* benutzen, von Folgendem ausgehen: Das Formulieren der Ziele innerhalb des entsprechend objektivierten

Basistextes muss der Autorin/dem Autor nicht die zusätzlichen Objektivierungsformen aufzwingen, d.h. den Rigorismus, das eigene *Ich* vermeiden zu müssen, und dies um so weniger, als die Ich-Form in Äußerungen eingebettet ist, die einen nur technischen Charakter haben und nicht zu den wissenschaftlichen Propositionen des Textes gehören. So entsteht kein Risiko, dass die eigentlichen Feststellungen des Autors, also die Feststellungen innerhalb des Basistextes durch den Gebrauch der Ich-Form im Metatext an wissenschaftlichem Wert verlieren können (vgl. dazu Graefen 1997: 202). Die explizite individuelle Selbstreferenz kann darüber hinaus als Ausdruck für Verantwortungsgefühl interpretiert werden. Die Autoren wollen nicht verbergen, dass sie selbständig handeln, autonom sind und die Verantwortung für ihre Entscheidungen tragen. Schließlich wollen sie den Leser, ähnlich wie die englischen Autoren, persönlich ansprechen und dadurch leserfreundlicher wirken.

Im Hinblick auf den Personaldeixisgebrauch bei textorganisierenden Handlungen, wie bei Zielformulierungen, Ankündigungen und Vorverweisen, kann man also im schriftlichen offiziellen Kommunikationsbereich drei Stile unterscheiden:

(1) Stil mit einer starken Autorenkennzeichnung: Die AutorInnen präferieren die Ich-Form und manifestieren ein individuell-souveränes Sprachverhalten. Man könnte sie metaphorisch als *Liberale* bezeichnen. Sie folgen nicht dem ungeschriebenen, von Weinrich (1989:132 f.) explizit ausgedrückten Gesetz: „Ein Wissenschaftler sagt nicht *ich.*“ Ihr „Liberalismus“ kann zum großen Teil aus der Kritik an der deutschen Wissenschaftssprache als einem „trockenen“ und „monotonen“ Stil resultieren (zur Kritik z.B. Kussmaul 1978; von Polenz 1981).

(2) Stil mit einer schwachen Autorenkennzeichnung: Die AutorInnen präferieren die Ersatzform *wir* und demonstrieren ein kooperatives Autor-Leser-Sprachverhalten. Man könnte sie metaphorisch *Konservative* nennen. Sie hängen an den traditionellen Formen „pluralis modestiae“ bzw. „pluralis majestatis“, die heutzutage eher als schon veraltete Formen gelten können. In keiner von mir analysierten Doktorarbeit ließ sich diese Form ermitteln.

(3) Stil ohne explizite Autorenkennzeichnung: Die AutorInnen verwenden prinzipiell agenslose Formulierungen, d.h. Passivkonstruktionen und Formen mit stilistischem Subjektschub. Man könnte sie – um im metaphorischen Bild zu bleiben – als *Prinzipialisten* bezeichnen. Trotz der theoretischen Möglichkeit, sich selbst an der Oberfläche des Textes zu exothetisieren, treten sie konsequent in den Hintergrund.

AutorInnen, die die Personaldeixis bevorzugen (also die „Liberalen“ und die „Konservativen“), verleihen ihren Texten durch die Pronomen *ich* und *wir* den Duktus gesprochener Sprache und lassen in ihre Texte die konzeptuelle Mündlichkeit einfließen. In solchen Texten kommt stärker als bei den „Prinzipialisten“ eine Art Aufspaltung zwischen dem Basistext, also dem Wissenschaftlichen, und dem

Metatext, also dem nur Organisatorischen zum Ausdruck. Die „Liberalen“ und die „Konservativen“ bewegen sich also expliziter zwischen zwei verschiedenen „Welten“: der Welt der objektivierten, wissenschaftlichen Propositionen (Basistext) und der Welt ihrer subjektiven Erarbeitung und Organisierung (Metatext). Zwar sind sie sich der Distanz zwischen Produktions- und Rezeptionssituation bewusst, jedoch konzeptualisieren sie den Textbegriff interaktional und dialogisch und nehmen stärker Rücksicht auf den Leser, dem sie auf persönliche Weise entgegenkommen wollen. Sie betrachten die Sprechsituation mittels ihres Textes zwar als „zerdehnt“, jedoch nicht als „zerrissen“. In ihren Texten verwenden sie also insgesamt zwei unterschiedliche Formen des Kommunizierens: die Sprache der Distanz (für die Welt der wissenschaftlichen Propositionen im Basistext) und die Sprache der Nähe (für die Welt der Wissenserarbeitung im Metatext). Diejenigen AutorInnen, die bei den genannten Texthandlungen systematisch das Pronomen *ich* oder *wir* verwenden, repräsentieren auf der Meta-Ebene des Textes den Pol konzeptueller Mündlichkeit.

Im Gegensatz zu ihnen ist die Trennung zwischen diesen zwei Textwelten bei „Prinzipialisten“, also bei denjenigen, die auch als Textorganisatoren regelmäßig zurücktreten, weniger spürbar. Sie konzeptualisieren den Textbegriff monologisch, als extreme Schriftlichkeit, der agenslose Formen als distanzsprachliche Äußerungen besser Rechnung tragen. Sie beachten das Prinzip einer „zerdehnten“ sowie „zerrissenen Sprechsituation“ und mischen die konzeptuelle Schriftlichkeit nicht mit konzeptueller Mündlichkeit, auch wenn diese nur auf der metatextuellen Ebene zu fingieren wäre. Die Personalpronomen *ich* oder *wir* empfinden sie in einem schriftlich fixierten Text als eine Art Fremdkörper. In ihren Texten ist der Eindruck stärker, dass der Basistext und Metatext eine sprachliche Einheit bilden. Diejenigen AutorInnen, die bei den genannten Texthandlungen ausschließlich deagentivierte Formen benutzen, repräsentieren auf der Meta-Ebene des Textes den Pol extremer Schriftlichkeit.

Zwischen den beiden Polen extremer Mündlichkeit und extremer Schriftlichkeit begegnet man in der heutigen Praxis den Mischformen und damit verschiedenen Graden der konzeptuellen Mündlichkeit (und damit des „Liberalismus“ bzw. des „Konservatismus“) auf der Meta-Ebene eines wissenschaftlichen Textes. Viele „Liberale“ und „Konservative“ kombinieren ihre persönliche Ausdrucksweise mit anonymen Konstruktionen (Passivsätze, stilistischer Subjektschub, nominale Ausdrücke), wodurch der metatextuelle Duktus sowohl grammatisch als auch lexikalisch differenzierter wird. Sie selbst aber scheinen sich bei solchen Texthandlungen wie Zielformulierungen, Ankündigungen und Vorverweisen auszuschließen. Am Anfang des Textes erscheint ein(e) Autor(in) entweder als ein(e) *ich*- oder ein(e) *wir*-Anhänger(in).

6 Zusammenfassung

Metatextuelle Formulierungen treten bei verschiedenen Autoren, sei es den deutschen, sei es den polnischen, in unterschiedlichem Ausmaß und in vielfältigen lexikalischen sowie grammatisch-stilistischen Formen auf. Bei den einen ist die „formale Architektonik" des Textes stärker ausgeprägt, d.h. die Autoren verdeutlichen (relativ) oft ihre Planungsaktivitäten durch metatextuelle Formulierungen. Sie verleihen damit ihren Texten eine Eigendynamik und sind – mehr oder weniger bewusst – dem Konzept eines prozessorientierten Textbegriffs verpflichtet. Dabei stehen ihnen nicht nur unterschiedliche Strategien zur Verfügung, d.h. Verfahren zur Einbettung dieser Äußerungen in den eigentlichen Textkörper. Neben diesen objektiv bedingten Möglichkeiten haben sie auch individuelle Präferenzen, den Anforderungen des Formulierungsprozesses und der formalen Restriktionen der geschriebenen Sprache in einer öffentlich-offiziellen Kommunikationssituation gerecht zu werden. Neben die bisher als prototypisch geltende unpersönliche Darstellungsweise tritt ein relativ häufig zu beobachtendes individuell-souveränes Sprachverhalten, welches sich im regelmäßigen Gebrauch von *ich* manifestiert. Ob ein(e) Autor(in) den Leser persönlich oder unpersönlich anspricht, hängt nicht nur von der Einsatzstrategie und der propositionalen Struktur der jeweiligen Zielangabe ab, sondern auch von der Autorin/vom Autor selbst, d.h. von ihrer/seiner Persönlichkeit und/oder ihrem/seinem individuellen Umgang mit dem Textbegriff. Die Anhänger der persönlichen Ansprechweise „situieren" den prozessorientierten Textbegriff mehr in der konzeptuellen Mündlichkeit, die Anhänger der unpersönlichen Darstellungsweise „situieren" ihn mehr in der konzeptuellen Schriftlichkeit.

Bei anderen Autoren werden die Spuren der Textentstehung weitgehend getilgt und die Aktivitäten ihrer konzeptuellen Wissensorganisation sind nicht auf der Textoberfläche, sondern in der kognitiven Architektonik des Textes zu suchen. Dass die Planung sich bei ihnen mehr auf der inhaltlichen Ebene des Textes vollzieht, muss nicht bedeuten, dass ihre Texte schlecht(er) organisiert sind. Die Anzahl der metatextuellen Formulierungen ist nicht unbedingt ein Kriterium für die Qualität des wissenschaftlichen Schreibens. Ein Übermaß an Metatext kann dem gesamten Text genauso schaden wie ein Mangel daran. Je spärlicher aber der Metatext dosiert wird, desto statischer erscheint der gesamte Text und desto stärker der Eindruck, dass diese Autoren dem Konzept eines produktorientierten Textbegriffs verpflichtet sind. In den quantitativ und qualitativ unterschiedlichen Metatextproduktionen können sich also verschiedene Konzeptualisierungen des Textbegriffs manifestieren.

Kommt zu den funktionalen Einsatzstrategien und den grammatisch-stilistischen Formen der metatextuellen Äußerungen noch ihre kaum überschaubare lexikalische Varianz hinzu, so kann die Überzeugung von der Stereotypisierung und Routinisierung bei diesen Formulierungen ins Wanken gebracht werden. Um so stärker wird die Überzeugung von der Notwendigkeit, diesen Teil des impliziten prozeduralen Wissens bei der Ausbildung doch zu explizieren, damit der Weg zum professionellen Schreiben sowohl für die Auslandsgermanisten als auch für die deutschen angehenden wissenschaftlichen Autoren weniger über die Intuition und mehr über einen bewussten Umgang mit dem eigenen Text führt.

Literatur

Antos, Gerd (1982): Grundlagen einer Theorie des Formulierens. Textherstellung in geschriebener und gesprochener Sprache. Tübingen.

Ehlich, Konrad (1983): Text und sprachliches Handeln. Die Entstehung von Texten aus dem Bedürfnis nach Überlieferung. In: Jan Assmann/Aleida Assmann/ Christof Hardmeier (Hg.): Schrift und Gedächtnis. Beiträge zu einer Archäologie der literarischen Kommunikation. München, 24-44.

Gläser, Rosemarie (1994): Rezension einer sprachwissenschaftlichen Untersuchung. In: Fachsprache 16, 57-59.

Gnutzmann, Claus (1991): Sprachliche Indikatoren zur Explizierung von „Zielsetzungen" im Englischen und Deutschen. In: Fachsprache 13 (1-2), 10-15.

Graefen, Gabriele (1997): Der Wissenschaftliche Artikel – Textart und Textorganisation. Frankfurt a.M.

Hawkins, John A. (1986): A comparative typology of English and German. Unifying the contrasts. London.

Jakobs, Eva-Maria (1997): Textproduktionsprozesse in den Wissenschaften. Einleitung und Überblick. In: Eva-Maria Jakobs/Dagmar Knorr (Hg.): Schreiben in den Wissenschaften. Frankfurt a.M., 1-11.

Kussmaul, Paul (1978): Kommunikationskonventionen in Textsorten am Beispiel deutscher und englischer geisteswissenschaftlicher Abhandlungen. In: Lebende Sprachen. Zeitschrift für fremde Sprachen in Wissenschaft und Praxis 2, 54-58.

Polenz, Peter von (1981): Über die Jargonisierung von Wissenschaftssprache und wider die Deagentivierung. In: Theo Bungarten (Hg.): Wissenschaftssprache. München, 85-110.

Polenz, Peter von (1988): Deutsche Satzsemantik: Grundbegriffe des Zwischen-den-Zeilen-Lesens. Berlin, New York.

Sieber, Peter (1998): Parlando in Texten: zur Veränderung kommunikativer Grundmuster in der Schriftlichkeit. Tübingen.

Weingarten, Rüdiger (1994): Zur Stilistik der Wissenschaftssprache: Objektivitäts- und Handlungsstil. In: Gisela Brünner/Gabriele Graefen (Hg.): Texte und Diskurse. Opladen, 115-135.

Weinrich, Harald (1989): Formen der Wissenschaftssprache. In: Jahrbuch der Akademie der Wissenschaften zu Berlin 1988. Berlin, 119-158.

Weinrich, Harald (1995): Wissenschaftssprache, Sprachkultur und die Einheit der Wissenschaft. In: Heinz L. Kretzenbacher/Harald Weinrich (Hg.): Linguistik der Wissenschaftssprache. Berlin, 155-174.

Wrobel, Arne (1995): Schreiben als Handlung. Überlegungen und Untersuchungen zur Theorie der Textproduktion. Tübingen.

Wrobel, Arne (1997): Zur Modellierung von Formulierungsprozessen. In: Eva-Maria Jakobs/Dagmar Knorr (Hg.): Schreiben in den Wissenschaften. Frankfurt a.M, 15-24.

Wüest, Jakob (1988): Textsorten kontrastiv betrachtet. Die Präsenz des Autors in linguistischen Publikationen. In: Gerd Wotjak (Hg.): Studien zur Sprachkonfrontation (= Linguistische Studien A 176). Leipzig, 125-136.

Quellen

Artmann, Peter (1996): Tätertexte – eine linguistische Analyse der Textsorten Erpresserbrief und Drohbrief. München.

Bachmeier, Christine (1994): Gesundheitsorientierung bei Arbeitnehmern. Möglichkeiten der Gesundheitspsychologie/Gesundheitspädagogik zur Verhaltensänderung bei Erwachsenen. Bremen.

Baumann, Klaus-Dieter (1992): Integrative Fachtextlinguistik. Forum für Fachsprachen-Forschung 18. Tübingen.

Bilut-Homplewicz, Zofia (1998): Zur Dialogtypologie in der Erzählung aus textlinguistischer Sicht. Rzeszów.

Christmann, Andreas (1999): Der Fastenmonat Ramadan und das Fastenabschlußfest in Damaskus: Zur sozialen Wirkungsweise islamischer Rituale und zu Aspekten des Traditionswandels. Leipzig.

Dębski, Antoni (1989): Studien zum Lexikon als Komponente einer deskriptiven Grammatik. Zu Lexikon-Einträgen für Verben auf der Grundlage der semantischen Valenztheorie. Kraków.

Dubeck, Kirsti (2002): Schlesien. Zur literarischen Gestaltung von „Heimat“ in ausgewählten deutschen, polnischen und tschechischen narrativen Texten der sechziger Jahre des 20. Jahrhunderts mit einem Ausblick auf die weitere Entwicklung. Leipzig.

Engelberg, Stefan (2000): Verben, Ereignisse und das Lexikon. Tübingen.

Fiedler, Sabine (1991): Fachtextlinguistische Untersuchungen zum Kommunikationsbereich der Pädagogik – dargestellt an relevanten Fachtextsorten im Englischen. Frankfurt a.M.

Fischer, Volkhard (2001): Suchtprävention bei Jugendlichen. Theoretische Aspekte und empirische Ergebnisse. Regensburg.

Gläser, Rosemarie (1990): Fachtextsorten im Englischen. Tübingen.

Göpferich, Susanne (1994): Textsorten in Naturwissenschaften und Technik. Pragmatische Typologie – Kontrastierung – Translation. Tübingen.

Graefen, Gabriele (1997): Der Wissenschaftliche Artikel – Textart und Textorganisation. Frankfurt a.M.

Gronemann, Claudia (2000): Autofiction – Nouvelle Autobiographie – Double Autobiographie – Aventure du Texte. Postmoderne/Postkoloniale Formen der Autobiographie in der französischen und maghrebinischen Literatur. Leipzig.

Haase, Annegret (2001): Südostpolen zwischen Umbruch und Neuorientierung. Spezifika, Perspektiven und Risiken der gesellschaftlichen Entwicklung nach 1990. Leipzig.

Hase, Thomas (2000): Zivilreligion: religionswissenschaftliche Überlegungen zu einem theoretischen Konzept am Beispiel der USA. Leipzig.

Iluk, Jan (1988): Privative Adjektive im Deutschen und Polnischen. Bildungen auf *-los* und *-bez* in kontrastiver Sicht. Katowice.

Jakobs, Joachim (1983): Fokus und Skalen. Zur Syntax und Semantik der Gradpartikeln im Deutschen. Tübingen.

Jakobs, Eva-Maria (1999): Textvernetzung in den Wissenschaften: Zitat und Verweis als Ergebnis rezeptiven, reproduktiven und produktiven Handelns. Tübingen.

Kątny, Andrzej (1994): Zu ausgewählten Aktionsarten im Polnischen und deren Entsprechungen im Deutschen. Rzeszów.

Keseling, Gisbert (1993): Schreibprozeß und Textstruktur. Empirische Untersuchungen zur Produktion von Zusammenfassungen. Tübingen.

Kretzenbacher, Heinz L. (1990): Rekapitulation. Textstrategien der Zusammenfassung von wissenschaftlichen Fachtexten. Tübingen.

Liedtke, Frank (1998): Grammatik der Illokution. Über Sprechhandlungen und ihre Realisierungsformen im Deutschen. Tübingen.

Meier, Kurt (1984): Emile Durkheims Konzeption der Berufsgruppen. Eine Rekonstruktion und Diskussion ihrer Bedeutung für die Neokorporatismus-Debatte. Berlin.

Mikos, Lothar (1998): Fern-Sehen: Bausteine zu einer Rezeptionsästhetik des Fernsehens. Leipzig.

Öhlschläger, Günther (1989): Zur Syntax und Semantik der Modalverben des Deutschen. Tübingen.

Oldenburg, Hermann (1992): Angewandte Fachtextlinguistik: „conclusions" und Zusammenfassungen. Tübingen.

Prokop, Izabela (1995): Erotetische Sprechakte im Deutschen und im Polnischen anhand natürlicher Gespräche. Poznań

Redder, Angelika (1990): Grammatiktheorie und sprachliches Handeln: „denn" und „da". Tübingen.

Rothkegel, Annely (1993): Textualisieren. Theorie und Computermodell der Textproduktion. Frankfurt a.M.

Sachtleber, Susanne (1993): Die Organisation wissenschaftlicher Texte: eine kontrastive Analyse. Frankfurt a.M.

Schneider, Edgar (1988): Variabilität, Polysemie und Unschärfe der Wortbedeutung. Bd.1: Theoretische und methodische Grundlagen. Bd.2: Studien zur lexikalischen Semantik der mentalen Verben des Englischen. Tübingen.

Schuppener, Georg (2001): Die Dinge fassbar machen. Sprach- und Kulturgeschichte der Maßbegriffe im Deutschen. Leipzig.

Schwarz, Wolfgang (1980): Drama des russischen und tschechischen Avantgarde als szenischer Text. Zur Theorie und Praxis des epischen und lyrischen Dramas bei Vladimir Majakovskij und Vitezslav Nezval. Frankfurt a.M.

Stein, Stephan (1995): Formelhafte Sprache. Untersuchungen zu ihren pragmatischen und kognitiven Funktionen im gegenwärtigen Deutsch. Frankfurt a.M.

Wiese, Ingrid (1984): Fachsprache der Medizin. Eine linguistische Analyse. Leipzig.

Wiktorowicz, Józef (1985): Semantische Analyse der Adjektive der Sinneswahrnehmung in der deutschen Gegenwartssprache. Warszawa.

Wildgen, Wolfgang (1977): Differentielle Linguistik. Tübingen.

Wildgen, Wolfgang (1985): Archetypensemantik. Grundlagen für eine dynamische Semantik auf der Basis der Katastrophentheorie. Tübingen.

Wildgen, Wolfgang (2000): Hand und Auge. Eine Studie zur Repräsentation und Selbstrepräsentation. Kognitive und semantische Aspekte. Bremen.

Wrobel, Arne (1995): Schreiben als Handlung. Überlegungen und Untersuchungen zur Theorie der Textproduktion. Tübingen.

Zeller, Jochen (1994): Die Syntax des Tempus. Zur strukturellen Repräsentation temporaler Ausdrücke. Opladen.

Transferqualität als fremdsprachliche Qualität – Vorüberlegungen zu einem differenzierten und dynamischen Instrumentarium zur Bewertung von Sprachqualität im Rahmen des TQM-Konzepts

Marianne Grove Ditlevsen (Aarhus)

1 Einleitung

Unter transferwissenschaftlicher Perspektive lassen sich Fremdsprachen, deren Einsatz für ein exportabhängiges Land wie Dänemark von größter Bedeutung ist, als Transfermedium betrachten. In diesem Zusammenhang wird Transferqualität somit fremdsprachliche Qualität, und die Frage „Wie lässt sich Sprachqualität bewerten?“ zentral und unumgänglich. Nun ist diese Frage, wie einfach sie zumindest für den Nicht-Linguisten auch erscheinen mag, bekanntlich eine der am schwierigsten zu beantwortenden Fragen der Sprachwissenschaft. Es scheint dabei weniger problematisch zu sein, ganze Fehlerkataloge aufzustellen, wie es für die Bewertung von Übersetzungsqualität z.B. bei Reiß (1986), House (1977, 1997), Nord (1988, 1991) zu sehen ist, als vielmehr auf Basis eines Fehlerkatalogs die gesamte sprachliche Leistung objektiv und konsistent zu bewerten. Oft werden entweder atomistische Aussagen über die Qualität einer Übersetzung gemacht, oder sie werden sehr generell gehalten. Stellvertretend für viele sei hier nur ein Beispiel angeführt, aus dem ersichtlich ist, wie letztendlich die Qualität einer Übersetzung in der einschlägigen Fachliteratur beschrieben wird:

> Wir wollen für unseren Beispieltext also keine endgültigen validen Aussagen machen, sondern hier nur die Verfahrensweise, das methodische Vorgehen bei einer Übersetzungskritik exemplarisch darlegen.
>
> Wir können aber eines bereits feststellen: Es wird wahrscheinlich kaum möglich sein, die Übersetzung pauschal als gut oder schlecht zu bewerten. Vielmehr können wir Aussagen dahingehend erwarten, daβ die Übersetzung in bezug auf einen Aspekt, z.B. der Thema-Rhema-Gliederung eher schlecht, in bezug auf einen anderen Aspekt

> z.B. die Realisierung der Referenz schlecht, in bezug auf die Metaphernwiedergabe möglicherweise unauffällig ist. Das heißt, wir können bezogen auf bestimmte Aspekte, auf die sich die Kritiker bei der Beurteilung einer Übersetzung im Zweifelsfall einigen müssen, zu einem Urteil über die Qualität einer Übersetzung kommen. Dieses Urteil kann dann wiederum nur hinsichtlich der zugrundeliegenden Aspekte diskutiert werden (Gerzymisch-Arbogast 1994: 149f.).

Als Wissenschaftsdisziplin sollte es jedoch als ein Ziel der Linguistik und ihrer Teildisziplinen, darunter der Transferwissenschaft, gelten, den Untersuchungsgegenstand *Sprache* oder, vielmehr, *sprachliche Leistungen* in einer objektiven und konsistenten Weise qualitativ beurteilen zu können. Adab (2001) weist in ihrem Artikel über die Evaluierung der Übersetzungskompetenz auf die Bedeutung des Evaluierungszwecks für einen Evaluierungsprozess hin:

> A target text can be evaluated for different purposes: to assess the suitability of the text for its intended reader and use; to evaluate language competence (usually L2, L3); to determine levels of intercultural awareness; or to identify levels and types of translation competence. *Knowing the reason for evaluation* and the criteria by which a text will be evaluated *could help to improve the accuracy of this process*, by giving a definition of the specific task in a given translation situation (Adab 2001: 215f.; meine Hervorhebung, M.G.D.).

Der Evaluierungsprozess könnte danach präziser gestaltet werden, wenn der Zweck einer Evaluierung oder auch Bewertung bei Adab eines Zieltextes und – übertragen auf das Thema des aktuellen Beitrags – einer sprachlichen Leistung in Betracht gezogen wird. Es könnte analog zu dem Begriff *funktionales Übersetzen* von der *funktionalen Qualitätsbewertung* gesprochen werden. Der Grund, weshalb der Zweck für die Bewertung eine entscheidende Rolle spielen sollte, ist der, dass die Evaluierung dadurch in einer näher definierten Perspektive erfolgt, was jedoch allein eine begrenzte Aussage bezüglich Evaluierung von Zieltexten, bzw. sprachlichen Leistungen (Sprachqualität) zur Folge hat. Es könnte trotzdem durchaus sinnvoll sein, die oben gestellte Frage „Wie lässt sich Sprachqualität bewerten?" durch eine Bezugnahme auf den aktuellen Zweck zu relativieren und einzuengen.

Zu diesem Zweck wird in Abschnitt 2 ein größeres Projekt mit dem Titel „Fremdsprachliche Qualität als Wettbewerbsparameter" präsentiert, das vom Forschungszentrum *Centre for Science Communication and Mediation* (CSCM) an der Wirtschaftsuniversität Aarhus[1] betreut und von einer der dänischen Gewerkschaften für Sprachmitarbeiter *Erhvervssprogligt Forbund* teilweise gefördert wurde.[2] In Abschnitt 3 wird daraufhin ein differenziertes und dynamisches, für unsere Zwecke am günstigsten erscheinendes Instrumentarium zur Bewertung von Sprachqualität vorgeschlagen. Schließlich findet sich in Abschnitt 4 die Zusammenfassung.

---

1 Aufgrund einer Reorganisation der WU Aarhus ist CSCM seit Februar 2005 Teil eines neuen Forschungszentrums Wissenskommunikation.

2 Für weitere Informationen zum übergeordneten Projekt s. Ditlevsen/Kastberg 2001 sowie Ditlevsen 2003. Das Projekt wurde 2004 abgeschlossen.

2 Fremdsprachliche Qualität als Wettbewerbsparameter

In Dänemark genießen Sprachmitarbeiter mit der Kernkompetenz (Fremd-)Sprache als Berufsgruppe in vielen Fällen wenig Respekt an ihrem Arbeitsplatz. Ein Grund dafür könnte sein, dass die (Fremd-)Sprache in den meisten Fällen ohne linguistische Einsicht von Menschen verwendet wird und somit ihre Hauptfunktion als kommunikatives Werkzeug erfüllt. Dies führt oft zu Aussagen wie „Wenn Sie den Text nicht übersetzen, tue ich das – ich war mal in Frankreich", die als Ausdruck dafür gesehen werden können, dass viele Mitglieder einer Sprachgemeinschaft keine Einsicht darin haben, was es heiβt, eine Fremdsprache zu beherrschen. Andererseits sei auch erwähnt, dass es uns Linguisten wohl auch nicht völlig gelungen ist (wenn wir es überhaupt versucht haben), die Mehrheit einer Sprachgemeinschaft von der Sprachkompetenz als besonderer und wichtiger Kompetenz zu überzeugen. Diese Situation führt zu der unten beschriebenen und aus linguistischer Sicht deutlichen Diskrepanz zwischen Wirtschaft und Sprachwissenschaft, was die Auffassung von Sprachqualität und den Einfluss der Sprachqualität auf die Ertragslage eines Unternehmens betrifft.

Die Forderung der Wirtschaft nach kommunikativer Kompetenz wird immer häufiger vorgetragen. Alle Mitarbeiter müssen wegen der Globalisierung der Märkte erhebliche fremdsprachliche Kompetenzen aufweisen können. Dabei rückt die Fremdsprache als ein wichtiges Kommunikationsmittel ins Zentrum der Interessen exportabhängiger Unternehmen. Darüber besteht Konsens. Dagegen sind sich Wirtschaft und Sprachwissenschaft aber nicht einig, wenn es letztendlich um die Bewertung fremdsprachlicher Kompetenz und deren Bedeutung für die Ertragslage geht. Die Forderungen der Sprachwissenschaft bezüglich der Qualität fremdsprachlicher Leistungen in der Wirtschaft scheinen strenger und von einer ganz anderen Art zu sein als die Forderungen der Wirtschaft. Darüber hinaus misst die Sprachwissenschaft augenscheinlich der Sprachkompetenz und damit auch der Sprachqualität eine weitaus gröβere Bedeutung für den Erfolg eines Unternehmens bei, als es die Wirtschaft selbst tut. Wirtschaft und Sprachwissenschaft stehen sich somit gegenüber, was die Auffassung von Sprachqualität und den Einfluss der Sprachqualität auf die Ertragslage eines Unternehmens betrifft.

Das Hauptziel des hier vorgestellten Projekts ist es vor diesem Hintergrund gegenüber der dänischen Wirtschaft die Einführung von Sprachqualität als Wettbewerbsparameter attraktiv zu machen.

Als Teilziel gilt es

- ein Instrumentarium zur intersubjektiv begründeten Messung von Sprachqualität aus funktionaler Sicht zusammenzustellen.

Dieses Instrumentarium soll die Basis für die Erzielung zweier weiterer Teilziele bilden:

- Der Zusammenhang zwischen guter Sprachqualität und Unternehmenserfolg ist nachzuweisen. Dabei wird der Unternehmenserfolg beispielsweise als Effektivisierung, Zugang von neuen Kunden, Kundenbindung und verbessertes Unternehmensimage verstanden, was Elemente sind, die alle indirekt zu einer verbesserten Ertragslage beitragen können.
- Anhand eines Fallbeispiels soll eine mögliche Sprachqualitätspolitik für die Berufswelt formuliert werden.

Wie aus der obigen Vorstellung des Zielkomplexes ersichtlich ist, lässt sich das Projekt als ambitioniert bezeichnen. Die bisherige Arbeit leistet auch nur erste Schritte, und deswegen werden in diesem Beitrag, wie es in dem Untertitel heißt, auch nur *Vorüberlegungen* präsentiert.

Beziehen wir die präsentierten Ziele auf unseren Forschungsgegenstand, und zwar auf die zu bewertende sprachliche Leistung, lässt sie sich vor dem Hintergrund jetzt präziser definieren, und zwar als

> die wirtschaftskommunikative fremdsprachliche Leistung in der Kombination Deutsch als Fremdsprache und Dänisch als Muttersprache.

Das Projekt fordert einen in mehreren Hinsichten interdisziplinären und integrativen Rahmen, was u.a. dadurch zum Ausdruck kommt, dass

1. die Problemstellung aus einer holistischen Perspektive gesehen wird, wie wir das von der textuellen Fachsprachenlinguistik kennen. Wir halten es für unumgänglich, sämtliche Elemente der Kommunikationssituation wie mikro- und makrostrukturelle sowie textinterne und textexterne Elemente bei der Bewertung der fremdsprachlichen Leistung in Betracht zu ziehen.
2. eine geplante erweiterte Forschungsgruppe aus Mitgliedern verschiedener wissenschaftlicher Disziplinen gebildet wird, wie Linguistik, Management, Datenverarbeitung und Rechnungswesen; für eine wissenschaftlich fundierte Kopplung von fremdsprachlicher Qualität und Ertragslage sind Kompetenzen mehrerer wissenschaftlicher Disziplinen gefragt.

Die Managementphilosophie *Total Quality Management* (TQM, *Umfassendes Qualitätsmanagement*) ist aus mehreren Gründen eine gute Wahl als übergeordneter Rahmen für unser Projekt. Erstens ist Qualität innerhalb des TQM-Konzepts wie in unserem Projekt der Dreh- und Angelpunkt, und zweitens ist das TQM-Konzept integrativ und holistisch und genügt somit unseren obigen Anforderungen an einen übergeordneten Rahmen. Durch die Verwendung des TQM-Konzepts als methodischen Rahmen für unser im Ausgangspunkt linguistisches Projekt haben wir einen im Grunde wirtschaftswissenschaftlichen Rahmen gewählt, in dem sich sowohl linguistische als auch wirtschaftswissenschaftliche Elemente zum Erreichen eines gemeinsamen Ziels (s.u.) vereinen lassen.

In Abschnitt 3 findet sich ein von uns im Rahmen des TQM-Konzepts und für unsere Zwecke erstelltes Instrumentarium. Bevor das Instrumentarium jedoch präsentiert wird, ist im Abschnitt 2.1 zuerst der Begriff *Total Quality Management* näher zu erläutern.

2.1 *Total Quality Management* (TQM)

TQM ist eine

> [a]uf die Mitwirkung aller ihrer Mitglieder gestützte Management-Methode einer Organisation, die Qualität in den Mittelpunkt stellt und durch Zufriedenstellung der Kunden auf langfristigen Geschäftserfolg sowie auf Nutzen für die Mitglieder der Organisation und die Gesellschaft zielt (DIN EN ISO 8402 (1995): 3.7).

Es ist in diesem Zusammenhang interessant zu bemerken, dass erstens vorausgesetzt wird, dass die Implementierung der TQM-Maßnahmen von sämtlichen Mitgliedern einer Organisation zu tragen ist und dass zweitens der zu erzielende langfristige Geschäftserfolg auf der Zufriedenheit der Kunden baut. Zentral für TQM ist dabei jedoch die Qualität. Im Rahmen des TQM-Konzepts versteht man unter Qualität „die Erfüllung von (vereinbarten) Anforderungen zur dauerhaften Kundenzufriedenheit" (Zink 1995: 28).

Qualität wird dadurch keine statische Größe, sondern eine dynamische, zumal sie stets von den jeweils existierenden Anforderungen der Kunden und ihrer Zufriedenheit abhängig ist. Die Kundenorientierung als Basis für unternehmerisches Handeln innerhalb des TQM wird durch diese wie auch durch die folgende Aussage ganz deutlich:

> „Die Bedürfnisse der Kunden sind der alleinige Maßstab für Qualität" (Zink 1995: 42).

Der Begriff *Qualität* bezieht sich bei TQM auf das Erreichen aller geschäftlichen Ziele. Wie es beispielsweise aus dem europäischen Modell zur Qualitätsbewertung zu ersehen ist, nimmt eine Qualitätsbewertung eines Unternehmens im Rahmen des TQM-Konzepts ihren Ausgangspunkt in unterschiedlichen Kriterien, die sich als Qualitätsmodule beschreiben lassen. Ein weiteres Kennzeichen des TQM-Konzepts ist somit die Modularisierung. Beispiele solcher Module könnten Führung, Mitarbeiterzufriedenheit, externe Kundenzufriedenheit und Geschäftsergebnisse sein.

Sprachqualität findet sich nur indirekt in einem Modul *Kommunikation*, wobei die hier gemachten Aussagen aus linguistischer Perspektive eher als unzureichend erscheinen, wie aus den folgenden Beispielen aus der TQM-Literatur zu ersehen ist:

> The catalogue, instructions for the use of the product, the repair manual, the service manual, and other documents must be *completed.*
>
> Check whether warnings concerning the use of a particular product are *adequately expressed.*

Are the instruction booklets and service manuals *adequate*? (Ishikawa 1985: 177-178; meine Hervorhebung, M.G.D.).

Die Qualitätsmerkmale, die hier hervorgehoben werden, sind demnach die Forderung nach Fertigstellung von verschiedenen Texten sowie nach Adäquatheit/adäquaten Formulierungen. Vor diesem Hintergrund erscheint das Ziel des Projekts – Sprachqualität als Wettbewerbsparameter im Rahmen des TQM – durchaus als relevant, nicht nur für uns als Linguisten, sondern auch für die Wirtschaftswissenschaftler und die Wirtschaftsvertreter, die sich mit TQM als Management-Konzept aus theoretischer oder praktischer Sicht beschäftigen.

3 Das differenzierte und dynamische Instrumentarium zur Bewertung von fremdsprachlicher Qualität

Gemäß den obigen Ausführungen lässt sich TQM übergeordnet als integrativ und dynamisch bezeichnen, was bei der Implementierung eines Sprachmoduls im TQM-Konzept den Ausgangspunkt bilden sollte. Die Sprachqualität aus TQM-Perspektive ist integrativ in dem Sinne, dass für die Bewertung der Sprachqualität ein holistischer Ansatz zu wählen ist, bei dem sämtliche Ebenen der Sprachbeschreibung in Betracht zu ziehen sind, und dynamisch in dem Sinne, dass die Bewertung der Sprachqualität in Relation zu den Wünschen und Ansprüchen der Kunden zu erfolgen hat und – wie anzunehmen ist – unterschiedlich je nach Situation und Funktion und somit auch differenziert sein muss.

Vor diesem Hintergrund ist folgende modellhafte Matrix entstanden:

Abb. 1: Sprachqualität aus TQM-Perspektive:

	X1	X2	X3	X4	X5	X6
Y1	-	○	○	●	●	▲
Y2	▲	●	-	○	○	●
Y3	○	○	○	○	○	●
Y4	●	-	○	●	●	●
Y5	▲	▲	●	●	-	●
Y6	○	○	-	-	○	●

-:	fakultativ, nicht wichtig	○:	obligatorisch, wenig wichtig
▲:	fakultativ, sehr wichtig	●:	obligatorisch, sehr wichtig

Auf der X-Achse findet sich die oben geforderte Bezugnahme auf Funktion und Situation, vertreten durch unterschiedliche Textsorten. X3 könnte somit eine E-Mail und X6 ein Vertrag sein. Welche Textsorten hier vertreten sein sollen, wird von den Ergebnissen der weiteren Arbeit (s.u.) zu abstrahieren sein. Auf der Y-Achse finden sich die Kriterien, nach denen die fremdsprachliche Leistung zu bewerten sind und die sich potentiell sämtlichen Ebenen der Sprachbeschreibung, wie der grammatischen, semantischen, textlinguistischen und auch pragmatischen, zurechnen lassen. Um hier ein wenig komplexes Beispiel zu nennen, könnte Y3 Genus und Y6 eine Unterschrift sein. Die Festlegung und der Umfang der heranzuziehenden Kriterien sind noch festzulegen.

Wie aus der Matrix ersichtlich wird, soll nicht nur die Art der Kriterien als Bewertungsgröße berücksichtigt werden, sondern auch die Bedeutung des jeweiligen Kriteriums in Relation zu den jeweils vorkommenden Textsorten. Es wird in der vorbereitenden Arbeit mit zwei übergeordneten Merkmalen mit je zwei möglichen Zuständen gearbeitet, was insgesamt vier Kombinationsmöglichkeiten erlaubt. (Für einen Überblick, s. Abbildung 1 oben.) Die Werte für die Bewertungsgröße können erstens entweder *fakultativ* oder *obligatorisch* sein und zweitens *nicht wichtig* oder *sehr wichtig* sein. (In der weiteren Arbeit ist wahrscheinlich eine weitere Graduierung vonnöten.) In unserem Beispielfall ist die Wahl von Genus obligatorisch sowohl in einer E-Mail als auch in einem Vertrag. Inwieweit die Genuswahl korrekt ist, ist für die Bewertung der Sprachqualität von größerer Bedeutung bei der Bewertung der Textsorte *Vertrag* als bei der Bewertung der Textsorte *E-Mail*. Die Unterschrift dagegen ist in der E-Mail fakultativ und wenig wichtig, wogegen die Unterschrift bei der Textsorte *Vertrag* obligatorisch und auch sehr wichtig ist, denn erst durch die Unterschrift wird der Vertrag rechtsgültig.

Dass TQM hier als Ansatz gewählt worden ist, ist daraus zu ersehen, dass das Instrumentarium durch die für das TQM geltenden übergeordneten Merkmale *integrativ* und *dynamisch* gekennzeichnet ist. Das Instrumentarium besitzt die Merkmale *integrativ* und *holistisch*, weil die herangezogenen Bewertungskriterien auf der Y-Achse potentiell sämtliche Ebenen der Sprachbeschreibung umfassen, und die Merkmale *dynamisch* und *differenziert nach Funktion und Situation*, weil die Kriterien von Textsorte zu Textsorte nicht nur von unterschiedlicher Bedeutung sind bzw. sein können, sondern auch unterschiedlich zu gewichten sind bzw. zu gewichten sein können.

Durch die Differenzierung der Bedeutung und der Gewichtung genügen wir den Anforderungen des TQM-Konzepts, dass der alleinige Maßstab für die Bewertung von Qualität die Bedürfnisse der Kunden sind, denn es sind die Erwartungen und Anforderungen der Kunden, die als Basis für die Einstufung *sehr wichtig/wenig wichtig* gelten. Wir behaupten somit, dass die Erwartungen und Anforderungen der Kunden an eine E-Mail, was beispielsweise die korrekte Genuswahl betrifft, sich von den Erwartungen und Anforderungen der Kunden an einen Vertrag unterscheiden. In Klammern sei hier bemerkt, dass sich die Erwartungen und Anforderungen an fremdsprachliche Leistungen – wie anzunehmen ist – auch deutlich von denen an muttersprachliche Leistungen unterscheiden. Eine Konsequenz dieser Annahme ist beispielsweise die oben gemachte Präzisierung der eingangs gestellten Frage „Wie lässt sich Sprachqualität bewerten?".

Die Bewertung der fremdsprachlichen Qualität wird somit ausschließlich dem Kunden als in den meisten Fällen linguistischem Laien überlassen. Die Frage ist nunmehr, ob das in Ordnung ist. Können und sollten wir es als Experten des Fachs *Linguistik* Laien überlassen, die Sprachqualität zu definieren und somit Urteile über den Forschungsgegenstand der Linguistik abzugeben? Aus Platzgründen wird im aktuellen Beitrag auf eine eigentliche Diskussion verzichtet.

Ähnliche wie die oben vorgeführten Überlegungen finden sich jedoch z.B. bei Nord (1998), die in einer Bewertungssituation auch nicht die zu bewertende Leistung – bei Nord die Übersetzung – in einem Vakuum und somit gelöst von der Kommunikationssituation sieht, wie aus dem folgenden Zitat zu ersehen ist:

> Nach einem funktionalen Verständnis von Übersetzen wird der Maßstab, an dem die Qualität einer bestimmten Übersetzung zu messen ist, durch den Übersetzungsauftrag festgelegt. [...] Ein Übersetzungs„fehler" ist dementsprechend eine Nicht-Erfüllung der durch den Übersetzungsauftrag bestimmten Anforderungen. [...] Das bedeutet: Jede Übersetzungsleistung kann nur in bezug auf ein vorgegebenes Übersetzungsziel beurteilt werden (Nord 1998: 385).

Als Maßstab gilt hier der Übersetzungsauftrag, dem die *(vereinbarten) Anforderungen* der Kunden entnommen werden können. Danach ist auch die Qualitätsbewertung auf dieser Grundlage kundenorientiert. Interessant ist es des weiteren zu sehen, dass sich auch die differenzierte Gewichtung der Bewertungskriterien bei Nord findet:

> Da im Rahmen des funktionalen Konzepts nicht alle Fehlertypen bei jeder Übersetzungsaufgabe das gleiche „Gewicht" haben, ist es neben der Kennzeichnung der Fehlerart für eine Transparenz der Korrektur auch erforderlich, die für den konkreten Fall geltende Fehlergewichtung anzuzeigen (Nord 1998: 386f.).

Die Aussagen dazu bleiben jedoch leider allgemein und zielen in erster Linie auf den Unterricht angehender ÜbersetzerInnen ab.

Nach Hönig (1998) tritt Kußmaul (1995) „konsequent dafür ein, Fehler nur nach der Wirkung zu definieren, die er auf ‚den Leser' hat", was unserem TQM-Ansatz sehr nahe liegt, was aber Hönig für problematisch hält:

> Das Grundproblem bei dieser Evaluierung im Rahmen der funktionalen Übersetzungstheorie ist die Tatsache, dass sie eine Bewertung einer vermuteten Adressatenreaktion beinhaltet. Sie müsste konsequenterweise dann auch empirische Beweise dafür liefern, dass der Fehler tatsächlich zu den behaupteten Kommunikationsstörungen führt. Die funktional begründete Evaluierung ist aus diesem Grund unbefriedigend – zumindest so lange, wie keine empirischen Daten aus Untersuchungen über die Beurteilungskriterien der Bedarfsträger von Übersetzern vorliegen (Hönig 1998: 380).

Für das hier vorgestellte differenzierte Instrumentarium bedeutet es, dass die Bedeutung oder auch Gewichtung der einzelnen Kriterien für die jeweiligen Textsorten durch empirische Arbeit zu belegen wäre. Gerade dies ist das Ziel einer geplanten dritten Phase (aus insgesamt fünf) der von uns geplanten Studie. Für die empirische Arbeit sind verschiedene Methoden wie Fragebögen, Tests und qualitative Interviews vorgesehen. Gefragt werden voraussichtlich sowohl deutsche als auch dänische Vertreter der Wirtschaft – die deutschen primär als Empfänger in einer Kommunikationssituation und die dänischen primär als Absender. Den Untersuchungsgegenstand bilden unterschiedliche Typen von Textsorten und verschiedene Textexemplare von – aus unserer linguistischen Perspektive – unterschiedlicher Qualität.

Im obigen Zitat verlangt Hönig einen Beweis für auf Übersetzungsfehler zurückzuführende tatsächlich vorkommende Kommunikationsstörungen. Innerhalb des TQM-Projekts ist dies zu eng gesehen. Es sei hier nochmals an den Grundsatz des TQM erinnert, dass die Qualität nur an der Zufriedenheit der Kunden zu messen ist. Nicht nur das Vermeiden von Kommunikationsstörungen, das als ein negativ definiertes Kriterium beschrieben werden kann, trägt zur Kundenzufriedenheit bei, sondern auch positiv definierte Kriterien wie z.B. das Vorkommen von leserfreundlichen Elementen.

4 Zusammenfassung

Eingangs wurde die Frage „Wie lässt sich Sprachqualität bewerten?“ gestellt und später durch Bezugnahme auf das Ziel eines größeren Forschungsprojekts mit dem Titel „Fremdsprachliche Qualität als Wettbewerbsparameter“ präzisiert, so dass die zu beantwortende Frage nunmehr lauten konnte: „Wie lässt sich die wirtschaftskommunikative fremdsprachliche Leistung in der Kombination *Deutsch als Fremdsprache* und *Dänisch als Muttersprache* bewerten?“. Das übergeordnete Ziel des Forschungsprojekts ist es, Sprachqualität als Wettbewerbsparameter im Rahmen des *Total Quality Management* (TQM) einzuführen. Der gewählte Ansatz ist durch die Merkmale *integrativ* und *dynamisch* gekennzeichnet, und der Maßstab für die Bewertung von Qualität ist die Zufriedenheit der Kunden. Vor diesem Hintergrund wurde ein differenziertes Instrumentarium zur Bewertung von wirtschaftskommunikativen fremdsprachlichen Leistungen in der Kombination *Deutsch als Fremdsprache* und *Dänisch als Muttersprache* skizziert, das den Anforderungen des TQM genügt.

5 Literatur

Adab, Beverly (2001): Evaluating translation competence. In: Christina Schäffner/ Beverly Adab (Hg.): Developing translation competence. Amsterdam, Philadelphia, 215-228.

DIN EN ISO 8402 (1995): Qualitätsmanagement; Begriffe.

Ditlevsen, Marianne Grove (2003): Total Quality Management und Sprachqualität – Projektpräsentation und erste Erfahrungen. In: Martin Nielsen (Hg.): Wirtschaftskommunikation im Wandel. Dynamik, Entwicklung und Prozessualität (= Europäische Kulturen in der Wirtschaftskommunikation Bd. 3). Wiesbaden,173-188.

Ditlevsen, Marianne Grove/Peter Kastberg (2001): L2 Quality as a competitive edge – a project presentation. In: Daniel Apollon et al. (Hg.): Proceedings of the 7th Conference of the International Society for the Study of European Ideas (ISSEI), 14-18 August 2000, University of Bergen, Norway. Approaching a new millennium—lessons from the past, prospects for the future (CD-ROM.). Bergen.

Gerzymisch-Arbogast, Heidrun (1994): Übersetzungwissenschaftliches Propädeutikum. Tübingen, Basel.

Hönig, Hans G. (1998): Humanübersetzung (therapeutisch vs. diagnostisch). In: Mary Snell-Hornby et al. (Hg.): Handbuch Translation. Tübingen, 378-381.

House, Juliane (1977): A model for translation quality assessment. Tübingen.

House, Juliane (1997): Translation quality assessment. A model revisited. Tübingen.

Ishikawa, Kaoru (1985): What is Total Quality Control. The Japanese way. London.

Kußmaul, Paul (1995): Training the translator. Amsterdam, Philadelphia.

Nord, Christiane (1988): Textanalyse und Übersetzen. Theoretische Grundlagen, Methode und didaktische Anwendung einer übersetzungsrelevanten Textanalyse. Heidelberg.

Nord, Christiane (1991): Text analysis in translation. Theory, methodology, and didactic application of a model for translation-oriented text analysis. Amsterdam, Atlanta.

Nord, Christiane (1998): Transparenz der Korrektur. In: Mary Snell-Hornby et al. (Hg.): Handbuch Translation. Tübingen, 383-387.

Reiß, Katharina (1986): Möglichkeiten und Grenzen der Übersetzungskritik. 3. Auflage. München. [1. Aufl. 1971].

Schäffner, Christina/Beverly Adab (Hg.) (2001): Developing translation competence. Amsterdam, Philadelphia.

Snell-Hornby, Mary/Hans G. Hönig/Paul Kußmaul/Peter A. Schmitt (Hg.) (1998): Handbuch Translation. Tübingen.

Zink, Klaus (1995): TQM als integratives Managementkonzept. Das Europäische Qualitätsmodell und seine Umsetzung. München, Wien.

Der Transfer von Nomina und Pronomina in gedolmetschten Aufklärungsgesprächen

Bernd Meyer (Hamburg)

1 Einleitung

In Gesellschaften, die Zugehörigkeit über Abstammung definieren, werden Einwanderer mit geringen Kenntnissen der Landessprache vor einige Probleme gestellt. Dies zeigt sich z.B. in deutschen Krankenhäusern, wenn Patienten vorstellig werden, die über nur geringe Deutschkenntnisse verfügen. Der Mangel an bestimmten kommunikativen Fähigkeiten und an Wissen über die Struktur und die Voraussetzungen medizinischer Versorgung in Deutschland wird für Einwanderer am Arbeitsplatz oder in der Freizeit nicht spürbar, macht sich jedoch mit dem Eintritt in die Institution Krankenhaus bemerkbar. Da Ärzte in der Regel nur bestimmte Fremdsprachen wie Englisch oder Französisch beherrschen, dolmetschen deshalb jeden Tag in hunderten und vielleicht tausenden von Fällen Kinder, Reinigungs- oder Pflegekräfte für Patienten, die wie die Inländer ihren Beitrag zur gesetzlichen Krankenversicherung leisten, deren „Segnungen" aber nicht immer im gleichen Maße teilhaftig werden.[1]

Eine Diskursart, die aufgrund ihrer institutionellen und rechtlichen Voraussetzungen vermutlich häufig zum Einsatz solcher *Ad-hoc-Dolmetscher* führt, ist das Aufklärungsgespräch. In Aufklärungsgesprächen müssen Ärzte den Patienten Wissen über eine geplante medizinische Handlung vermitteln (vgl. Biel 1983; Mann

---

[1] Es gibt keine Zahlen über die Häufigkeit von Dolmetscheinsätzen in deutschen Krankenhäusern. Aus einer Wiener WHO-Studie (Pöchhacker 2000) lässt sich jedoch folgern, dass in städtischen Krankenhäusern jeder Arzt pro Woche ca. 5 Patientinnen oder Patienten mit geringen Deutschkenntnissen versorgt.

1984; Meyer 2004). Der Erfolg der Wissensvermittlung vom Arzt an den Patienten ist unter anderem vom Vorwissen des letzteren abhängig (vgl. Busch 1994). Wenn zusätzlich zu dieser Wissensvermittlung der Transfer des Wissens in eine andere Sprache (vgl. Bührig & Rehbein 2000) geleistet werden muss, lassen sich eine Reihe von Veränderungen hinsichtlich propositionaler und illokutiver Dimensionen der Patientenaufklärung feststellen. Anhand des Gebrauchs von Nomina und Pronomina in gedolmetschten Ankündigungen und Handlungsbeschreibungen (vgl. Bührig/Meyer 2003) wird in diesem Beitrag die These vertreten, dass durch die Tätigkeit von ungeschulten dolmetschenden Personen in Aufklärungsgesprächen departikularisiertes Wissen repartikularisiert (Bredel 1999) wird.[2]

2 Agent – Klient, Experte – Laie und die Dolmetscher: Wissensunterschiede in der medizinischen Kommunikation

Das Wissensgefälle zwischen Arzt und Patient ist ein „Strukturmerkmal" medizinischer Institutionen (Busch 1994). Ehlich/Rehbein (1977) haben in der Analyse von Kommunikation in der Schule Unterschiede zwischen den Wissensbeständen von *Agenten* und *Klienten* einer Institution (Ehlich/Rehbein 1979, 1994) systematisch kontrastiert.[3] Rehbein (1993) hat in der Analyse von Anamnesegesprächen gezeigt, wie partikulares Erlebniswissen der Patienten im Zuge der Befragung durch den Arzt an institutionelle Zwecke angepasst wird, etwa indem Ärzte die Antworten der Patienten in Hinblick auf einen möglichen Diagnoseverdacht vorformulieren. Das Wissen der Patienten über *ihre* Krankheit besteht hingegen aus einzelnen Erlebnissen oder Erfahrungen (Schmerzen, Befindlichkeiten), die von den Patienten selber kaum systematisiert werden können.

Auch für die Wissensvermittlung vom Arzt an den Patienten im Aufklärungsgespräch spielt der Unterschied zwischen dem systematischen professionellen Wissen des Arztes und dem Alltagswissen der Patienten eine wichtige Rolle. Beispielsweise

---

[2] Die vorliegende Arbeit entstand im Projekt *Dolmetschen im Krankenhaus* am Sonderforschungsbereich 538 Mehrsprachigkeit (www.rrz.uni-hamburg.de/SFB538 (9. Juni 2005), Projektleiterin: Kristin Bührig). Ich danke der DFG für die Unterstützung. Die Verantwortung für formale und inhaltliche Mängel liegt allein beim Autor.

[3] Das Begriffspaar *Agent – Klient* ist m.E. an dieser Stelle der Unterscheidung von *Experten* und *Laien* vorzuziehen. *Experte* als Benennung für Personen mit besonderen Kenntnissen über einen Gegenstandsbereich nimmt keinen Bezug auf die institutionelle Differenzierung von Wissensbeständen oder überhaupt auf institutionelles Handeln. Dem gegenüber werden in einer handlungstheoretisch basierten Institutionsanalyse Agenten als Individuen verstanden, die mit ihrer Tätigkeit innerhalb einer Institution systematisch und fortlaufend einen Beitrag zur Umsetzung eines institutionellen Zwecks leisten. Die dazu nötigen Kenntnisse können mehr oder weniger spezifisch sein. Es wäre in den meisten Fällen sicherlich unangemessen, alle Ärzte und Pflegekräfte als *ExpertInnen* zu bezeichnen, obwohl sie aufgrund ihrer Ausbildung und Tätigkeit über ein jeweils spezifisches medizinisches Wissen verfügen.

bieten „semi-professionelle Ausdrücke“ (Löning 1994, 1999; Rehbein 1998) den Patienten Anknüpfungspunkte, die die Einordnung propositionaler Gehalte in das Patientenwissen erleichtern sollen. Diese in der deutschen Fachsprache der Medizin verbreitete „Doppelterminologie“ (Thurmair 1994; Wiese 1998) ist jedoch zwiespältig: Zwar kann man sich als Patient unter einer „Ultraschalluntersuchung des Herzens durch die Speiseröhre“ mehr vorstellen als unter einer „transösophagealen Echokardiographie“. Der deutsch basierte, semi-professionelle Ausdruck wird jedoch im Diskurs nicht mehr unbedingt als eine begriffliche Einheit verstanden. Dies wird z.B. dann deutlich, wenn dolmetschende Personen beim Transfer eines solchen Ausdrucks in eine andere Sprache an den einzelnen Konstituenten ansetzen.

Die bei Arzt und Patient jeweils unterschiedliche Genese und Struktur des Wissens über medizinische Verfahren, Krankheiten und anatomische Gegebenheiten ist also prägend für Aufklärungsgespräche. Der Wissensunterschied spielt eine umso größere Rolle, wenn in Person eines Ad-hoc-Dolmetschers ein weiterer Beteiligter mit einem besonderen Aktantenstatus vermittelnd in den Prozess der Wissensvermittlung eintritt. Charakteristisch für die Wissensvermittlung im Aufklärungsgespräch ist jedoch auch, dass es sich bei diesen Gesprächen um eine „Großform des Sprechens“ (Rehbein 1984) handelt, die von Ärzten routinisiert gehandhabt wird. Wissen wird in diesen Gesprächen in besonderer Weise und zu besonderen Zwecken verbalisiert. Patienten hingegen leuchtet die komplexe Zwecksetzung dieser Gespräche in der Regel nicht unmittelbar ein.

3 Diagnostische Aufklärungsgespräche: Form und Funktion

Aufklärungsgespräche unterscheiden sich nach ihrer Stellung im institutionellen Handlungsablauf. Dabei lassen sich mindestens drei Typen identifizieren: Aufklärungsgespräche vor diagnostischen Eingriffen (*diagnostische Aufklärungsgespräche*), vor therapeutischen Eingriffen (*therapeutische Aufklärungsgespräche*) und Aufklärungsgespräche in der Anästhesie (vgl. Meyer 2004). Die folgenden Ausführungen beziehen sich nur auf Aufklärungsgespräche vor der Anwendung von diagnostischen Methoden. Die Daten wurden auf Stationen für Innere Medizin erhoben. Die Methoden, über die aufgeklärt wird, sind mehrheitlich endoskopische Verfahren, bei denen der ärztliche Wahrnehmungsraum in den Körper des Patienten hinein erweitert wird und durch Probenentnahme und/oder bildgebende Verfahren (Video, Ultraschall) eine differenzierte Diagnostik möglich wird.

Aufklärungsgespräche werden von krankenhausinternen und juristischen Zwecken bestimmt. In Bezug auf den institutionellen Handlungsablauf im Krankenhaus geht es um die Vorbereitung einer Kooperation zwischen Agenten der Institution (Ärzten, Pflegekräften) und dem Klienten (Patient). Die Methode muss dem Patienten dafür angekündigt und in ihren wesentlichen Bestandteilen beschrieben werden. Des Weiteren müssen aus rechtlichen Gründen mögliche Risiken oder Komplikationen dargestellt und der Aufklärungsbedarf des Patienten überprüft werden. Diese Abfolge von sprachlichen Handlungen (Ankündigen, Beschreiben, Hinweisen auf und Illustrieren von Risiken, Überprüfung des Aufklärungsbedarfs) lässt sich in den Gesprächen regelmäßig feststellen.

4 Empirische Fälle: *Ankündigen* und *Beschreiben*

Beim Ankündigen wird in Aufklärungsgesprächen mittels komplexer Komposita wie *Ultraschalluntersuchung* oder *Lungenspiegelung* ein professionelles Wissen über Handlungen versprachlicht, für die im Wissen der Agenten Pläne schon ausführbereit vorliegen. Die Ausführung ist allein von der Zustimmung des Patienten abhängig. In den auf die Ankündigung folgenden Beschreibungen werden bestimmte Aspekte der Handlungen, wie ihr Verlauf, ihre Zielsetzung und die mit ihr zu erzielenden Resultate gegenüber dem Patienten entfaltet.

Die kommunikative Funktion der Nominalkomposita in ärztlichen Ankündigungen ist daher die einer *Thematisierung* (Rehbein1978; Zifonun/Hoffmann/Strecker 1997) und Typisierung der geplanten Handlung. Wie die Analyse von Aufklärungsgesprächen zeigt, kann diese Funktion nicht ohne weiteres von anderen sprachlichen Formen erfüllt werden. Dies hat zum einen rechtliche Gründe: Die geplante Handlung muss als zugehörig zu einem bestimmten, abgrenzbaren Typ von medizinischen Methoden benannt werden. Zugleich wird mit der Verwendung der Nomina actionis als institutionellen Namen aber auch die Orientierung des Hörers auf einen Handlungskomplex hergestellt, der als ganzer thematisiert wird.[4]

Die Entfaltung des Themas *Geplante medizinische Methode vom Typ x* ist illokutiv als ein *Beschreiben* zu charakterisieren (Rehbein 1984). Das bedeutet, dass der aufklärende Arzt den Patienten in Bezug auf die *Oberfläche* der geplanten Handlung orientiert, etwa als einer linearen Abfolge von ausgewählten Teilhandlungen, ohne dabei jedoch den zielgerichteten Wirkungszusammenhang dieser Teilhandlungen deutlich zu machen.[5]

---

[4] Gerade die Typisierung der Handlung weist den Arzt als Agenten aus, dessen Wissen über die Handlung systematisch und nicht nur partikular ist.

[5] Beschreibungen werden Rehbein zufolge einerseits durch den beschriebenen Sachverhalt, andererseits durch die zwischen Sprecher und Hörer bestehende Konstellation bestimmt, die wiederum durch subjektive und objektive Dimensionen des Handlungsraums der Aktanten gekennzeichnet ist. Für die Beschreibung medizinischer Verfahren folgt daraus, dass ein Arzt einem Patienten eine Methode anders beschreibt als einem anderen Arzt. Unterschiede können sowohl in der Wahl der Benennungen (Fachterminologie) als auch in der Detaillierung auftreten. Zentral ist in jedem Fall die Orientierung des Hörers, die durch Beschreibungen erreicht wird. Diese Orientierung geschieht, wie Rehbein (1984:_85) hervorhebt, immer auf bestimmte Zwecke hin, die damit konstitutiv in das Beschreiben eingehen. Beschreibungen sind also nur scheinbar objektiv.

Wie beim Ankündigen lässt sich auch beim Beschreiben der Handlung eine Ablösung von der aktuellen Sprechsituation feststellen. Während in den Ankündigungen eine Abstraktion dadurch geleistet wird, dass mittels der Nomina actionis die bevorstehende Handlung als zu einem bestimmten Typ gehörig gekennzeichnet wird, sind es in den Beschreibungen das Indefinitpronomen *man* und agenslose Konstruktionen (Vorgangs-Passiv bzw. Passivsynonyme wie *bekommen* oder *kriegen*),[6] die den manifesten Bezug zur aktuellen Sprechsituation verringern, in dem sie eine sprachliche Bezugnahme auf institutionelle Agenten als Aktanten vermeiden helfen (vgl. Bührig/Meyer 2003). Durch die Ablösung vom Hier und Jetzt der Sprechsituation wird auch in den Beschreibungen deutlich gemacht, dass die Methode allgemein anerkannt ist und nicht ein Verfahren darstellt, das z.B. einzig und allein in dem Krankenhaus angewandt wird, in dem sich der Patient zufällig gerade befindet.

4.1 Ankündigen im Aufklärungsgespräch (Beispiel 1)

In dem folgenden Gesprächsausschnitt (B1a) klärt eine deutsche Internistin einen aus Portugal stammenden Patienten mit geringen Deutschkenntnissen über eine Lungenspiegelung auf. Nach zwei *false starts* (Äußerungen 3 und 4) kündigt die Ärztin die Methode zunächst als „Untersuchung“ an, die sie von anderen, schon erfolgten endoskopischen Verfahren abgrenzt (Äußerung 5), und präzisiert dann die Ankündigung unter Verwendung des korrekten institutionellen Namens (Äußerung 7).

Beispiel (B1a): Ärztliche Ankündigung

(A: Internistin, P: Patient, portugiesischer Rentner, D: dolmetschende Person, in Deutschland aufgewachsene Krankenschwester mit Portugiesisch als Muttersprache)[7]

1			
	/1	/3	/4
A	Herr Gomes,	• wir kommen heute noch mal zusammen…	• Ich
		/2	
P		Ja.	

---

[6] Vgl. Diewald 1997; Redder 1999.

[7] Transkriptionszeichen in Anlehnung an HIAT (Ehlich/Rehbein 1976):

>.<, >?<, >!<:	Äußerungsendzeichen zur Kennzeichnung des Deklarativ, Inter rogativ und Exklamativ (Rehbein 1999)
>…<:	Äußerungsabbruch
>/<:	Selbstreparatur
>((1s))<:	Pause von einer Sekunde.

2
/5
A muss Ihnen noch ei/ erklären... **Wir wollen noch eine andere •**

3 A **Untersuchung machen, zusätzlich zu der Magenspiegelung und dem**
/6
P [Hmhm]
[fallend-steigend

4
/9
A • **Echo. Wir wollen noch eine Lungenspiegelung machen.** Ja?
/8
D • • Eles/
Sie/

Die propositionale Struktur von Äußerung 5 und 7 ist typisch für ärztliche Ankündigungen in den untersuchten Aufklärungsgesprächen.

Mit der Sprecherdeixis („wir") wird die Handlung im institutionellen Handlungsraum der Ärzte verankert und mit „wollen" als noch nicht im Ausführungsstadium befindlich gekennzeichnet (Ehlich/Rehbein 1972). Die Partikeln (meistens „noch" oder „noch mal") weisen die angekündigte Handlung als Bestandteil einer Reihe oder Abfolge von Handlungen aus, die unter einer gemeinsamen Charakteristik gefasst werden können (Rekursionen im diagnostischen Abschnitt des Krankenhausaufenthaltes; vgl. Bührig/Durlanik/Meyer 2000). Mit der indefiniten Nominalphrase („eine Lungenspiegelung") wird die geplante Handlung benannt. Der indefinite Artikel zeigt zusätzlich an, dass das benannte Wissen typenhaft ist.

In der von einer in Deutschland aufgewachsenen Krankenschwester gedolmetschten Äußerung (Beispiel B1b; s.u.) wird diese propositionale Struktur in einem wesentlichen Punkt verändert: Die Methode wird nicht mit dem institutionellen Gattungsnamen benannt. Stattdessen wird mit „ver os pulmões por dentro" („die Lungen von innen sehen") eine Zielsetzung der Handlung umgangssprachlich charakterisiert (Äußerung 10). Die Äußerung 10 lässt nicht erkennen, ob die damit angekündigte Handlung („die Lungen von innen sehen") ein diagnostisches Standardverfahren ist bzw. zu einem bestimmten Typ von diagnostischen Verfahren gehört.

>Lungenspiegelung<: Betonung auf der ersten Silbe. Tonhöhenverläufe werden aus technischen Gründen durch partiturexterne Kommentare angegeben

>• • •<: Pausen von weniger als einer Sekunde

Beispiel (B1b): Verdolmetschung der Ankündigung aus (B1a)

5		
	D	querem eles/ ehm ah hoje vão explicar o que é que eles ainda querem
		wollen sie, ähm ah heute werden sie erklären, was sie noch machen wollen.

6			
		/10	
	D	fazer. **Eles ainda querem ver os pulmões por dentro.**	
		Sie wollen noch die Lungen von innen sehen.	
			/11 /12
	P		Sim Quando?
			Ja Wann?

7			
			/16
	A		((atmet hörbar ein)) [Das hab
		/13 /14 /15	
	D	Querem meter... Quando? • • Wann?	
		Sie wollen hineintun... Wann?	
	P		
			[leise

8		
		/17
	A	ich verstanden]. ((atmet hörbar ein)) Das weiß ich noch nicht.

Der Wechsel von „wir" zu „eles" (3. pers. pl. des Personalpronomens) kann dadurch erklärt werden, dass beim konsekutiven, nachzeitigen Dolmetschen dolmetschende Personen potenziell selber als Sprecher eigenen Rechts in das Gespräch eintreten können.[8] Über die Gründe für die Vermeidung der institutionell adäquaten Benennung für die medizinischen Methoden kann hingegen nur spekuliert werden: Ein denkbarer Faktor ist, dass medizinisches Personal mit nicht-deutscher Muttersprache häufig in Deutschland auf Deutsch beruflich sozialisiert wurde und möglicherweise daher auch andere, vermeintlich leichtere medizinische Ausdrücke (etwa aus der Anatomie) nicht in der eigenen Muttersprache kennt, sondern ausschließlich auf Deutsch. Zudem gibt es im Portugiesischen oder Türkischen die deutsche *Doppelterminologie* nicht, sondern nur griechisch-lateinisch basierte Fachausdrücke (z.B. *Broncoscopia*), deren Verwendung gegenüber Patienten mit geringem Bildungsgrad den dolmetschenden Personen inadäquat erscheinen mag.

[8] In Anlehnung an einen Begriff von Goffman (1981) könnte man von einem Wechsel des *footing* sprechen. Die dolmetschende Person macht mit der Verwendung der dritten Person deutlich, dass sie nicht Autor des Gesagten ist. Vgl. hierzu im Einzelnen Knapp/Knapp-Potthoff 1985; Wadensjö 1992; Bolden 2000; Bührig/Rehbein 2000.

Aus welchen Gründen auch immer: In keiner der untersuchten Ankündigungen (15 gedolmetschte Gespräche) wurde in der Zielsprache ein Gattungsname für die geplante Untersuchung verwendet. Eine gewisse Typisierung eines anderen endoskopischen Verfahrens gelang nur einer dolmetschenden Person durch die Neuschöpfung des Ausdrucks „espelhagem" (Spiegelung).

Die Partikularisierung von Wissen ergibt sich in gedolmetschten Ankündigungen also aus der Verwendung von sprachlichen Formen, die zwar Aspekte der jeweiligen Handlung korrekt benennen, anders als die Nomina actionis eine Typisierung aber nicht leisten. Der Standard-Charakter der angekündigten Handlung tritt dadurch nicht deutlich hervor.[9]

4.2 Beschreiben der angekündigten Handlung (Beispiel 2)

Im Beispiel (B2) klärt ein deutscher Chirurg (Ende zwanzig), der sich noch in der Ausbildung befindet (sog. „Arzt im Praktikum" oder „AiP"), einen portugiesischen Rentner (Anfang siebzig) über eine Hüftgelenksoperation auf. Eine Hüfte ist während dieses Krankenhausaufenthaltes schon erneuert worden. Das Aufklärungsgespräch wird anlässlich der bevorstehenden zweiten Hüftgelenksoperation erneut geführt. Es handelt sich also um ein Aufklärungsgespräch zu einer therapeutischen Methode, über die der Patient schon etwas weiß. Der Arzt hatte zu Beginn des Gesprächs den Eingriff angekündigt und typisiert („((1s)) Und zwar wird das ein • • komp<u>le</u>tter Hüftgelenksersatz", „Aller Wahrscheinlichkeit ((1s)) zementiert"). Die Beschreibung folgt jedoch nicht unmittelbar auf die Ankündigung, da das Gespräch zunächst noch von Einwänden und Fragen des Patienten zur schon erfolgten Erneuerung der anderen Hüfte bestimmt wird. Die mit (1) beginnende Nummerierung der Äußerungen bedeutet also nicht, dass erst mit dieser Äußerung das Gespräch beginnt.

Der Arzt thematisiert zu Beginn dieser Beschreibung in einer einleitenden Frage (1, „Und was macht man?") den Verlauf der Handlung und verwendet dabei „man" als Subjektspronomen. In der Äußerung (2) („man macht ungefähr so n langen Hautschnitt wie auf der Gegenseite, hier") wird „man" erneut zur Besetzung der Subjektsposition verwendet und in den folgenden Äußerungen (7, 10, 16) analeptisch fortgeführt.[10] Die dolmetschende Person verwendet hingegen durchgängig

---

[9] Vgl. Meyer (2002).

[10] Hoffmann (1999: 69f.) schlägt den Begriff *analeptische Prozedur* für Konstruktionen vor, in denen die sprachliche Fortführung eines bestimmten Themas nicht notwendig ist, weil eine gemeinsame Fokussierung von Sprecher und Hörer auf ein Thema als sicher gilt. Im vorliegenden Beispiel sind die Teilpropositionen in den Äußerungen (7, 10, 15) Teile einer weitgespannten Äußerungsplanung des Sprechers, die im monolingualen Gespräch als asyndetische Reihung erschienen wäre und nur aufgrund des konsekutiven Dolmetschmodus unterbrochen wird.

die dritte Person Plural, entweder pronominal und/oder in Form von Flexionsmorphemen.[11]

Beispiel (B2): Ärztliche Handlungsbeschreibung und Verdolmetschung.

(A: Arzt im Praktikum (Chirurg), P: Portugiesischer Rentner (seit Anfang der siebziger Jahre in Deutschland), D: Portugiesische Krankenschwester, seit Anfang der achtziger Jahre in einem deutschen Krankenhaus tätig)[12]

53

	/1 /2
A	((2s)) Und was macht man? **Man**
D	estragada.
	kaputter ist.
P	mais [comida]. ((unverständlich, 1,5s))
	kaputter ist.

[ugs., 'angefressen'

54

A	**schneidet durch die Haut • • von/ man macht • ungefähr so n**

55

	/3
A	**langen Hautschnitt wie auf der Gegenseite, <u>hier</u>. • Schnitt.**
	/4
D	((1s))

56

	/6 /7
A	((1s)) [Gut] • •
D	Eles fazem um, • um corte • do lado direito.
	Sie machen einen, einen Schnitt auf der rechten Seite.
	/5
P	Pois
	Ja
	((Tür knallt zu))

[fallend

[11] Portugiesisch ist eine sog. Null-Subjekt-Sprache. Das bedeutet, dass Subjektausdrücke in bestimmten Kontexten nicht gesetzt werden müssen.

[12] Die Äußerungen des Arztes, in denen die Handlungsbeschreibung vollzogen wird, sind grau unterlegt. Die Bezugnahmen auf Aktanten sind durch Kreise markiert. Der Ausschnitt gibt nur den Anfang der Handlungsbeschreibung wieder.

57
A **Arbeitet sich dann auf das Hüftgelenk vor.**
/8
D ((1s)) E depois vão em
Und danach gehen sie

58
D direcção • • ehm • • • à r/ ehm • à rótula • do, ehm do osso.
in Richtung ähm auf das G/ ähm auf das Gelenk des, ähm des Knochens.
/9
P [Hm]
[fallend

59
/10 /11
A **Trennt den • • Hüftkopf • am Hals • ab.** • [So].
((Malgeräusche, erstellt vermutlich Zeichnung))
/12
D Ehm cortam • a
Ähm sie schneiden den
[steigend

60
/15
A [Hm]
/14
D cabeça • do osso. [Hm].
Kopf des Knochens ab.
/13
P ((unverständlich. 1s))?
[fallend-steigend [fallend-steigend

61
/16
A **[Entnimmt diesen].**
/17
D ((3s)) Depois ehm • tiram • a cabeça pra fora.
Danach ähm nehmen sie den Kopf raus.
((Flüstern, 1,5s))
[gleichbleibende Tonhöhe am Äußerungsende

62
/18 /19
A [Gut] • • • **Dann wird ((1s)) die Pfanne ausgefräst,** damit/ schön
[fallend

Bührig/Meyer (2003) erklären die überwiegende Verwendung von „man" und Passivkonstruktionen in ärztlichen Handlungsbeschreibungen (s.u.) damit, dass die Methoden, um die es geht, Standard-Charakter haben. Zudem steht im Normalfall zum Zeitpunkt des Gesprächs noch nicht fest, welcher Arzt die Handlung ausführen wird, meist ist dies nicht der aufklärende Arzt. Ein weiterer Aspekt ist sicherlich auch, dass die Beschreibung von Handlungen, die für den Patienten unangenehm oder gefährlich sind, für den Arzt eine Belastung darstellt, der er sich durch die Verallgemeinerung der Aussage (vor allem mittels „man") entzieht. Interessanterweise überwiegt der Gebrauch von „man" gerade in den Abschnitten der Beschreibung, in denen es um den konkreten Verlauf der Handlung geht.

Abb. 1: Bezugnahme auf Aktanten in ärztlichen Beschreibungen (15 Gespräche)

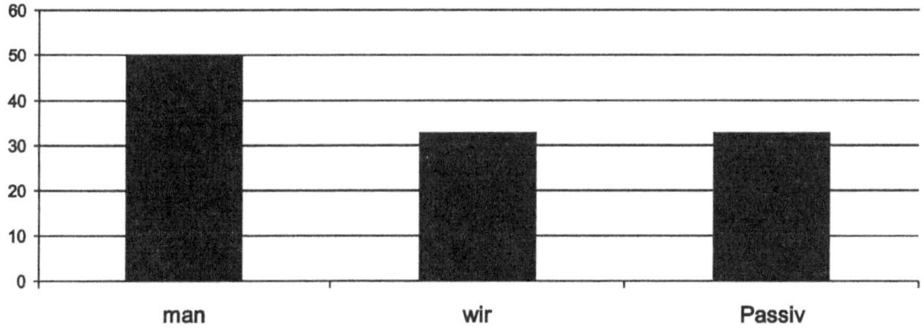

Die besondere funktionale Leistung von „man" besteht darin, dass es die Besetzung einer Agens-Rolle in Aktivsätzen ermöglicht, ohne damit jedoch auf einen bestimmten, sprachlich konstituierten Aktanten Bezug zu nehmen. Die Kombination aus fehlenden Genusmerkmalen und unmarkiertem Numerus (Singular) macht „man" zu einem *Pronomen* der besonderen Art, dessen einziger Symbolfeldwert in der Forderung besteht, dass ein Prädikat mit „man" in Subjektsposition eine Aussage über einen menschlichen Aktanten sein muss (vgl.: *Man ist schneller als 500 Mhz).

Die durchgängige Verwendung der dritten Person Plural durch dolmetschende Personen (vgl. Abb. 1) führt insofern zu einer Konkretisierung der Aktanten, als mit dem Plural immer die Vorstellung unterscheidbarer Elemente einer Menge verbunden ist, die unter ein gemeinsames Merkmal subsumiert werden können.[13]

[13] Weinrich (1993: 337).

Abb. 2: Bezugnahme auf Aktanten in gedolmetschten Beschreibungen (15 Gespräche)

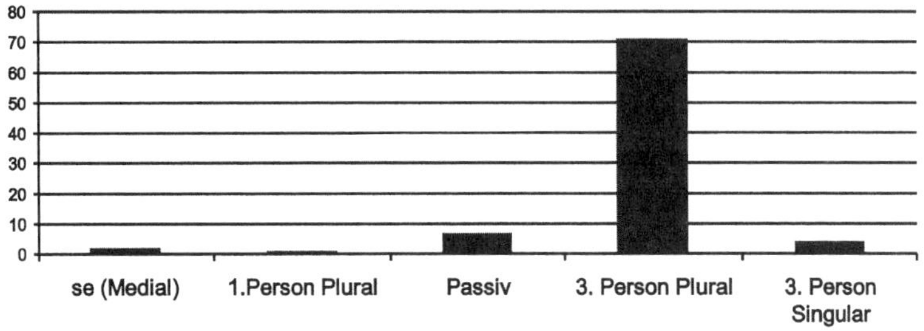

Während im ärztlichen Diskurs durch „man“ bzw. Passiv eine gewisse Ablösung der Handlungsbeschreibung von der Sprechsituation stattfindet, wird in der Verdolmetschung die beschriebene, unmittelbar bevorstehende Handlung explizit auf den institutionellen Handlungszusammenhang des Krankenhauses, in dem sich der Patient befindet, bezogen. Da es um eine konkrete bevorstehende Handlung geht, werden mit der dritten Person Plural Aktanten der aktuellen Sprechsituation versprachlicht, nicht die Ärzteschaft im Allgemeinen. Die diesen Ärzten zugeschriebenen Handlungen werden damit partikularisiert, sie werden zu konkreten Handlungen konkreter Personen. Dabei wird nicht deutlich, dass diese Handlungen Standard-Charakter haben.

5 Die *Transferqualität* beim Dolmetschen im Krankenhaus aus diskursanalytischer Sicht

Nomina und Pronomina spielen in bestimmten Abschnitten von Aufklärungsgesprächen eine gewisse Rolle, weil sie auf unterschiedliche Weise die Tatsache hervorstreichen, dass dem geplanten medizinischen Verfahren kein partikulares, rein fallbezogenes Wissen zugrunde liegt, sondern eine professionelle Routine, deren Durchführung nur in geringem Umfang von Zufälligkeiten abhängig ist.

Durch die Repartikularisierung des verbalisierten Wissens im Zuge der Verdolmetschung findet eine qualitative Veränderung propositionaler Aspekte der ärztlichen Wissensvermittlung statt. Die dolmetschenden Personen fassen die angekündigten Handlungen und deren Ausführende in sprachlichen Formen, die den Hörer (den Patienten) zu einer vom ausgangssprachlichen Diskurs abweichenden Rekonstruktion dieser Sachverhalte anleiten. Die Abweichung ist nicht unerheblich, da gerade die Standardisierung des medizinischen Handelns zum rechtlichen und ethischen Fundament der Profession gehört. Inwieweit die von dolmetschenden Personen vorgenommenen Änderungen bei Patienten mit geringen Deutschkenntnissen tatsächlich zu einem qualitativ anderen Wissensaufbau führen, war nicht Gegenstand dieser Arbeit und müsste in weiteren Untersuchungen geklärt werden. Die anhand authentischer Daten erhobenen Befunde geben jedoch Grund zu der Annahme, dass aufgrund des Einsatzes von ungeschulten dolmetschenden Personen Einwanderer schlechter über medizinische Methoden aufgeklärt werden als deutschsprachige Patienten.

Literatur

Adelung, Johann Christoph (1808): Grammatisch-kritisches Wörterbuch der hochdeutschen Mundart: mit beständiger Vergleichung der übrigen Mundarten, besonders aber der Oberdeutschen. Bd. 3. Rev. und berichtiget von Franz Xaver Schönberger. Wien. (Digitale Rekonstruktion http://www.ub.uni-bielefeld.de/diglib/adelung/grammati; 5. Februar 2004).

Biel, Maria (1983): Vertrauen durch Aufklärung. Analyse von Gesprächsstrategien in der Aufklärung über die freiwillige Sterilisation von Frauen in einer Klinik. Frankfurt a.M.

Bolden, Galina (2000):Toward understanding practices of medical interpreting: interpreters' involvement in history taking. In: Discourse studies 2 (4), 387-419.

Bredel, Ursula (1999): Erzählen im Umbruch. Studie zur narrativen Verarbeitung der „Wende" 1989. Tübingen.

Bührig, Kristin/Latif Durlanik/Bernd Meyer (2000): Arzt-Patienten-Kommunikation im Krankenhaus. Konstitutive Handlungseinheiten, institutionelle Handlungslinien (= Arbeiten zur Mehrsprachigkeit, Folge B, Nr. 2). Universität Hamburg, Sonderforschungsbereich Mehrsprachigkeit.

Bührig, Kristin/Bernd Meyer (2003): Die dritte Person: Der Gebrauch von Pronomina in gedolmetschten Aufklärungsgesprächen. In: Zeitschrift für Angewandte Linguistik 38, 5-35.

Bührig, Kristin/Jochen Rehbein (2000): Reproduzierendes Handeln. Übersetzen, simultanes und konsekutives Dolmetschen im diskursanalytischen Vergleich (= Arbeiten zur Mehrsprachigkeit, Folge B, Nr. 6). Universität Hamburg, Sonderforschungsbereich Mehrsprachigkeit.

Busch, Albert (1994): Laienkommunikation. Vertikalitätsuntersuchungen zu medizinischen Experten-Laien-Kommunikationen. Frankfurt a.M.

Diewald, Gabriele (1997): Grammatikalisierung. Eine Einführung in Sein und Werden grammatischer Formen. Tübingen.

Ehlich, Konrad/Jochen Rehbein (1972): Einige Interrelationen von Modalverben. In: Dieter Wunderlich (Hg.): Linguistische Pragmatik. Frankfurt a.M., 318-340.

Ehlich, Konrad/Jochen Rehbein (1976): Halbinterpretative Arbeitstranskriptionen (HIAT). In: Linguistische Berichte 45, 21-41.

Ehlich, Konrad/Jochen Rehbein (1977): Wissen, Kommunikatives Handeln und die Schule. In: Herma C. Goeppert (Hg.): Sprachverhalten im Unterricht, 36-114.

Ehlich, Konrad/Jochen Rehbein (1994): Institutionsanalyse. Prolegomena zur Untersuchung von Kommunikation in Institutionen. In: Gisela Brünner/Gabriele Graefen (Hg.): Texte und Diskurse. Methoden und Forschungsergebnisse der Funktionalen Pragmatik. Opladen, 287-327.

Goffman, Erving (1981): Forms of talk. Philadelphia.

Knapp, Karlfried/Annelie Knapp-Potthoff (1985): Sprachmittlertätigkeit in interkultureller Kommunikation. In: Jochen Rehbein (Hg.): Interkulturelle Kommunikation. Tübingen, 450-463.

Hoffmann, Ludger (1999): Ellipse und Analepse. In: Angelika Redder/Jochen Rehbein (Hg.): Grammatik und mentale Prozesse. Tübingen, 69-90.

Löning, Petra (1994): Versprachlichung von Wissensstrukturen bei Patienten. In: Angelika Redder/Ingrid Wiese (Hg.): Medizinische Kommunikation. Diskurspraxis, Diskursethik, Diskursananlyse. Opladen, 97-114.

Löning, Petra (1999): Gespräche in der Medizin. In: Klaus Brinker et al. (Hg.): Text- und Gesprächslinguistik (= Handbücher zur Sprach- und Kommunikationswissenschaft 16(2)). Berlin, 1576-1588.

Mann, Frido (1984): Aufklärung in der Medizin. Theorie – empirische Ergebnisse – praktische Anleitung. Stuttgart, New York.

Meyer, Bernd (2000): Dolmetschen im medizinischen Aufklärungsgespräch. In: Sylvia Kalina/Silke Buhl/Heidrun Gerzymisch-Arbogast (Hg.): Dolmetschen: Theorie – Praxis – Didaktik – mit ausgewählten Beiträgen der Saarbrücker Symposien. St. Ingbert, 45-72.

Meyer, Bernd (2004): Dolmetschen im medizinischen Aufklärungsgespräch. Eine diskursanalytische Untersuchung zur Wissensvermittlung im mehrsprachigen Krankenhaus (= Mehrsprachigkeit 13). Münster.

Pöchhacker, Franz (2000): Dolmetschen. Konzeptuelle Grundlagen und deskriptive Untersuchungen. Tübingen.

Redder, Angelika (1999): *werden* – funktional-grammatische Bestimmungen. In: Angelika Redder/Jochen Rehbein (Hg.): Grammatik und mentale Prozesse. Tübingen, 295-336.

Rehbein, Jochen (1978): Ankündigungen. In: Germanistische Linguistik 2(5), 340-387.

Rehbein, Jochen (1984): Beschreiben, Berichten und Erzählen. In: Konrad Ehlich (Hg.): Erzählen in der Schule. Tübingen, 67-124.

Rehbein, Jochen (1993): Ärztliches Fragen. Analysen zu einem interdisziplinären Problem. In: Petra Löning/Jochen Rehbein (Hg.): Arzt-Patienten-Kommunikation. Analysen zu einem interdisziplinären Problem. Berlin, 311-364.

Rehbein, Jochen (1998): Austauschprozesse zwischen unterschiedlichen fachlichen Kommunikationsbereichen. In: Lothar Hoffmann/Hartwig Kalverkämper/Herbert Ernst Wiegand (Hg.): Fachsprachen (= Handbücher zur Sprach- und Kommunikationswissenschaft 14(1)). Berlin, 689-710.

Rehbein, Jochen (1999): Zum Modus von Äußerungen. In: Angelika Redder/Jochen Rehbein (Hg.): Grammatik und mentale Prozesse. Tübingen, 91-139.

Thurmair, Maria (1994): Doppelterminologie im Text oder: hydrophob ist wasserscheu. In: Heinz Leonhard Kretzenbacher/Harald Weinrich (Hg.): Linguistik der Wissenschaftssprache. Akademie der Wissenschaften, Forschungsbericht 10. Berlin, 247-280.

Weinrich, Harald (1993): Textgrammatik der deutschen Sprache. Mannheim.

Wiese, Ingrid (1998): Die neuere Fachsprache der Medizin seit der Mitte des 19. Jahrhunderts unter besonderer Berücksichtigung der Inneren Medizin. In: Lothar Hoffmann/Hartwig Kalverkämper/Herbert Ernst Wiegand (Hg.): Fachsprachen (= Handbücher zur Sprach- und Kommunikationswissenschaft 14(1)). Berlin, New York, 1278-1285.

Wadensjö, Cecilia (1992): Interpreting as interaction: on dialogue-interpreting in immigration hearings and medical encounters. Linköping.

Zifonoun, Gisela/Ludger Hoffmann/Bruno Strecker et al. (1997): Grammatik der deutschen Sprache. Berlin.

Transferwissenschaften

Herausgegeben von Gerd Antos und Sigurd Wichter

Band 1 Sigurd Wichter / Gerd Antos (Hrsg.). In Zusammenarbeit mit Daniela Schütte und Oliver Stenschke: Wissenstransfer zwischen Experten und Laien. Umriss einer Transferwissenschaft. 2001.

Band 2 Sigurd Wichter / Oliver Stenschke (Hrsg.). In Zusammenarbeit mit Manuel Tants: Theorie, Steuerung und Medien des Wissenstransfers. 2004.

Band 3 Gerd Antos / Sigurd Wichter (Hrsg.). In Zusammenarbeit mit Jörg Palm: Wissenstransfer durch Sprache als gesellschaftliches Problem. 2005.

Band 4 Gerd Antos / Tilo Weber (Hrsg.): Transferqualität. Bedingungen und Voraussetzungen für Effektivität, Effizienz, Erfolg des Wissenstransfers. 2005.

www.peterlang.de